大腸がん

最新標準治療とセカンドオピニオン

■はじめに

がんと診断されたとき、がんが再発したとき、不安になってインターネットや本で調べる患者さんは多いと思います。インターネットで検索すれば、膨大な情報がヒットし、書店ではがんに関するたくさんの書籍が並んでいます。しかし、書かれている内容は実にさまざまです。自分に当てはめてもよい情報でしょうか。内容は正しいでしょうか。間違っているもの、大げさに書かれているもの、根拠が不明瞭なものも多くあります。判断はなかなか難しいものです。

調べていくうちに、主治医の先生の治療に疑問を感じます。しかし、先生は忙しそうで質問するのに気が引けてしまいます。こうして、「セカンドオピニオンを聞いてみたい」と考えるに至り、本書を手に取った患者さんもいるのではないでしょうか。

セカンドオピニオンという言葉を聞いたことはあると思います。しかし、意味を正しく理解している方は少ないかもしれません。病院を変えること、主治医を変えることがセカンドオピニオンではありません。正しくは、今かかっている主治医とは別の医師の〝第二の意見〟を求めることです。別の医師から意見を聞くことで、患者さんにとって「ベストな選択の助けとなること」が目的です。

ベストな選択とは、治療の効果だけではありません。がんは人生に大きな影響を及ぼす病気です。治療の効果に加え、患者さんの価値観・人生観を含めて総合的に判断する必要があります。患者さんにとって納得できる選択こそがベストな選択なのです。

しかし、セカンドオピニオンをただ聞けばベストな選択ができるわけではありません。医療は絶えず進歩しています。しかし、万能ではなく、不確かな要素も多く残っています。医師ごとに見解が分かれるケースも少なくありません。患者さんの価値観も多様化しています。セカンドオピニオンをただ聞けばベストな選択ができるという単純なものではないのです。

ベストな選択をするうえで、大切なのが「理解すること」です。

主治医の意見（ファーストオピニオン）を正しく理解できないと、セカンドオピニオンを意義のあるものにはできません。

主治医の意見を理解するには、ある程度の予備知識が必要です。患者さんにとってわかりやすく書かれている本はたくさんあります。しかし、ほとんどは簡単に書かれすぎているためか「主治医の意見を理解する」には不十分だと感じます。セカンドオピニオンを考えている患者さんは、もっとシビアで判断に困る選択を求められています。このような患者さんにとって、知りたいことが書かれている本は少ないかもしれません。だからといって、医師向けの専門書を読むのは多くの人にとっては難しいことです。

そこで本書は、がんのなかでも患者数が多い「大腸がん」について、「主治医の意見を正しく理解できること」を目的に、「患者さん向けの本と専門書の中間の本」を目指しました。他書では具体的に書かれていないデータもできるかぎり含めるようにしました。

本書の構成を説明します。第1章では、まずセカンドオピニオンの手順についてまとめました。第2章では大腸がんの病態について、第3章では診断・検査について記載しました。第4章〜第8章は大腸がんの治療を場面ごとに取り上げました。適宜セカンドオピニオンの事例を盛り込んでいます。事例は、判断に迷ったときに参考にできるものと思います。さらに、さまざまな診療科の医師の意見を「セカンドオピニオンの視点」として紹介しています。本書1冊で、セカンドオピニオンが完結できることを目指しました。大腸がんの治療に悩む患者さんが納得できるベストな選択をするために、本書がお役に立てば幸いです。

本書の執筆には1年以上もかかりました。本書の内容をより有意義にするための事例提供と監修をいただきました。がん・感染症センター都立駒込病院外科の高橋慶一先生、そして「セカンドオピニオンの視点」のインタビューに快く応じていただいた同病院病理科の堀口慎一郎先生、消化器内科の小泉浩一先生、緩和ケア科の鄭陽先生に改めて感謝申し上げます。また、執筆という貴重な機会をいただき、私の遅筆に辛抱強くお付き合いいただいたロゼッタストーンの弘中百合子様に感謝申し上げます。

雑賀智也

Contents

Contents

Contents

Contents

Contents

装幀・デザイン／三村恭子
装画・挿絵／にしださとこ
メディカルイラスト／イラスト工房

セカンドオピニオン

1

なぜセカンドオピニオンが必要か？

病は突然やってくる

ある日の診察で「大腸に○cmのがんが見つかりました。治療法には◎◎と△△、××があり、それぞれのメリットとデメリットは…」と突然告げられます。医師にとってはよくある光景ですが、ほとんどの患者さんにとっては晴天の霹靂。突然の病の診断に気が動転し、不安な気持ちでいっぱいです。このような状態で、さらに「今後の検査や治療法の判断を」と迫られます。

患者さんは治療法を自ら選択しなくてはなりません。しかし、医師の説明は専門的でよくわかりません。患者さんの理解度に応じて、懇切丁寧に説明できればいいのですが、医師の日常はとても忙しく、そのための時間は十分ありません。

患者さん自身で調べるにも、書店にはがん関連の書籍が所狭しと並んでいます。インターネットでは読み切れないほどの情報がヒットします。しかし、内容はさまざまで、間違っているものも多くあります。手術や薬物療法などの治療法のほとんどを否定している記事、キノコを食べるだけでがんが消えたとする記事もあります。いずれももっともらしく書かれていますが、科学的に根拠がないことも多いです。気が動転し、まともな心理状態にない患者さんが、正しい情報か、自分に適した情報かを判断し、治療法を選択するのは本当に難しいことだと思います（図1）。

治療法の選択は、患者さんの今後の人生に大きく影響します。そのため、治療や疾患に関する情報だけでなく、患者さんご自身の価値観（仕事・家族・人生観など）も重要な要素となるのです。

とはいえ、それは簡単なことではありません。だからこそ、安心し、納得できる治療法を選択するために、セカンドオピニオンをうまく活用すべきだと思います。

あらためて、セカンドオピニオンとは何でしょうか。

言葉を聞いたことがある人は多いと思いますが、正しく意味を理解している人は少ないかもしれません。がん・感染症センター都立駒込病院（以下、都立駒込病院と記載）で行ったアンケート調査によれば、セカンドオピニオンを申し込んだ人の約70％が、セカンドオピニオンを「転院のための治療相談」と誤解しています（図2）。

正しくは、セカンドオピニオンとは、「今かかっている主治医ではない医師の〝第二の意見〟を

図1　患者さんを取りまく状況

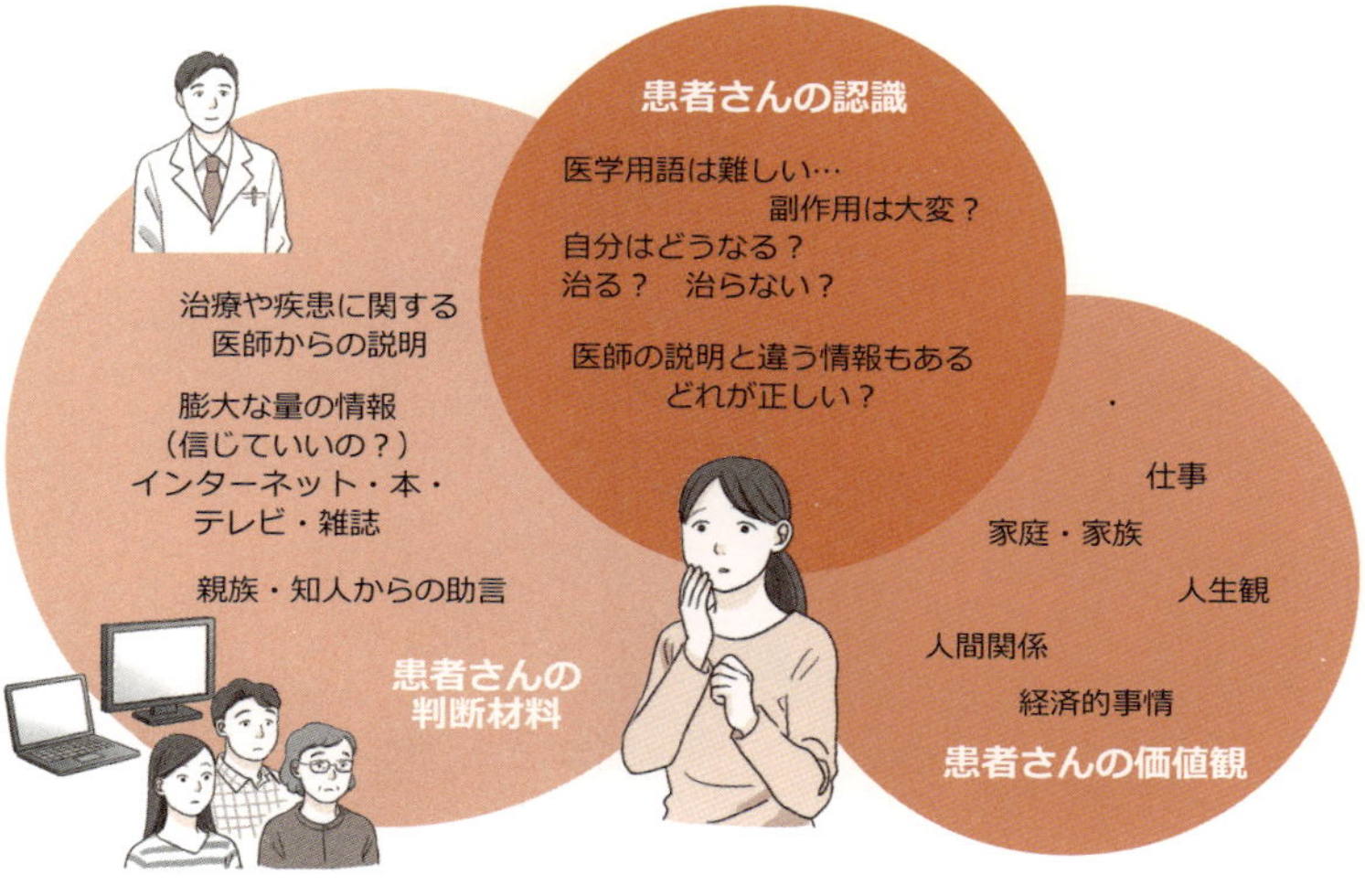
患者さんの認識
医学用語は難しい…
副作用は大変？
自分はどうなる？
治る？　治らない？
医師の説明と違う情報もある
どれが正しい？
治療や疾患に関する
医師からの説明
膨大な量の情報
（信じていいの？）
インターネット・本・
テレビ・雑誌
親族・知人からの助言
患者さんの
判断材料
仕事
家庭・家族
人生観
人間関係
経済的事情
患者さんの価値観

安心・納得できる治療を選択するにはどうすればよい？

求めること」です。複数の専門家の意見を聞き、自分に合った治療法を選択するという考え方がセカンドオピニオンです。

セカンドオピニオンが求められる理由

あらためて、セカンドオピニオンが言われるようになった背景を説明したいと思います。

かつては、医師が治療のすべてを決める〝医師にお任せ〟という時代がありました。患者さん本人に代わって、医師が治療の意思決定をします。これを父権主義（パターナリズム）と言います。父親と子供の関係です。パターナリズムのもとでは、死をイメージさせるがんという病を患者さんは受容できないとされ、がんの告知はされません。胃がんは「胃潰瘍」、大腸がんは「腸の潰瘍」などと伝えられてきました。

やがて、医療の進歩でがんが不治の病ではなくなったこと、患者さんの権利意識の高まりなどから、インフォームド・コンセントという考え方が普及し、医師にお任せの医療から、患者

図2　セカンドオピニオン申し込み時の患者さんの理解

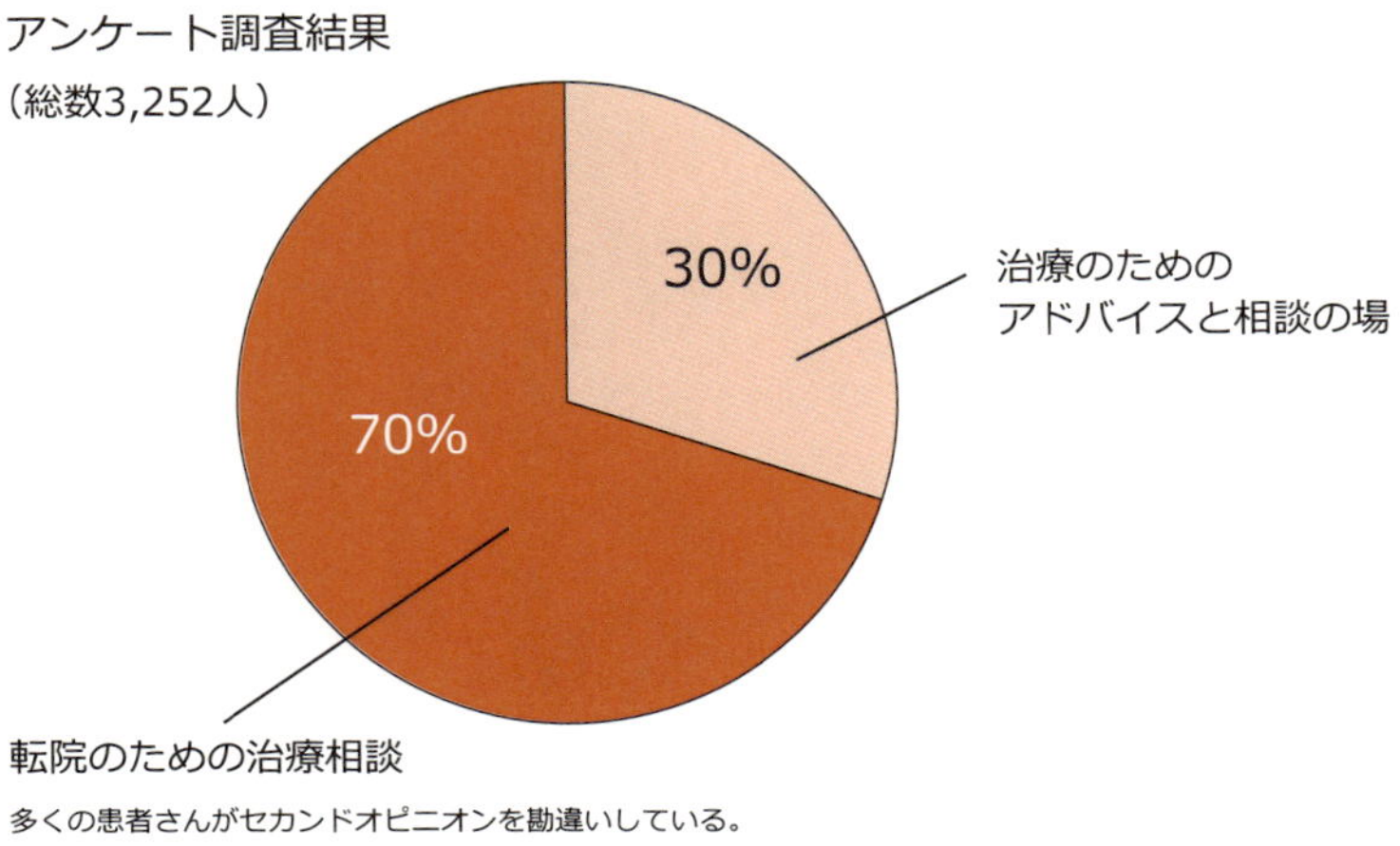

多くの患者さんがセカンドオピニオンを勘違いしている。

（高橋慶一ほか, 癌の臨床 56(10): 729-733, 2010）

が参加する医療へと変わっていきました。インフォームド・コンセントとは、医師が治療についてベネフィット（利益）やリスク（危険）を説明し（インフォームド）、患者がその説明に同意（コンセント）するというものです。

しかし、インフォームド・コンセントにも課題があります。専門的知識のない患者さんが、医師の説明を理解して、納得して治療を選択することは、簡単ではないということです。特にがんでは、治療法の選択がその後の人生に大きく影響するため、患者さんにとって難しい判断が多くあるのです。

大腸がんでは、かなりの部分で治療は標準化されてきましたが、いまだ医師の間でも見解が定まっていない治療法もあります。治療成績が高い方法を一律に選べばいいというものではありません。患者さんのニーズ・価値観が多様化している今だからこそ、納得できる選択をするために、違う角度の意見を聞くセカンドオピニオンが重要なのです。

セカンドオピニオンを受けるには

セカンドオピニオンの手順

ここから、実際にセカンドオピニオンの手順を説明します。セカンドオピニオンは図3に示す1から7の流れで進めます。

〈1．主治医の説明を聞く〉

ひととおりの検査を受けた後に、主治医から病状や治療に関する説明を受けます。これが、ファーストオピニオン（第一の意見）です。このタイミングでは、医師の説明について、わからないことが多くあるかもしれません。患者さんご自身でも調べ、理解するようにしましょう。理解できないと、セカンドオピニオンを受けてもかえって混乱してしまうことがあるからです。

図3　セカンドオピニオンの流れ

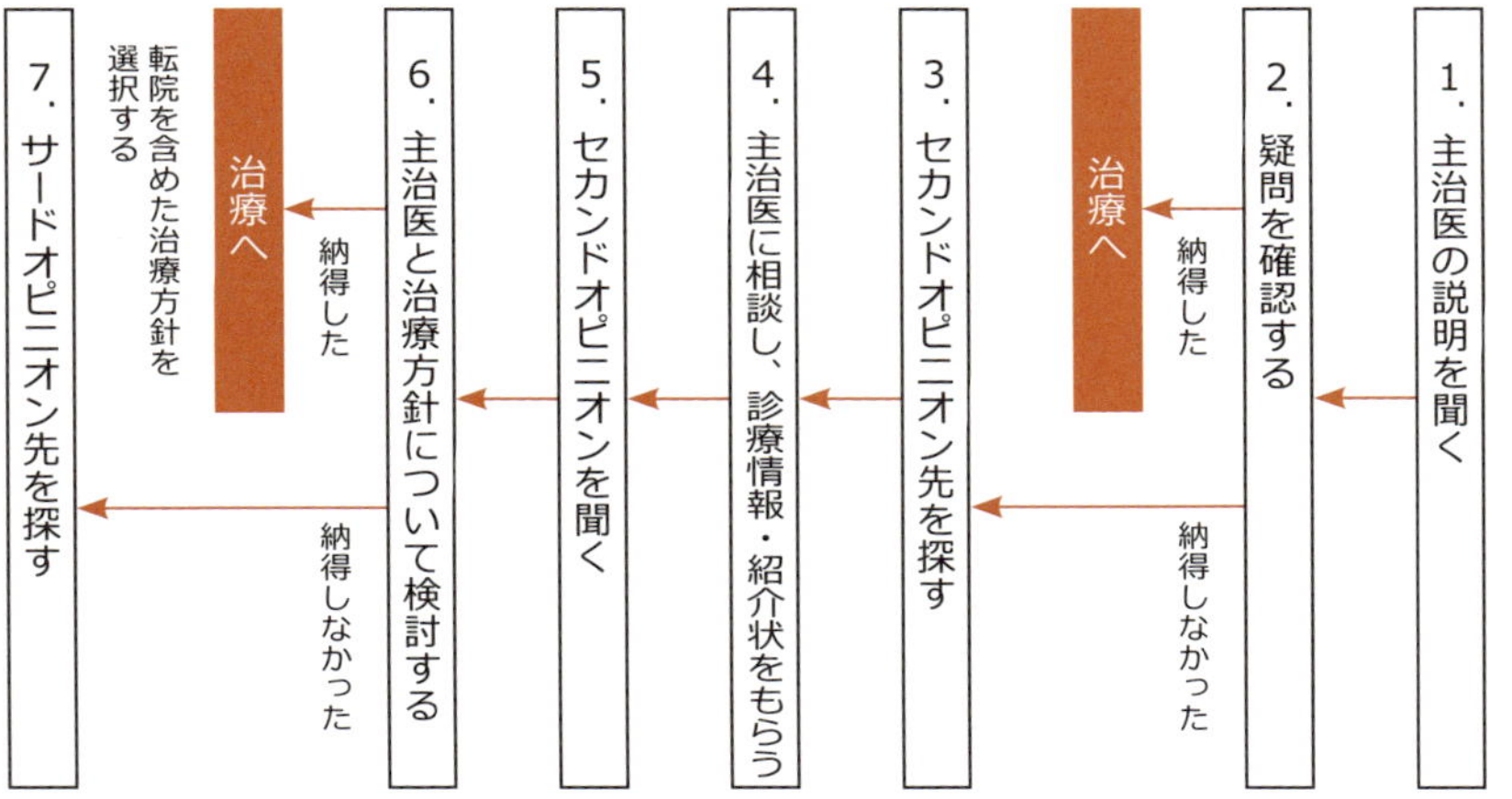

1．主治医の説明を聞く
2．疑問を確認する
納得した
治療へ
納得しなかった
3．セカンドオピニオン先を探す
4．主治医に相談し、診療情報・紹介状をもらう
5．セカンドオピニオンを聞く
6．主治医と治療方針について検討する
納得した
治療へ
転院を含めた治療方針を選択する
納得しなかった
7．サードオピニオン先を探す

セカンドオピニオンは、主治医に疑問を確認し、納得が得られなかった場合に初めて実施する。

本書では、大腸がんや大腸がんの治療に関することを網羅的にとりあげています。内容は、大腸がんの診療ガイドライン（コラム／診療ガイドラインと標準治療p. 27）に基づいているので、医学的に信用できるものです。

一方、インターネットで調べる場合には注意が必要です。科学的に不確かな情報やお金儲けを目的とする情報が少なからず含まれているからです。情報の発信元を必ず確認するようにしてください。ブログには科学的に検証されていない情報を掲載しているものが多くあります。政府や大学が発信する情報を参考にするとよいでしょう（URLを確認してください。政府は「go.jp」、大学は「ac.jp」）。がんの場合は、国立がん研究センターが運営する「がん情報サービス（https://ganjoho.jp）」がおすすめです。

POINT!

患者さんご自身でも調べ、病状や治療方針（なぜその治療か）をできるかぎり理解するようにしましょう。調べる際には、間違った内容を鵜呑みにしないよう、情報の発信元を確認するようにしましょう。

〈2．疑問を確認する〉

ご自身で調べても理解できない点、疑問点があれば、次回の診察で主治医に確認します。診断時に質問する内容を忘れないように、メモしておくとよいでしょう。説明を聞く際にもメモを取り、主治医の了解をいただければ録音してもよいでしょう。参考までに質問の例をお示しします。

- がんの診断は確定ですか？　それとも、まだ疑いの段階ですか？
- がんはどこにありますか？　どのくらい広がっていますか？
- 今後はどのような症状が起こりますか？
- どのような治療法をすすめますか？　すすめる理由は何ですか？
- その治療法で得られる効果は何ですか？（生存期間の延長、再発の予防、苦痛の軽減など）
- その治療法には、どのような副作用、合併症、後遺症がありますか？　対処法はありますか？
- その治療法は、どのように行いますか？（回数、期間、場所［通院または入院］、費用など）
- 今まで通りの生活はできますか？（食事、仕事、家事、運動、性生活への影響など）
- 他の治療法はありますか？

POINT!

主治医の説明で疑問があれば、可能なかぎり確認し、理解するように努めましょう。

〈3．セカンドオピニオン先を探す〉

主治医に疑問を確認したあと、それでも別の医師の意見を聞きたいと感じた場合にセカンドオピニオン先を探します。近年は、セカンドオピニオン外来を設けている医療機関は増えています。インターネットで検索すればすぐに情報を入手できます。

大腸がんでは、消化器内科や消化器外科の専門医がいる医療機関がよいでしょう。がん診療拠点病院には、セカンドオピニオン外来を設置することが定められています。セカンドオピニオン先に迷う場合は、がん診療拠点病院の相談窓口に連絡するとよいでしょう。「がん情報サービス（https://ganjoho.jp）」から、がん診療拠点病院を探すことができます。

POINT!

大腸がんの場合、セカンドオピニオンは、消化器内科や消化器外科の専門医がいる医療機関がよいでしょう。迷う場合には、がん診療拠点病院の相談窓口に連絡してみましょう。

〈4．主治医に相談し、診療情報・紹介状を用意してもらう〉

主治医に、セカンドオピニオンを受けたい旨を伝え、必要書類（診療情報提供書・紹介状）を依頼します。以前は、主治医に遠慮してセカンドオピニオンを受けたいという希望を伝えにくい現状がありました。今では、セカンドオピニオンは患者の権利として認知され、相談の垣根はずいぶん低くなっています。遠慮なく、セカンドオピニオンを受けたい旨を伝えてください。

必要書類の準備には、時間がかかることがあります。セカンドオピニオンを希望する場合は、早めに相談しましょう。受け入れ医療機関によって必要書類が異なる場合があります。事前に確認しましょう。受け入れ医療機関のホームページに掲載されていることが多いです。

POINT!

セカンドオピニオンは患者さんの権利です。治療法の選択に迷う場合は、遠慮なくセカンドオピニオンを受けたい旨を伝えましょう。

〈5．セカンドオピニオンを聞く〉

セカンドオピニオンの予約を入れ、診療情報提供書・紹介状を持参します。当日までに、聞きたいことを整理しておきます。聞きたいことが明確でないと意義のあるセカンドオピニオンにはなりません。また、可能なら家族にも同行してもらうとよいでしょう。

当日は、持参した診療情報提供書などをもとに、医師の意見を聞くことができます。原則、診察や検査、治療は行われません。また、セカンドオピニオンは保険診療ではなく自費診療です。医療機関によって異なりますが、1時間あたり2万～3万円の費用がかかります。

POINT!

セカンドオピニオンでは、聞きたいことをあらかじめ整理しておきましょう。また、可能なかぎり家族に同行してもらいましょう。

〈6．主治医と治療方針について検討する〉

セカンドオピニオンを受けた後は、主治医に報告します。治療についての考えが変わったか、治療をどうするかを主治医と検討します。

厚生労働省は全国どこのがん診療拠点病院でも、同じレベルの治療を受けることができるよう、がん治療の均てん化を推進しています。特に大腸がんでは、かなりの治療が標準化されています。このため、ファーストオピニオン（主治医）とセカンドオピニオンの意見が一致することは多くあります。

もちろん、主治医とセカンドオピニオンで意見が異なる場合もあります。主治医とセカンドオピニオンの意見が異なる場合には、患者さんは両方の意見を理解したうえで、ご自身の価値観に照らして判断する必要があります。

主治医とセカンドオピニオンの意見が異なる場合、転院を考える患者さんがいるかもしれません。また、もとから、転院を目的にセカンドオピニオンを希望する患者さんもいるかもしれません。

しかし、〝セカンドオピニオン＝転院〟ではありません。転院を希望する場合は、セカンドオピニオン先が受け入れ可能かを、別途確認しておく必要があります。

なお、都立駒込病院で行った調査によれば、セカンドオピニオンを申し込んだ人の8割が、紹介元の医療機関で治療を継続しています（図4）。

POINT!

セカンドオピニオン後は、主治医に報告し、今後の治療方針を検討します。大腸がんでは、かなりの治療が標準化されており、主治医の意見とセカンドオピニオンが同じことも多くあります。最終的には両方の意見を理解したうえで、患者さんの価値観に照らして判断します。

〈7．サードオピニオン先を探す〉

セカンドオピニオンでも、治療を決められない場合は、サードオピニオンを探します。しかし、自分の求める治療に固執しすぎるあまり、時間が失われては本末顛倒です。大切な治療の機会を逸してしまうこともあります。次々と別の医師の意見を求め続けることはドクターショッピングと言われ、すすめられるものではありません。

図4　セカンドオピニオン後の治療の状況

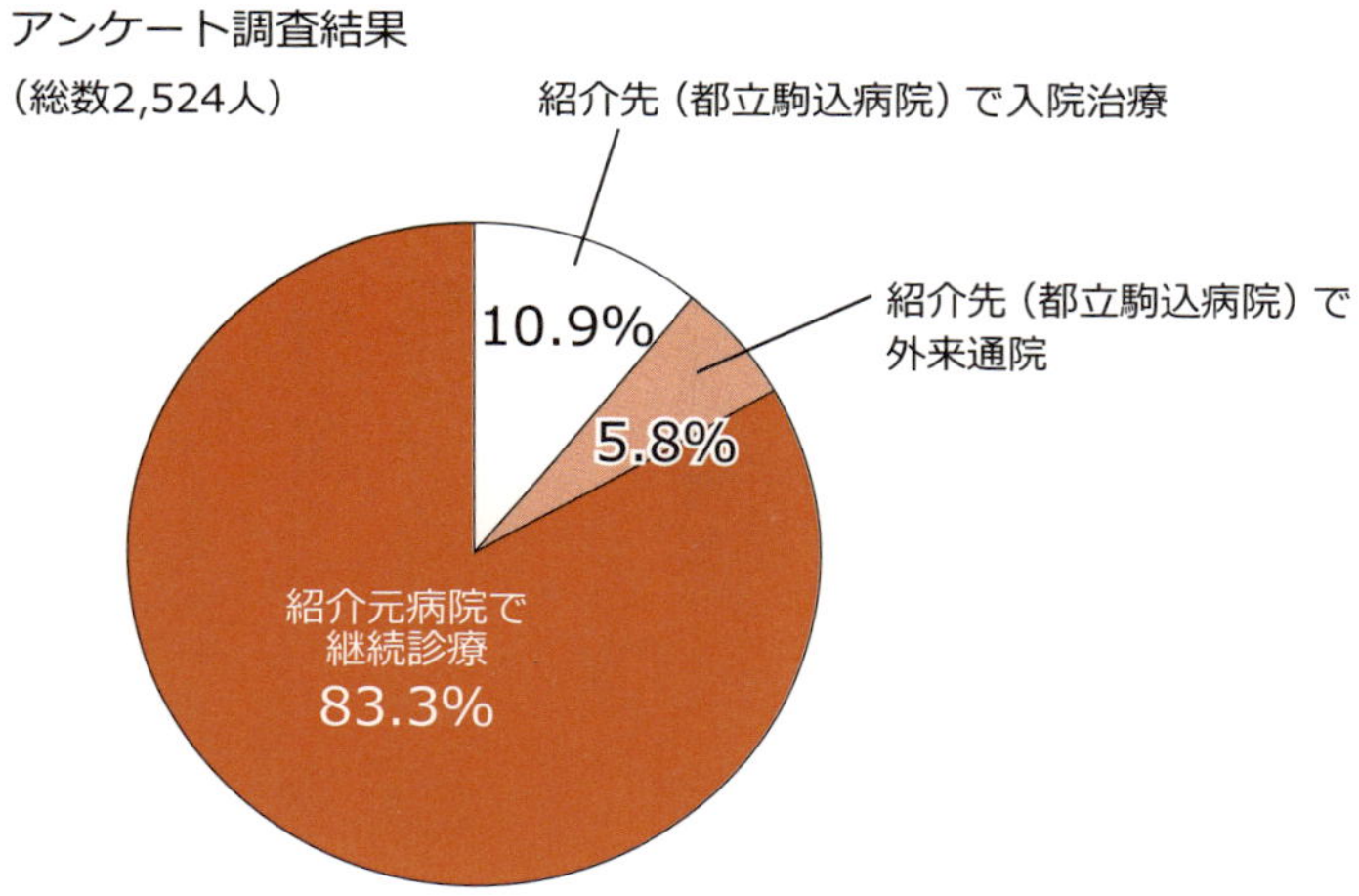

（高橋慶一ほか, 癌の臨床 56(10): 729-733, 2010）

セカンドオピニオン後は、多くの患者さんが紹介元病院で治療を継続する。

診療ガイドラインと標準治療

診療ガイドライン※は、科学的な根拠に基づく治療の指針です。現時点における標準治療を示したものです。大腸がんでは、大腸癌研究会が出している『大腸癌治療ガイドライン』があります。しかし、このような診療ガイドラインはあくまで指針に過ぎず、必ず従わなければならないというものではありません。疾患の状態によって、治療判断の境界域〝グレーゾーン〟が存在し、医師の間でも判断が異なるケースがあるからです。さらに、患者さんの価値観、経済的事情など、科学的な根拠以外にも考慮すべき要素は多くあります。

※米国医学研究所（現・米国医学アカデミー）による定義…医療者と患者が特定の臨床状況での適切な診療の意思決定を行うことを助ける目的で系統的に作成された文書

大腸がんの基本

2

まず大腸の仕組みを知っておこう

大腸の機能と役割

大腸とはどんな臓器でしょうか。大腸がんの前に、まずは大腸や大腸をはじめとする消化器の役割について説明したいと思います。

食事から摂取した食物を分解し、栄養素を吸収し、便として排泄することを消化と言います。これらを担う臓器が消化器で、食物の通り道が消化管です。大腸も消化管の一つです。消化管は口から始まり、食道、胃、十二指腸、小腸（空腸、回腸）、大腸（結腸、直腸）を経て、肛門までつながっています（図5）。

胃は、一時的に食べた物を蓄えておく袋です。胃液と混ぜ合わせ、小腸で本格的に消化するための準備をします。小腸は空腸、回腸からなります。十二指腸では、食べた物は胆汁や膵液と混ぜられて分解され、空腸、回腸を通る間に、消化酵素でさらに細かく消化され、栄養として吸収されます。その後、大腸へと送られます。

大腸は約1.5～2ｍの臓器です。回腸からつながり、右下腹部から右上腹部、左上腹部、左下腹部、肛門へと続きます。大腸は結腸と直腸に分けられ、結腸は盲腸、上行結腸、横行結腸、下行結腸、S状結腸に、直腸は直腸S状部、上部直腸、下部直腸に分けられます。

回腸から大腸に送り込まれるころの便は、水分を多く含むドロドロの状態（粥状《かゆじょう》）です。大腸を通過する過程で水分が吸収され、少しずつ便は固形化していきます。上行結腸では粥状～半粥状、下行結腸を通過するところに固い便となって、直腸にためられます。

大腸では、水分だけでなく、アミノ酸や脂肪酸の一部、ナトリウムなども吸収されます。また、小腸で消化・吸収されないセルロースなどが腸内細菌によって分解され、ガスとして排泄されます。直腸に便が入ると、直腸の壁が刺激され、脳に信号が送られて便意を感じます。

がん患者数1位「大腸がん」の特徴

胃がんよりも患者数が多い大腸がん

かつて最も患者数の多いがんは胃がんでした。今では、大腸がん患者数は急激に増え、最も多いがんになっています。大腸がんが増加した背景には、高齢化や食習慣の変化があると考

図5　大腸と周辺の消化器

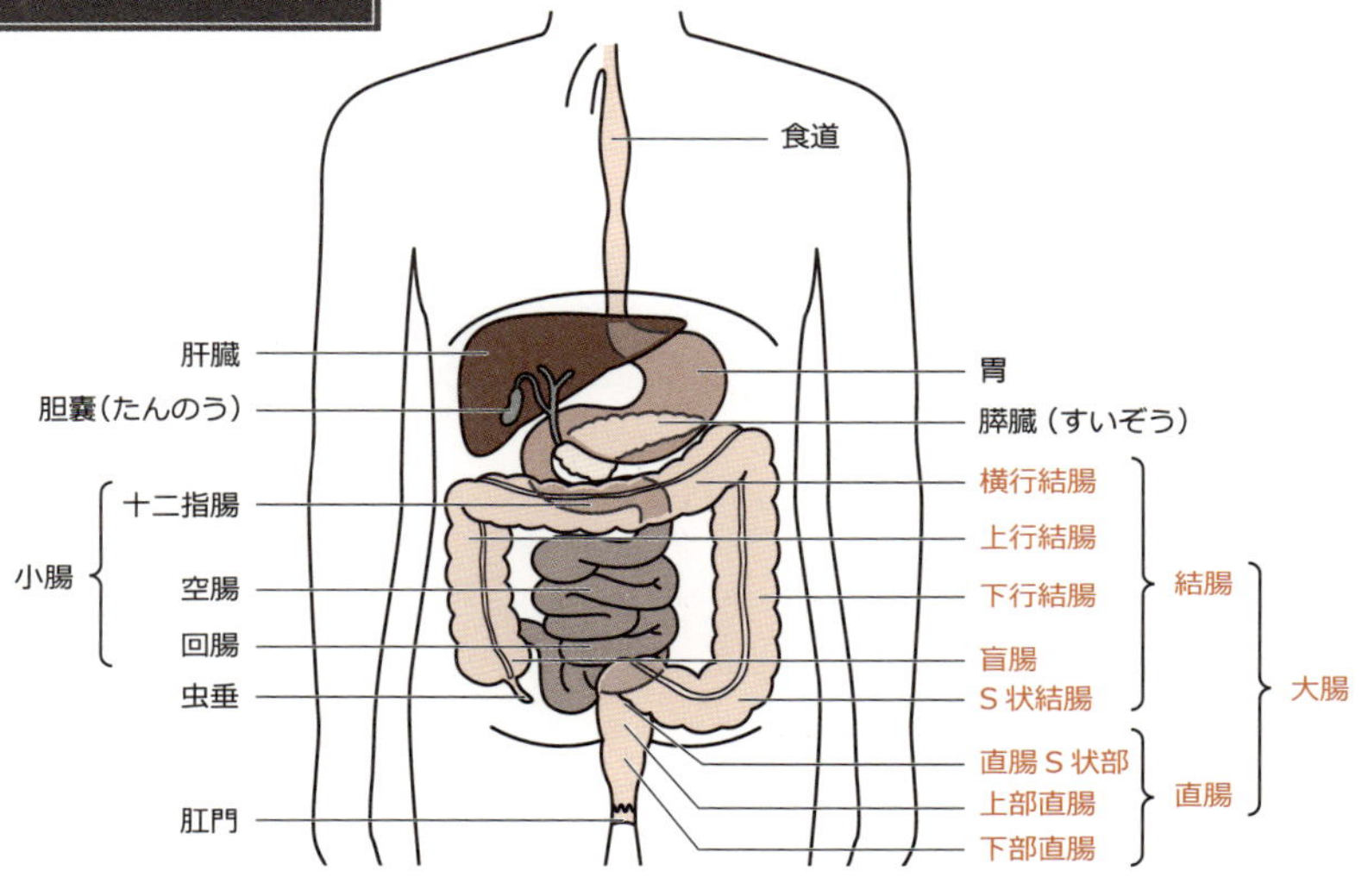

消化管は、口から肛門につながる長い一本の管である。大腸は、小腸側の“結腸”と肛門側の“直腸”に分けられる。

えられています。

２０１４年に新たに診断されたがん患者数は８６万７４０８人（男性５０万１５２７人、女性３６万５８８１人）でした（２０１４年がん罹患数推計値）。このなかで、男女合計では大腸がんはトップです。男女別に見れば、男性では胃がん、肺がんに次いで３番目に、女性では乳がんに次いで２番目に多いがんです（図６）。

大腸がんは、男女とも40歳ごろから増え始め、以降は加齢とともに増加することがわかっています。大腸がん患者数は、今後も高齢化の影響により増えることが予想されています。

大腸がん患者数の増加により、大腸がんの死亡者数も増加しています。

がんの死亡者数を部位別に見たものが図７です。男女合計で見れば、大腸がんは肺がんに次いで２番目に死亡数が多く、男女別に見れば男性では肺がん、胃がんに次いで３番目に、女性

図6　部位別罹患数（2014年）

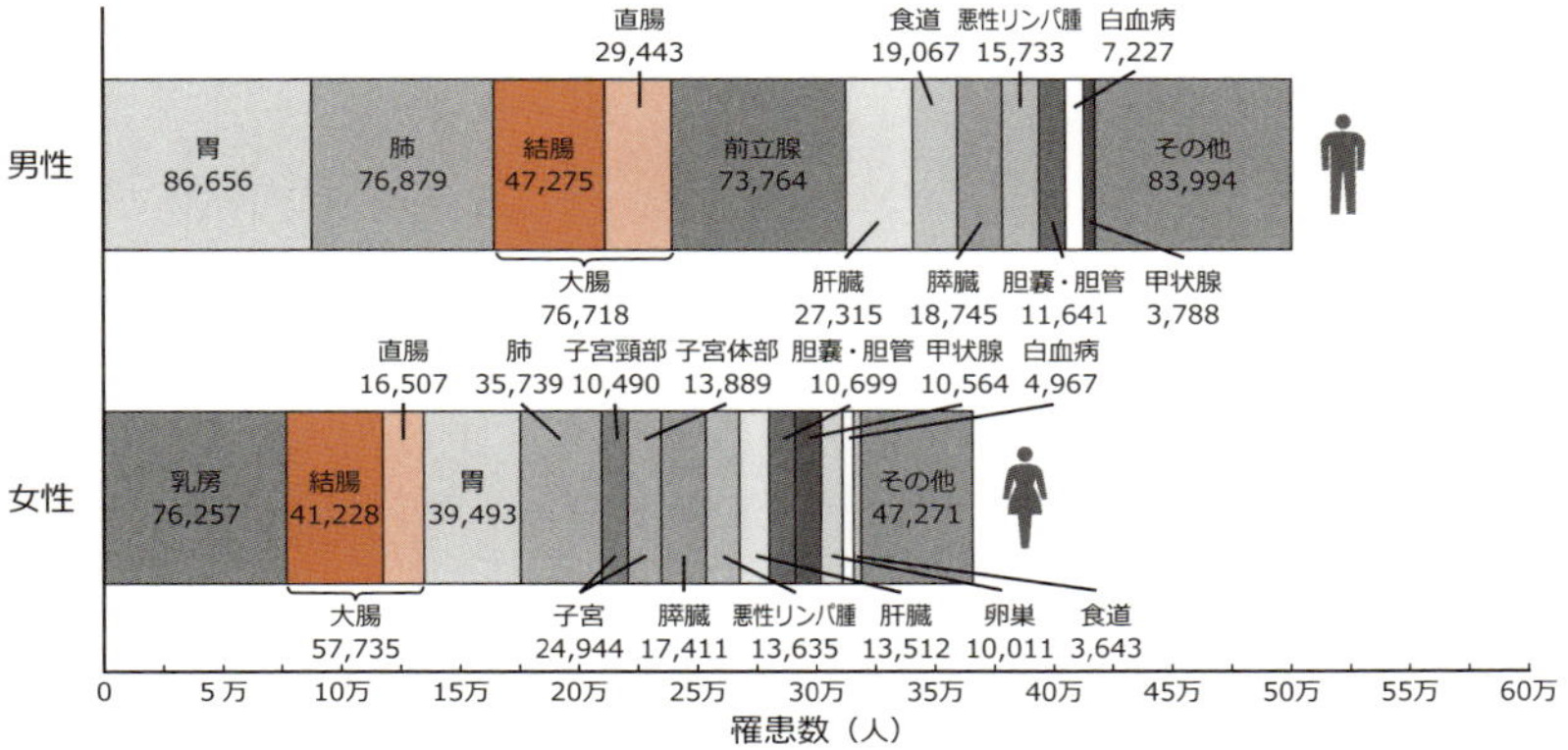

（資料：国立がん研究センターがん対策情報センター）

大腸がんは、男性で３番目、女性で２番目に多いがんである。

では、最も死亡数が多いがんです。

大腸がんは早期発見で治癒可能

大腸がんの死亡者数は増えています。増加の主な要因は高齢化による患者数の増加です。しかし、医療は確実に進歩し、大腸がんの治療成績は年々向上していますので、必要以上に恐れる病気ではありません。なにより大腸がんは、早期発見で治癒が可能ながんの一つだからです。

次ページの図8は、大腸がんの5年生存率をステージ別に示したものです。

ステージについては後述しますが、ステージはⅠ～Ⅳに分けられ、数字が増えるほどに進行していることを表しています（☞p.67参照）。5年生存率とは治療開始から5年後に生存している人の割合です。大腸がんでは、再発のほとんどが手術後の5年以内に起こるため、5年生存率が治療成績の目安とされています。

図7　部位別がん死亡数（2017年）

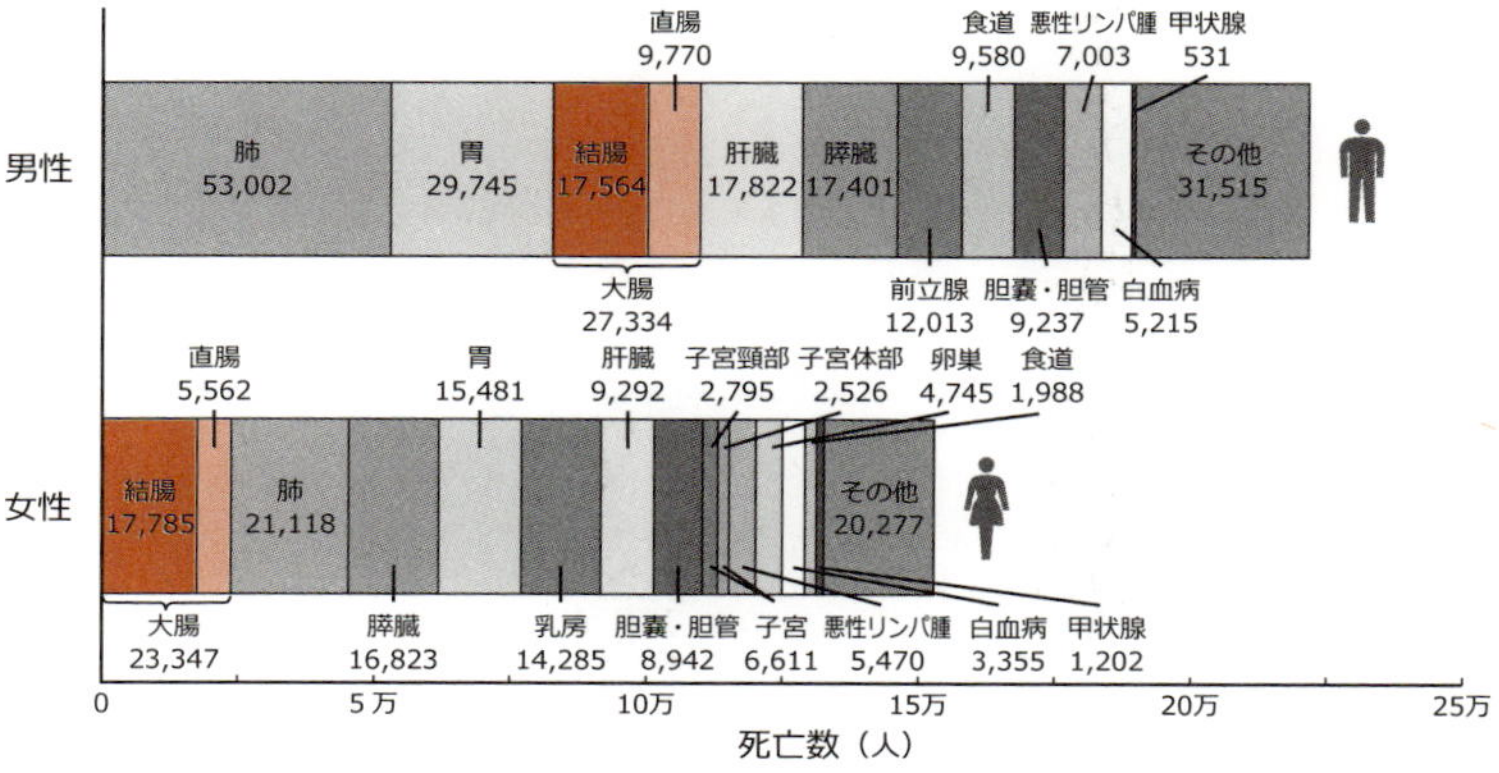

（資料：国立がん研究センターがん対策情報センター）

大腸がんの死亡数は、男性の第３位、女性の第１位である。

大腸がんの5年生存率はステージⅠでは91・6%、ステージⅡで84・8%であり、他のがんと比べて治療成績は良好です。また、手術で完全にがんを取り除けた人の割合（治癒切除率）はステージⅠでは98・7%、ステージⅡでは96・2%と非常によい成績を示しています（図9）。これらの成績は海外に比べても高く、日本の大腸がん治療は世界的にも優れています。

※ステージⅢはリンパ節への転移の状態でⅢaとⅢbに分けられる（調査当時の分類。現在ではより細かく、Ⅲa、Ⅲb、Ⅲcに分けられる）。

図8　大腸がんの5年生存率

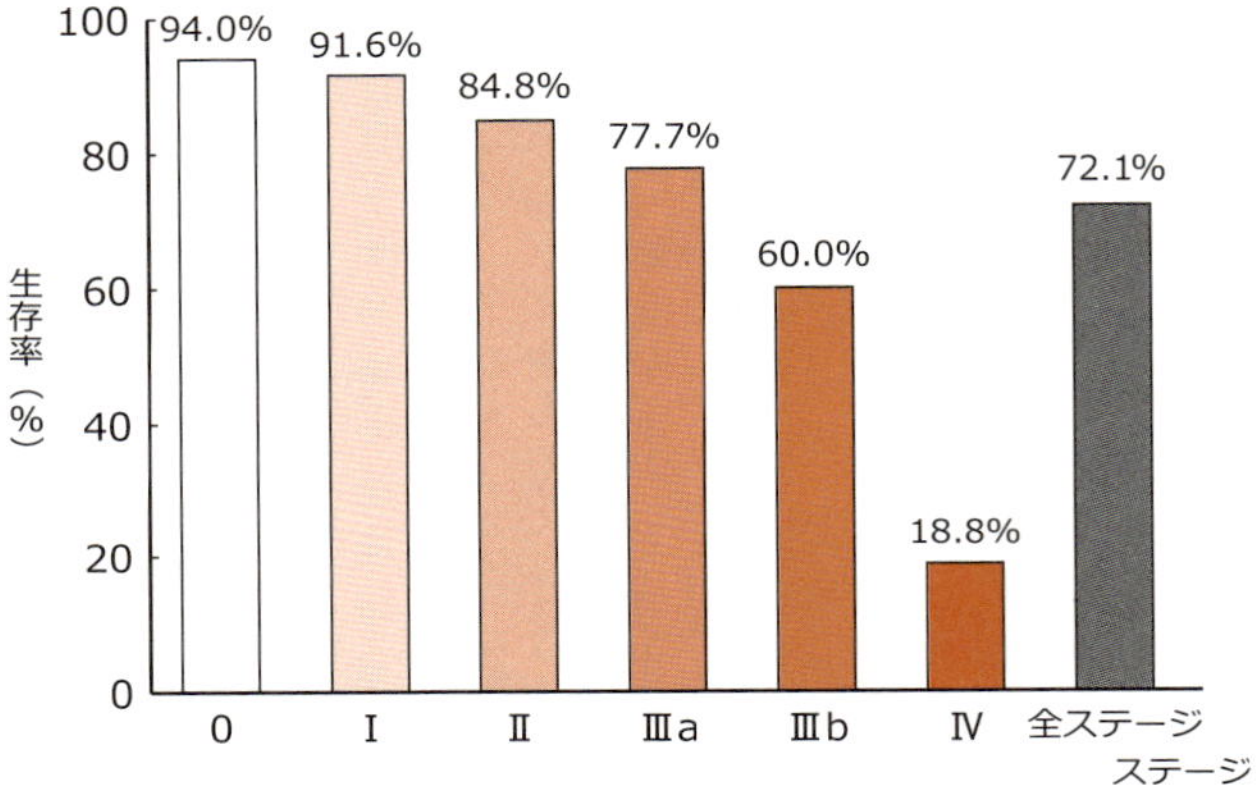

（大腸癌研究会, 全国登録 2000 ～ 2004年症例）

がんのステージが進行するほど、5年生存率は低下する。

図9　大腸がんの治癒切除率

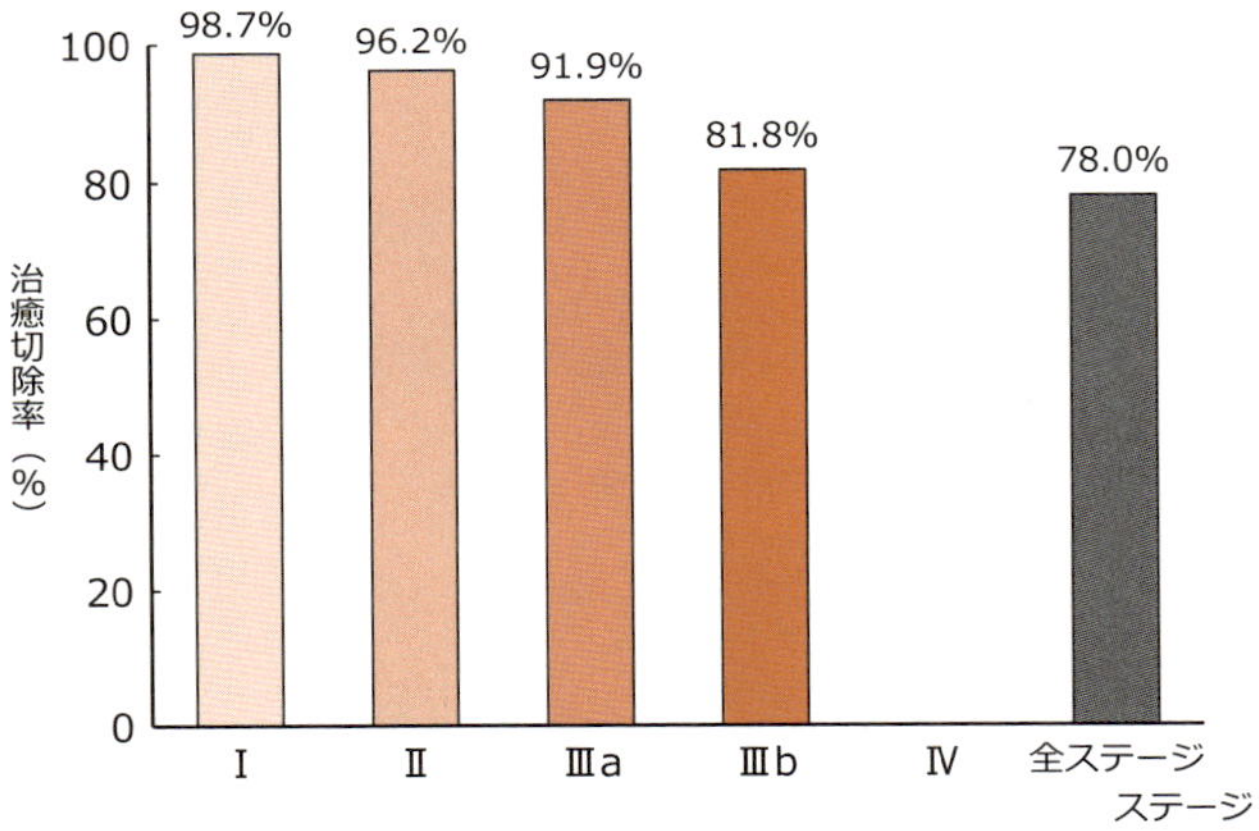

（大腸癌研究会, 全国登録 2000 ～ 2004年症例）

がんのステージが進行するほど、治癒切除率は低下する。ステージⅣでは一般的に手術が行われないためデータはない。

どこに発生するかで症状が違う

大腸がんになるとどのような症状が起こるのでしょうか。

大腸がんは、初期ではほとんど自覚症状はありませんが、進行すると血便や出血、腹痛、便通異常、貧血などの症状を起こします。また、がんが発生する場所によって、症状に差があります（図10）。

大腸がんのうち、結腸に発生するものを結腸がん、直腸に発生するものを直腸がんと言います。結腸がんでは、血便や出血、腹痛、体重減少、便秘、腹部膨満感（おなかの張り）などが起こります。しかし、結腸の右側（盲腸、上行結腸、横行結腸など肛門から遠い側）では、自覚症状があまりありません。便に水分が多く含まれるため便の通過障害を起こしにくいこと、その後の過程が長いため血便として症状が現れにくいことがその理由です。このため、右側では進行し腫瘍が大きくなってから腫瘤（しこり）とし

図10　大腸がんの症状

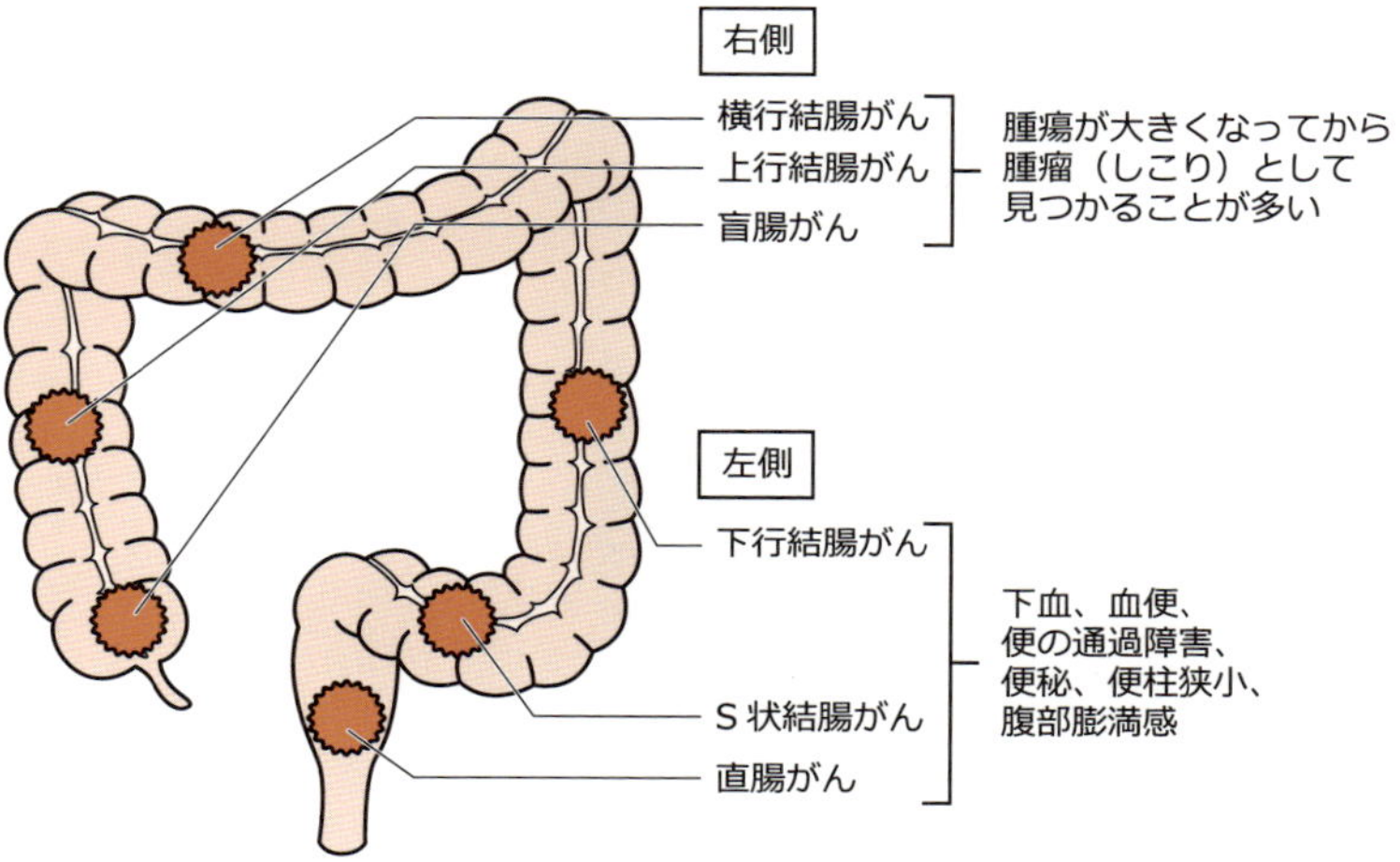

大腸がんといっても、起こる症状はさまざま。がんが発生する場所によって、症状は異なる。

て発見されることが多いのです。

一方で、結腸の左側（下行結腸、S状結腸などの肛門に近い側）では、便が固形化しているため、腫瘍により腸管をふさぐことで、便の通過障害を来しやすく、便秘、便柱狭小（便が細くなる）、腹部膨満感などを起こします。

直腸がんでは、血便、便通異常、下腹部痛、便柱狭小、肛門痛などを起こします。

ただし、これらの症状は、大腸がんに特有のものではなく、大腸がん以外の疾患でも同様の症状が見られるため、他の疾患との鑑別が重要です。


大腸がんと間違いやすい疾患に「痔《じ》」があります。痔による出血は、大腸がんの血便と混同されることが多いです。大腸がんの場合は線状に血液が混じり、腫瘍が右側にあるほど血液が胃酸の影響を受けて黒っぽくなります。一方、痔では真っ赤な血がトイレットペーパーについたり、ポタポタとしたたり落ちたりします。

しかし、肛門に近いほど、痔の出血と似ているため自分で判断することは難しく、痔だと自己判断して実際は直腸がんということもあります。


いずれにせよ、大腸がんを疑う症状が見られた場合は、早めに受診することが重要です。

大腸がんはどのようにしてできるか

腫瘍＝がんではありません。

腫瘍には良性と悪性があり、悪性のものを特に「がん」と言います。悪性とは、腫瘍が他の臓器に浸潤したり、転移したりする性質を持つものを言います。

浸潤とは周囲の組織や臓器に食い込むようにがんが成長すること、転移とは他の組織や臓器にがんが飛び火することです（☞p.40参照）。

腫瘍が悪性化し、がんになる過程にはさまざまな因子がかかわっています。その一つが遺伝子です。粘膜の細胞の遺伝子に変異が起こり、がんの発生にかかわる遺伝子（がん遺伝子）が現れたり、発がんを阻止する遺伝子（がん抑制遺伝子）が働かなくなったりすることでがんが発生すると考えられています。

大腸がんに関係する遺伝子

- **主ながん遺伝子**
  - ***K-ras*遺伝子**
- **主ながん抑制遺伝子**
  - **p53遺伝子、APC遺伝子**

大腸がんは、大腸の粘膜に発生しますが、がんになる経過には、主に二つパターンがあると考えられています。

「①粘膜にできた腺腫（良性腫瘍であり、ポリープと呼ばれる）ががんになる経路」、そして「②正常な粘膜から直接がんができる経路」です（図11）。

①はadenoma-carcinoma sequence（腺腫-癌関連）説と呼ばれるものです。大腸がんの多くは、この経過をたどったものと考えられています。ポリープは粘膜にできる隆起した（盛り上がった）病変のことです。ポリープには「腺腫性ポリープ」「過形成性ポリープ」「炎症性ポリープ」などがあり、ほとんどが良性の腺腫性ポリープです。腺腫性ポリープのほとんどは心配のないも

のですが、発見されたポリープの直径が大きいほど、がんになる可能性が高いことがわかっています。この過程では、前述のがん遺伝子やがん抑制遺伝子が関与しています。

さて、検診でポリープがあると言われて驚いたことがある人は多いと思います。しかし、ポリープの段階で発見されれば、内視鏡的に切除（☞p.83参照）できることが多いので、いたずらに不安になる必要はありません。

一方で、ポリープが１００個以上発生する家族性大腸腺腫症という疾患があります。家族性大腸腺腫症は、家族性大腸ポリポーシス（FAP：familial adenomatous polyposis）とも呼ばれ、放置した場合に数年で高率にがんになることがわかっています。このため、家族性大腸腺腫症が見つかった場合や疑われた場合は、原則として予防的に大腸の全摘出手術が行われます。

②はポリープを経ずに正常な粘膜から直接がんができる経路で、de novo（デノボ）発癌説と呼ばれています。de novoとは「はじめから」「新たに」を意味するラテン語です。早期にがん化するルートとして注目されています。

がん＝癌ではない？

がんと腫瘍が違うことは、本文でも述べました。実は平仮名の「がん」も漢字の「癌」と違う意味で使われます。すべての悪性の腫瘍を「がん」と言います。悪性新生物、悪性腫瘍も、が

図11　大腸がんの発生に関する二つの経路

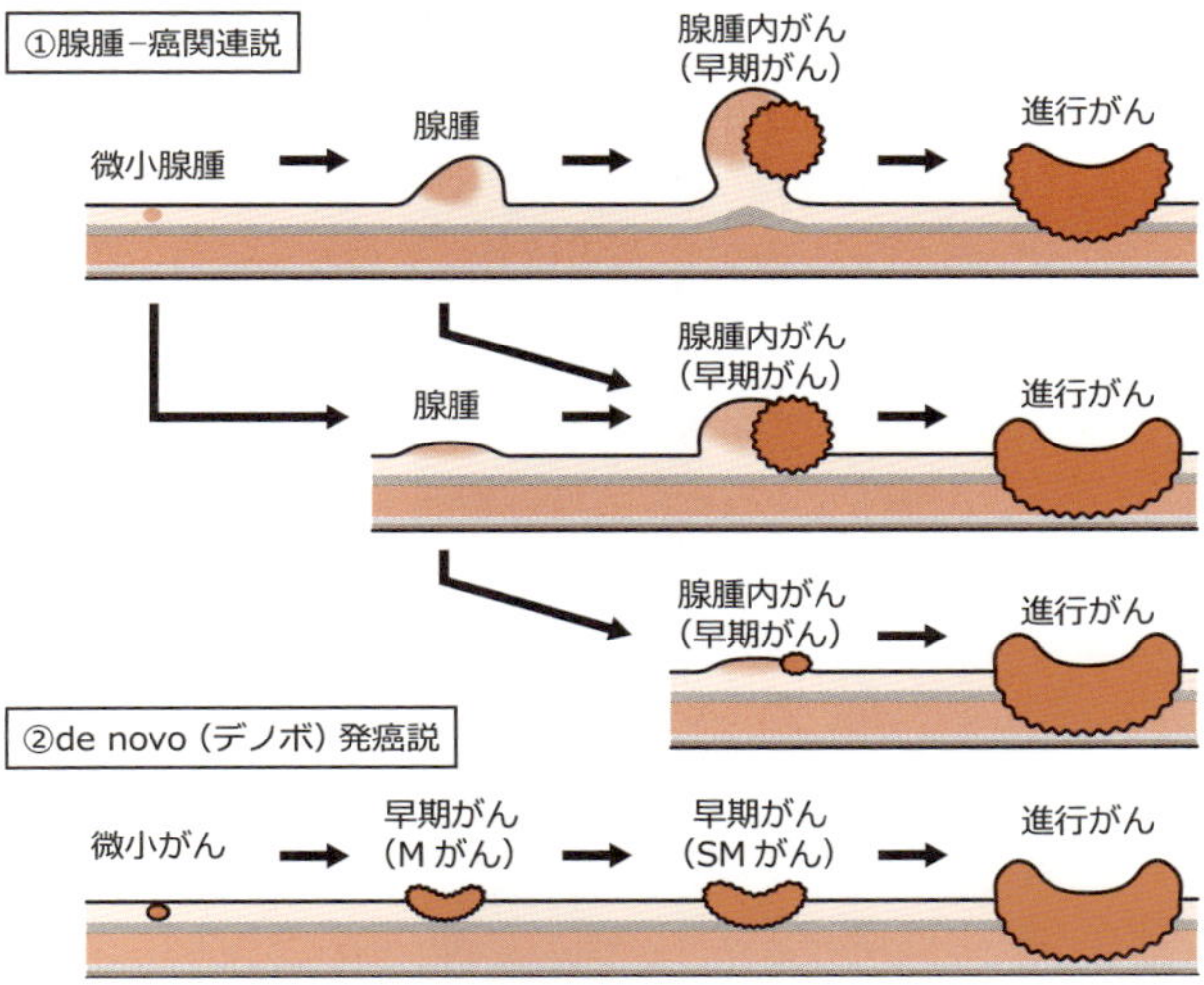

がんに至る経路は、主に二つ考えられている。

んと同じ意味で使われます。がんのうち上皮細胞にできるものを「癌」や「癌腫」、上皮細胞以外の骨や筋肉などの組織にできるものを「肉腫」と呼んで区別しています。上皮細胞は、臓器の表面を覆っていたり、臓器の内側の粘膜部分であったり、腺を構成したりする細胞です。

癌と肉腫では、性質や効果的な治療方法が異なるため、このように区別されています（ただし、まれに癌と肉腫が混じり合った判断の難しい悪性腫瘍もあります）。

がんには、癌と肉腫のほか、血液のがんである「造血器のがん」、中枢神経や神経細胞の隙間を埋めるグリア細胞に発生するものもあります。

本書では、特に断わりがない場合には、すべてを包括する「がん」として記載を統一させています。

大腸がんの見た目の分類

大腸がんの見た目による分け方を肉眼的分類と言います。肉眼的分類には0型（表在型）、1型（腫瘤《しゅりゅう》型）、2型（潰瘍《かいよう》限局型）、3型（潰瘍浸潤型）、4型（びまん浸潤型）、5型（分類不能）があります（図12）。

0型の場合は、大きく分けて隆起型（出っ張ったタイプ）と表面型（出っ張りがなく、表面に存在するタイプ）があります。これらは、がんが粘膜内か粘膜下層までの早期のがんと推定されます。

1型（腫瘤型）はがんが山形に出っ張ったタイプ、2型（潰瘍限局型）は中央がくぼんでドーナツのようになったタイプ、3型（潰瘍浸潤型）は潰瘍限局型が少し崩れ、正常な細胞との境界があいまいになったタイプ、4型（びまん浸潤型）はがんがかたまりをつくらずに壁に不規則に広がっているタイプです。スキルス型とも呼ばれます。1～4型の場合は、腫瘍が粘膜下層以下にまで浸潤した、進行した状態である可能性があります。

広がり方には「浸潤」と「転移」がある

大腸がんは進行するほどに大きくなり、広がっていきます。広がり方には、大きく浸潤と転移があります。

浸潤とは、周囲の組織や臓器に食い込むようにがんが成長することです。

腸管は、粘膜、粘膜下層、固有筋層、漿膜《しょうまく》下層、漿膜の5層構造からできていて、いちばん内側が粘膜です。粘膜に発生した大腸がんは、進行するほどに粘膜→粘膜下層→固有筋層→漿膜下層→漿膜へと、深く深く入り込んでいきます。最後には腸管を破って他の臓器に広がります（図13）。

図12　大腸がんの肉眼的分類（見た目の分類）

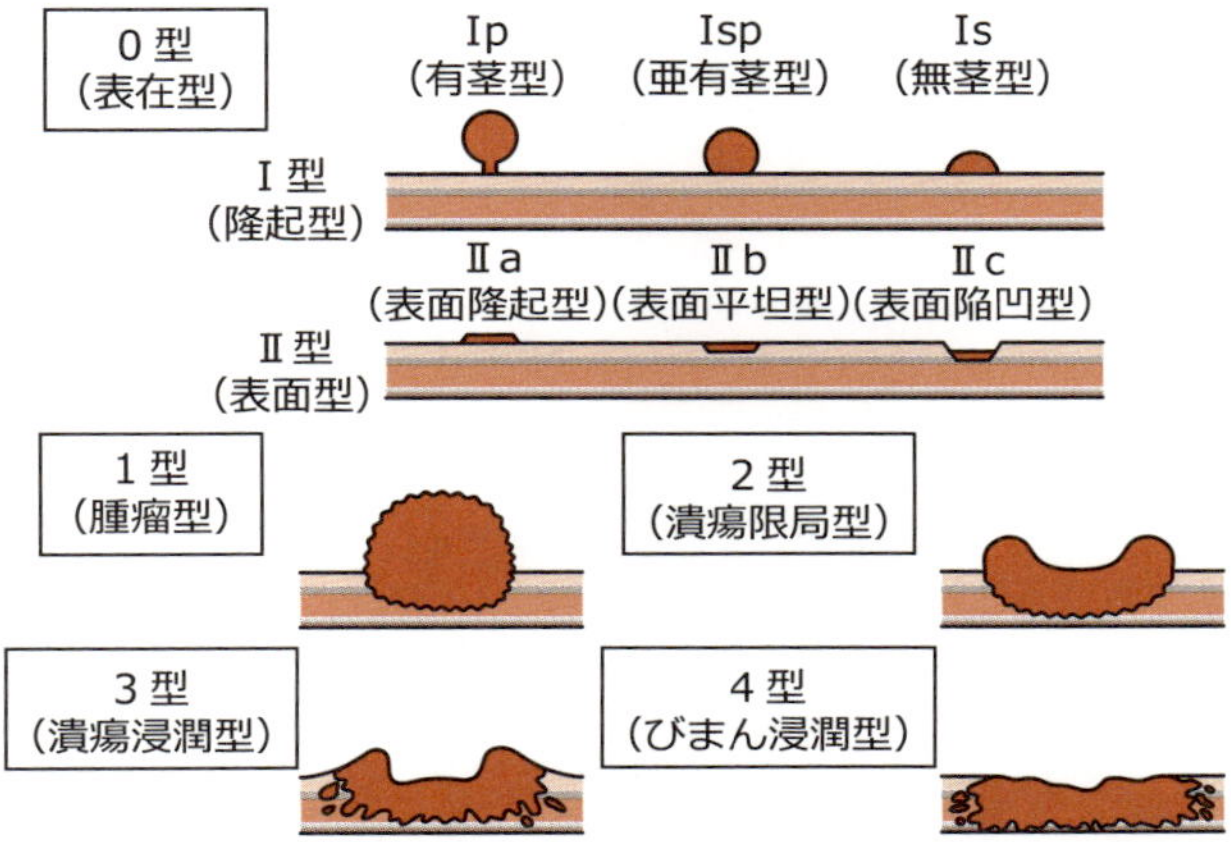

大腸がんは肉眼的に0型（表在型）、1型（腫瘤型）、2型（潰瘍限局型）、3型（潰瘍浸潤型）、4型（びまん浸潤型）、5型（分類不能）に分類される。

図13　浸潤のしくみ

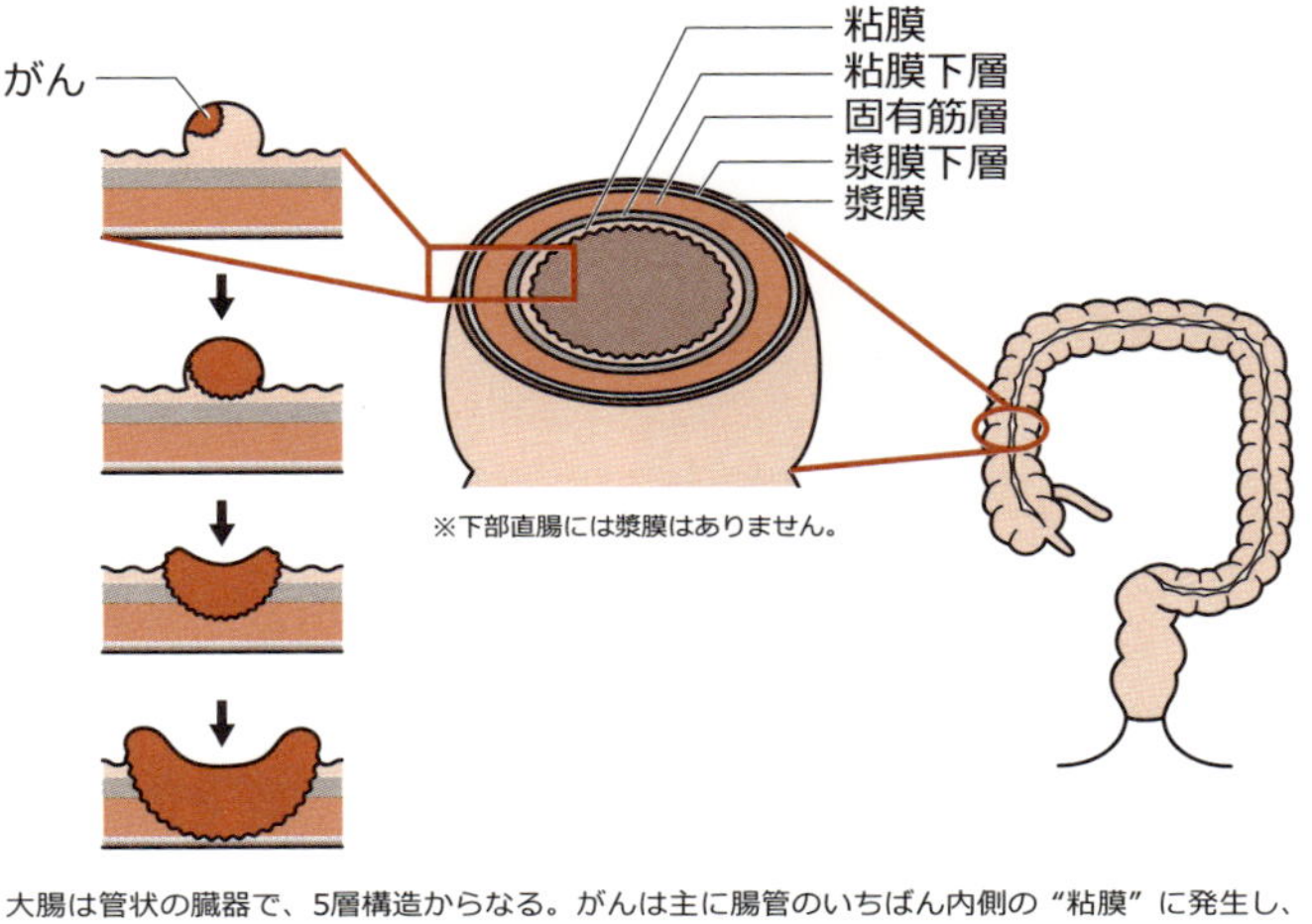

大腸は管状の臓器で、5層構造からなる。がんは主に腸管のいちばん内側の“粘膜”に発生し、進行するほどに深い層に入り込んでくる。

転移とは、がん細胞が他の組織や臓器に飛び火することです。がんが初めに発生した場所を原発巣、転移した先を転移巣と言って区別します。この転移の仕方には、リンパ行性転移、血行性転移、播種《はしゅ》性転移（腹膜播種）があります（図14）。

リンパ行性転移は、がん細胞がリンパ管に入り込み、リンパの流れに沿ってリンパ節にたどり着き、そこで増殖することです。リンパ節とはリンパ管の途中にある節目です。いくつも枝分かれし、他のリンパ節や臓器ともつながっています。リンパ行性転移は、末梢の毛細リンパ管から中枢側のリンパ節に向かって転移していくという法則があります。この法則に従い、近いリンパ節から中枢側のリンパ節へと転移し、やがては遠く離れたリンパ節にも転移します。

血行性転移とは、がん細胞が腸管にある静脈に入り込み、他の臓器に流れ着いて大きくなることです。大腸からの血流はまず肝臓に集まります。このため、血行性転移の可能性が最も高いのは肝臓です。次に転移の可能性が高いのは肺で、さらに進行すると骨や脳にも転移します。

播種性転移とは、種を播《ま》かれるようにがんが転移することです。大腸がんでは、がんが浸潤し腸壁を破って腹腔内にがん細胞が散らばり、芽を出すように転移が起こります。腹膜播種とも呼びます。

腹腔はおなかのなかの空間のことで、胃や腸、肝臓、胆嚢《たんのう》などの臓器が収まっています。この腹腔内には、男性では直腸膀胱窩《か》（膀胱と直腸の間にあるスペース）、女性ではダグラス窩（子宮と直腸の間にあるスペース）と呼ばれる場所があり、直腸膀胱窩やダグラス窩への転移は、腹膜播種によるものです。

腹膜播種が進行すると、腹腔内全体にがんが広がり、がん性腹膜炎になる可能性があります。がん性腹膜炎では、腹水（おなかに水がたまる）や腸管の蠕動《ぜんどう》麻痺や閉塞により嘔吐などの症状を起こします。

図14　転移のしくみ

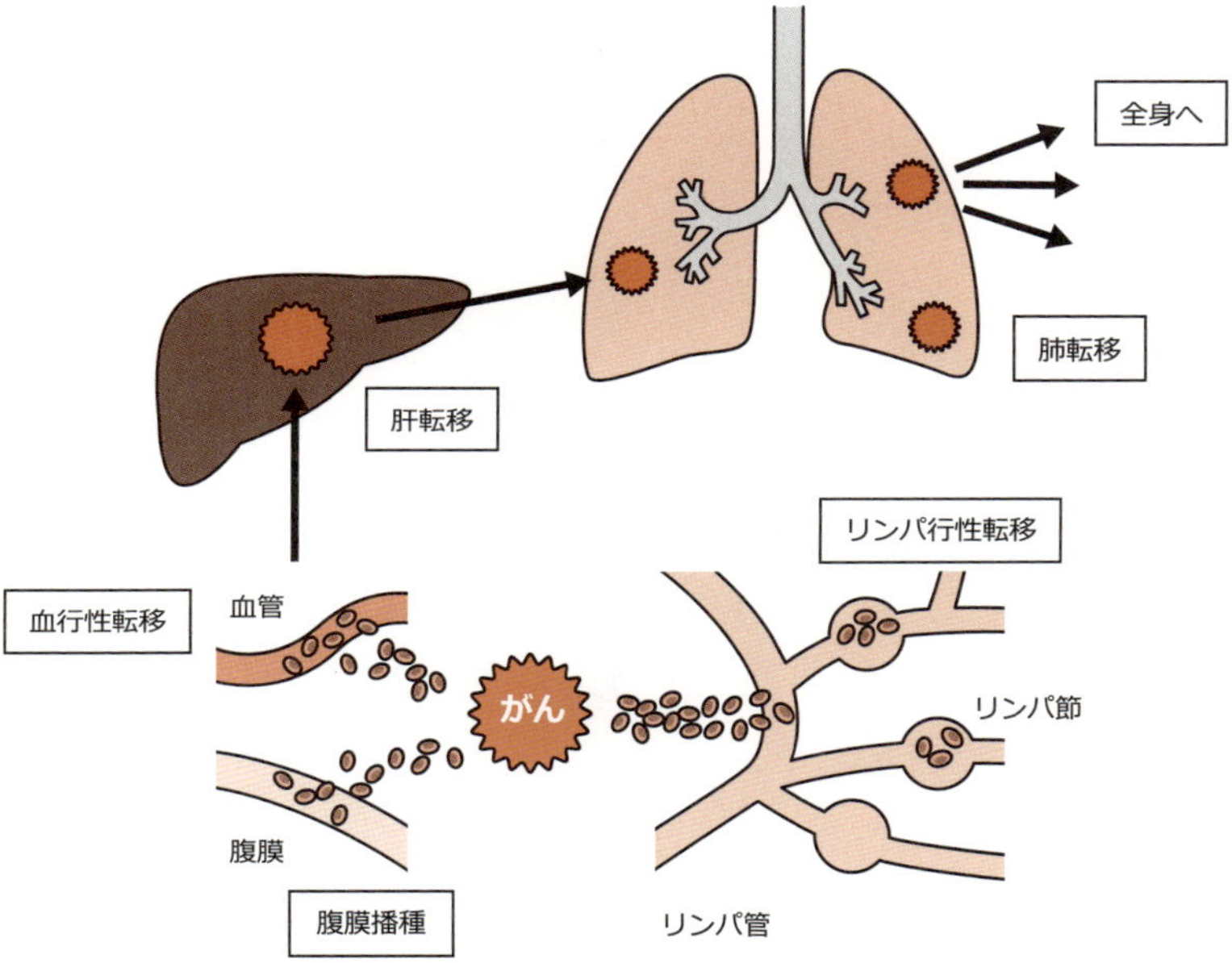

がんは血液またはリンパ液に乗って転移する。大腸がんでは、大腸からの血液が集まる肝臓、次いで肺に転移する可能性が高い。

大腸がんの診断

3

どんな検査でがんを発見できるのか？

検査と診断のステップ

大腸がんはどのように見つけられ、診断されるのでしょうか。そして、治療が開始されるまでに、どのようなステップがあるのでしょうか。

大腸がんの診断や治療の選択は、いくつかの検査に基づいて行われます。大腸がんと診断され治療が開始されるまでには、主に図15のような検査が行われます。

検査のいちばんはじめのステップは大腸がん検診です。

大腸がん検診で陽性だったり、または、なんらかの自覚症状があったりして、医療機関を受診します。医療機関では、問診等を行い精密検

図15　診断が確定し、治療を開始するまでの流れ

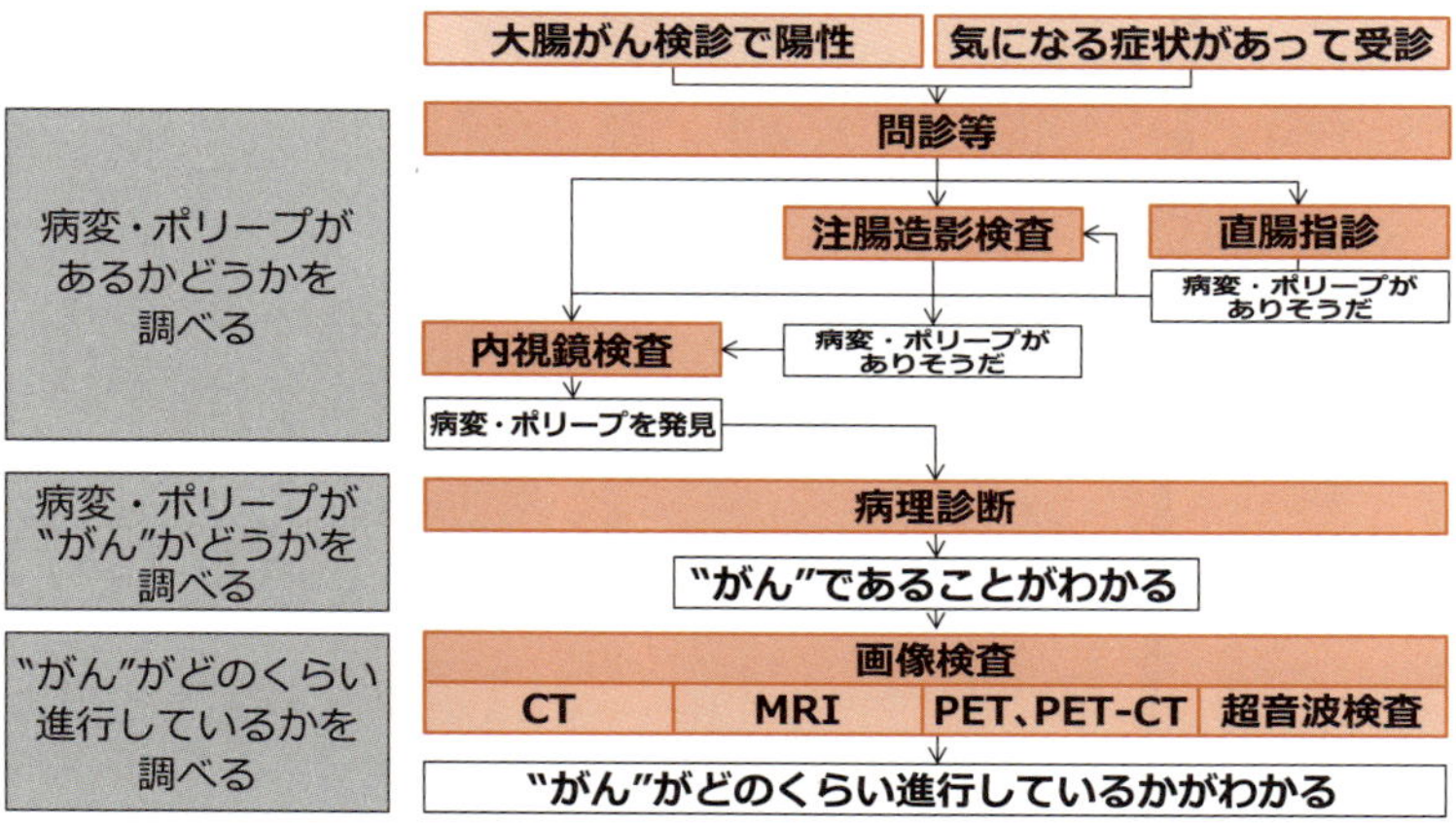

診断が確定し治療が開始されるまでに、複数の検査が段階的に行われる。まずは病変の有無が検索され、病変がある場合には、その病変の性質が調べられる。治療が必要と判断されれば、さらに治療に必要な情報が調べられる。

査が必要かを判断します。もちろん、他の病気の検査で、偶然に大腸がんが発見されることもあります。

精密検査には、主に三つの役割があります。①病気があるかどうかを調べること、病気がある場合には、②がんかどうかを判断すること、そしてがんならば、③どのくらい進行しているのかなどの治療に必要な情報を得ることです。

大腸がん検診や自覚症状をきっかけに受診した場合

大腸がんの自覚症状は前章で説明した血便や出血、腹痛、便通異常、貧血などです。これらは、がんの発現する場所によっても変わります。しかし、このような自覚症状は大腸がんに限ったものではなく、他の病気でも見られるものです。たとえば「痔ではないか」「便秘ではないか」などと考えて受診し、実は大腸がんだったということもあります。

ただ、大腸がんは早期では、ほとんど自覚症状はありません。自覚症状が見られる場合は、かなり進行している可能性があります。早期発見・早期治療により大腸がんは90％以上完治できると言われています。自覚症状がない段階での早期発見は重要です。

早期発見のために行われるのが大腸がん検診です。大腸がん検診では、便潜血検査と呼ばれる検査が行われます。便に血液の成分であるヘモグロビンが含まれているかどうかを調べる検査です。大腸にポリープやがんがあれば出血することがあるので、便潜血検査でがんの可能性を洗い出します。このような可能性を洗い出す検査のことをスクリーニング検査と言います。便潜血検査では、目に見えないほどの微量な出血さえも調べることができるのです。

便潜血検査は、検査キットの棒状の部分に、便をこすりつけたものを医療機関に提出します。精度を高めるため、通常は連続した2日間で1回ずつ行います（図16）。

便潜血検査で陽性と出れば、精密検査を受ける必要があります。このとき「もしかして…」と不安を感じる人がいるかもしれません。しかし、必要以上に不安になることはありません。便潜血検査で陽性とは、あくまで便に血液が混じっていることを示しているにすぎず、がんを確定するものではないからです。

便潜血検査では、受けた人のおよそ6～7％が陽性と出て、残りの約93～94％が陰性と出ます。陽性と出た人のうち、およそ2～4％が大腸がんと診断されます。とても少ないですね。だからといって、陽性が出ても放っておいてよいというわけではありません。陰性と比べれば陽性では大腸がんの確率は10～20倍です（図17）。

図16　便潜血検査

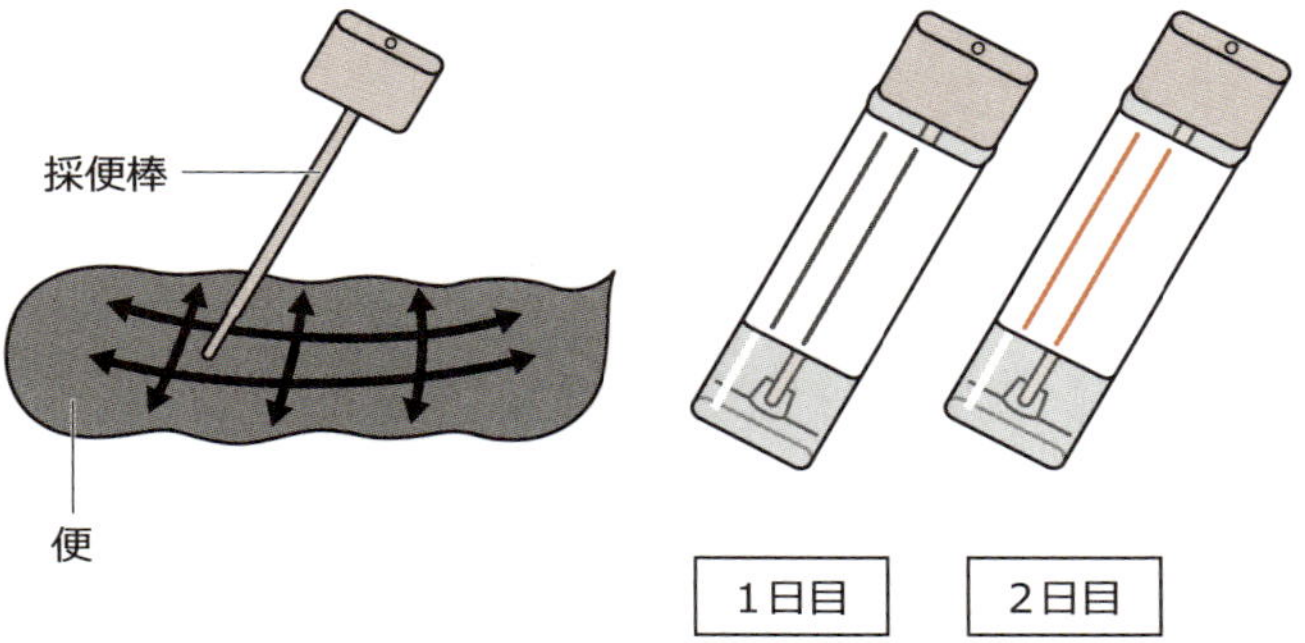

採便棒で便の表面を繰り返しこすりとる。基本的には１日に１回、２日間の採取が必要である。

便潜血検査を受けることで、受けない場合と比較して大腸がんによる死亡が減少することが複数の研究で報告されています※。このため、『有効性評価に基づく大腸がん検診ガイドライン』では、便潜血検査を高いレベルで推奨しています（推奨グレードA…死亡率減少を示す十分な証拠があるので、実施することを強くすすめる）。

大腸がん検診を受けるにはどうすればいいのでしょうか。

企業にお勤めの場合は、職場で年1回行われる定期健康診断に含まれることが多いです。任意で受ける場合には、住所地の市区町村で実施しているがん検診に申し込みます。この場合、一般的には1000円以下ととても安価です。

※ Mandel JS, et al. J Natl Cancer Inst 91(5): 434-437, 1999.
Scholefield JH, et al. Gut 50(6): 840-844, 2002.
Jorgensen OD, et al. Gut 50(1): 29-32, 2002.
Towler B, et al. BMJ 317(7158): 559-565, 1998.

図17 便潜血検査で大腸がんが発見される確率

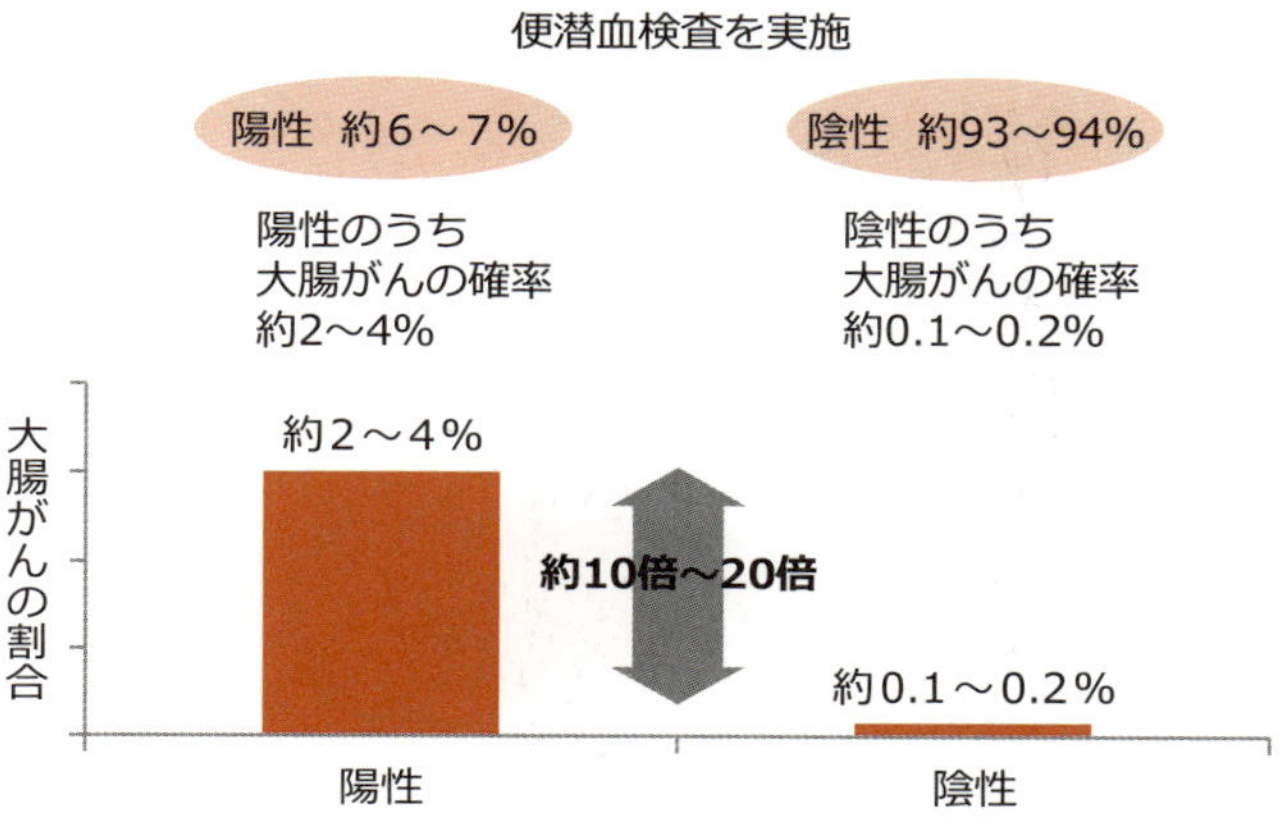

（大谷透, EBMからみた大腸がん検診, 金原出版より作図）

便潜血検査で陽性のうち約2～4%に、陰性でも0.1～0.2%に大腸がんが認められる。ただし、便潜血検査で陽性となる確率も非常に低い。

大腸がんは、男女とも40歳ごろから増え始めることがわかっていますので、40歳を超えたら大腸がん検診を受けましょう。そして、便潜血検査で陽性が出たら、「不安だから精密検査を受けたくない」「たぶん痔が原因だろう」などと考えずに、大腸内視鏡検査（☞p. 52参照）などの精密検査を検討してください。

スクリーニング検査の意味を理解する数字の話

「感度」と「特異度」の関係

少しややこしいのですが、ここでは、スクリーニング検査の意味を理解するために大切な数字の話をします。「感度」と「特異度」です。

たとえば、ある検査を受けた結果が表のようになったとします。陽性で実際に病気があった人がA人（真陽性）、陽性だったのに病気がなかった人がB人（偽陽性）、陰性だったのに病気があった人がC人（偽陰性）、陰性で病気がなかった人がD人（真陰性）です。

感度は病気がある人のうち検査が陽性と出る人の割合（％）

A÷（A＋C）×100

です。そして、特異度は病気がない人のうち検査が陰性と出る人の割合（％）

D÷（B＋D）×100

です。

	病気あり	病気なし	合計
陽性	A人（真陽性）	B人（偽陽性）	A＋B人
陰性	C人（偽陰性）	D人（真陰性）	C＋D人
合計	A＋C人	B＋D人	A＋B＋C＋D人

感度と特異度がともに100％の検査があればよいのですが、実はそんな検査はありません。すべてのスクリーニング検査で言えることで、感度と特異度は一方が高ければ一方が低くなるバランスの関係を示します。つまり、感度が高い検査ほど、病気がないのに間違って陽性（偽陽性）と判断される可能性が高くなり、特異度が高い検査ほど、病気があるのに間違って陰性（偽陰性）と判断される可能性が高くなるということです。

ちなみに、有効性評価に基づく大腸がん検診ガイドライン（平成16年度厚生労働省研究班）によると、大腸がん検診で用いられる便潜血検査（免疫法）の感度は30・0～92・9％、特異度は88・0～97・6％とされています。

その他のスクリーニング検査「アミノインデックス®がんスクリーニング」

アミノインデックス®※がんスクリーニング（AICS）とは、臨床アミノ酸研究会が提唱する、がんのスクリーニング検査です。血液中のアミノ酸濃度を計測して、健康な人とのバランスの違いを分析し、複数のがんの可能性が評価できるというもの。たった5㎖の採血で実施でき、男性では胃がん、肺がん、大腸がん、膵臓がん、前立腺がんの合計5種、女性では胃がん、肺がん、大腸がん、膵臓がん、乳がん、子宮がん、卵巣がんのリスクが評価できます。検査の結果は、いちばん可能性の低いランクA（0.3〜0.7倍）から、最も可能性の高いランクC（4.0〜11.6倍）の3段階で評価されます。

もちろん、AICSでわかるのはがんの可能性であって、がんであるかを確定するものではありません。また、AICSの評価自体は、医療従事者の間で定まったものではありません。AICSを受けたから、便潜血検査が不要ということにはならないということです。

ちなみに、AICSは現在、健康保険が適用されておらず、検査は自由診療であり全額自費（およそ2万円）です。受ける場合には、病院・クリニックにお問い合わせください。

※アミノインデックス®は味の素株式会社の登録商標です。

精密検査(1)
「大腸内視鏡検査」や「注腸造影検査」で病変を確認

病変・ポリープがあるかどうかを調べる

便潜血検査で陽性、または、診察で大腸がんが疑われる場合には、精密検査で病変・ポリープがあるかどうかを調べます。ここで行われる検査は、大腸内視鏡検査、注腸造影検査などです。肛門付近に病変が疑われる場合には、直腸指診という検査を行うこともあります。

それぞれ見ていきましょう。

大腸内視鏡検査

大腸内視鏡検査は、内視鏡と呼ばれる小さなカメラを肛門から入れて、モニター越しに腸を観察する検査です。写真に示すような映像を確認できます。数ミリといった小さな病変も確認できます。

内視鏡は図18に示すように、細い管とカメラ、ライトからできています。また、内視鏡には鉗子と呼ばれるハサミが備えられています。病変・ポリープが見つかれば、その場で治療したり（☞p.83参照）、組織を採取したりすることが可能です。

切除した組織は、病理診断といって顕微鏡で調べることで、病変が良性か悪性か、悪性のがんならどこまで広がっているかを診断できます（☞p.87参照）。

図18　大腸内視鏡検査

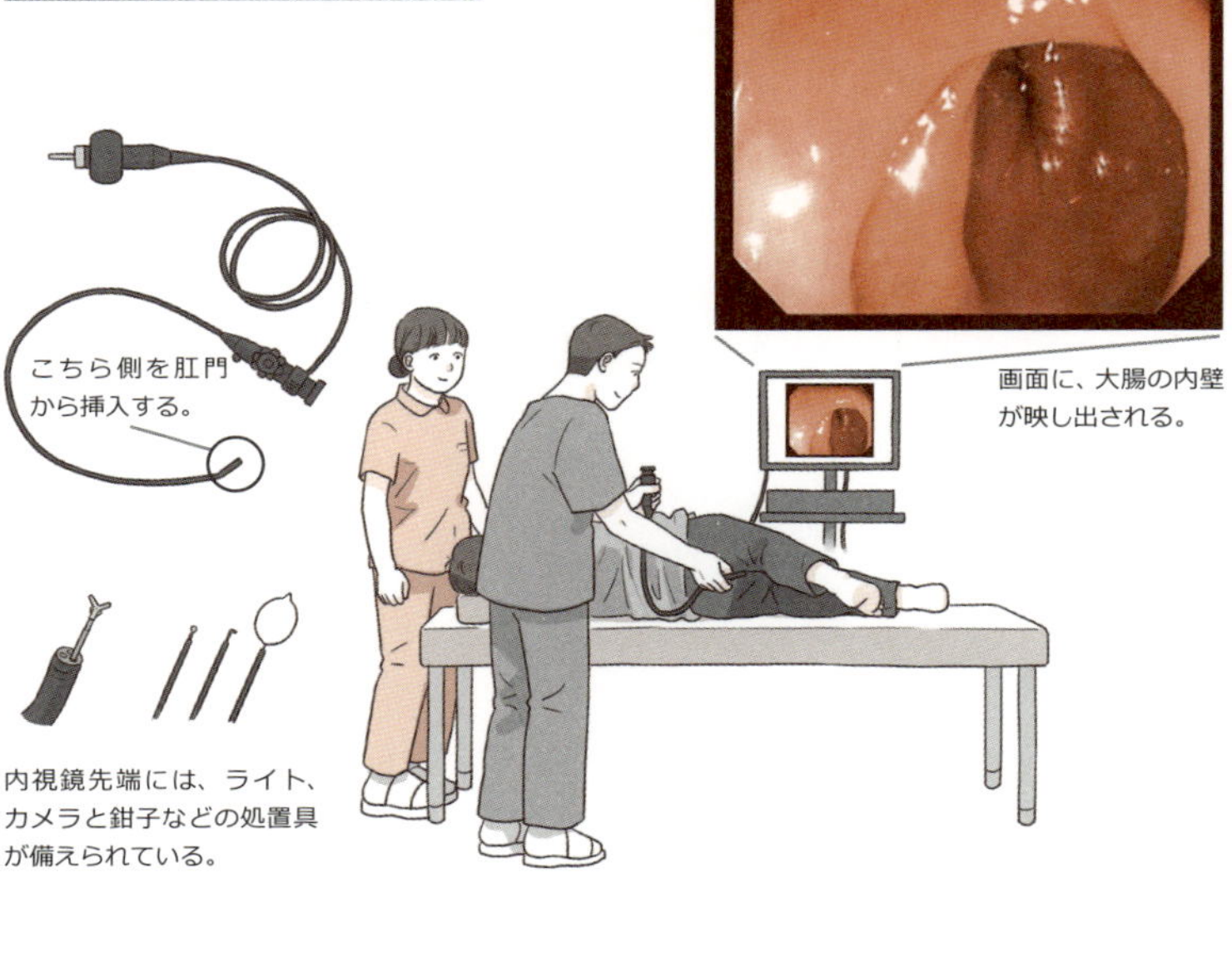
画面に、大腸の内壁が映し出される。
こちら側を肛門から挿入する。
内視鏡先端には、ライト、カメラと鉗子などの処置具が備えられている。

大腸内視鏡検査は、正確な検査・診断が可能な一方で、便潜血検査のように楽な検査ではありません。前処置に大量の下剤を飲む必要がありますし、検査時に突き上げられるような痛みや膨満感などの苦痛を感じる方もいます。また、非常にまれですが、穿孔《せんこう》（穴があく）や出血などの合併症を起こすこともあります。

これらについて、医師から説明を受けたうえで、検査を受けることになります。

最近は、鎮静剤を用いた検査ができる病院も増えてきました。鎮静剤を使用すればうとうとしている間に検査が完了し、ほとんど苦痛はありません。ただし、検査後はすぐ帰宅することはできず、鎮静状態から覚めるまで少し休憩が必要になります。

大腸内視鏡検査の流れを説明します（図19）。

大腸内視鏡検査では、便が残っていると正確な検査が行えません。大腸の便をすべて出すために、まず、検査前に２ℓの腸洗浄剤を2時間くらいかけて服用します。飲み始めてから1時間ほど、およそ１ℓを飲み終えたころに便意を催します。その後、腸洗浄剤をすべて飲み終えるまでに10回程度トイレに行き、便が透明になれば検査を実施できます。便が出にくかったり、腸洗浄剤を飲む際に吐き気を催したりする場合は、医療機関に相談します。

検査では、おしりに穴のあいた専用の検査着に着替えます。図19のように、左側を下にした横向きで膝を抱えるような姿勢をとり、内視鏡を肛門から少しずつ挿入していきます。検査は、およそ30分程度で終了します。

大腸内視鏡検査は、「消化器内科」「胃腸内科」「内視鏡内科」などの医療機関で受けることができます。保険診療の場合は、3割負担なら3000円程度で受けることが可能です。

注腸造影検査

大腸内視鏡検査は「怖そう」「痛いのは苦手」と、受けたくないと感じる人もいるかもしれません。大腸内視鏡検査以外の検査には注腸造影検査があります。注腸造影検査とは、いったいどのような検査なのでしょうか。

注腸造影検査はバリウムを肛門から腸内に流し込み、X線画像を映し出す検査です。図20の写真に示すように、大腸の全体像（でこぼこの具合、腸が狭くなっていないか）や病変の大きさ、位置を確認することができます。

しかし、この検査では、大腸内視鏡検査のように治療したり、組織を摘出し、病理診断で調べたりすることはできません。このため、注腸造影

図19　大腸内視鏡検査の流れ

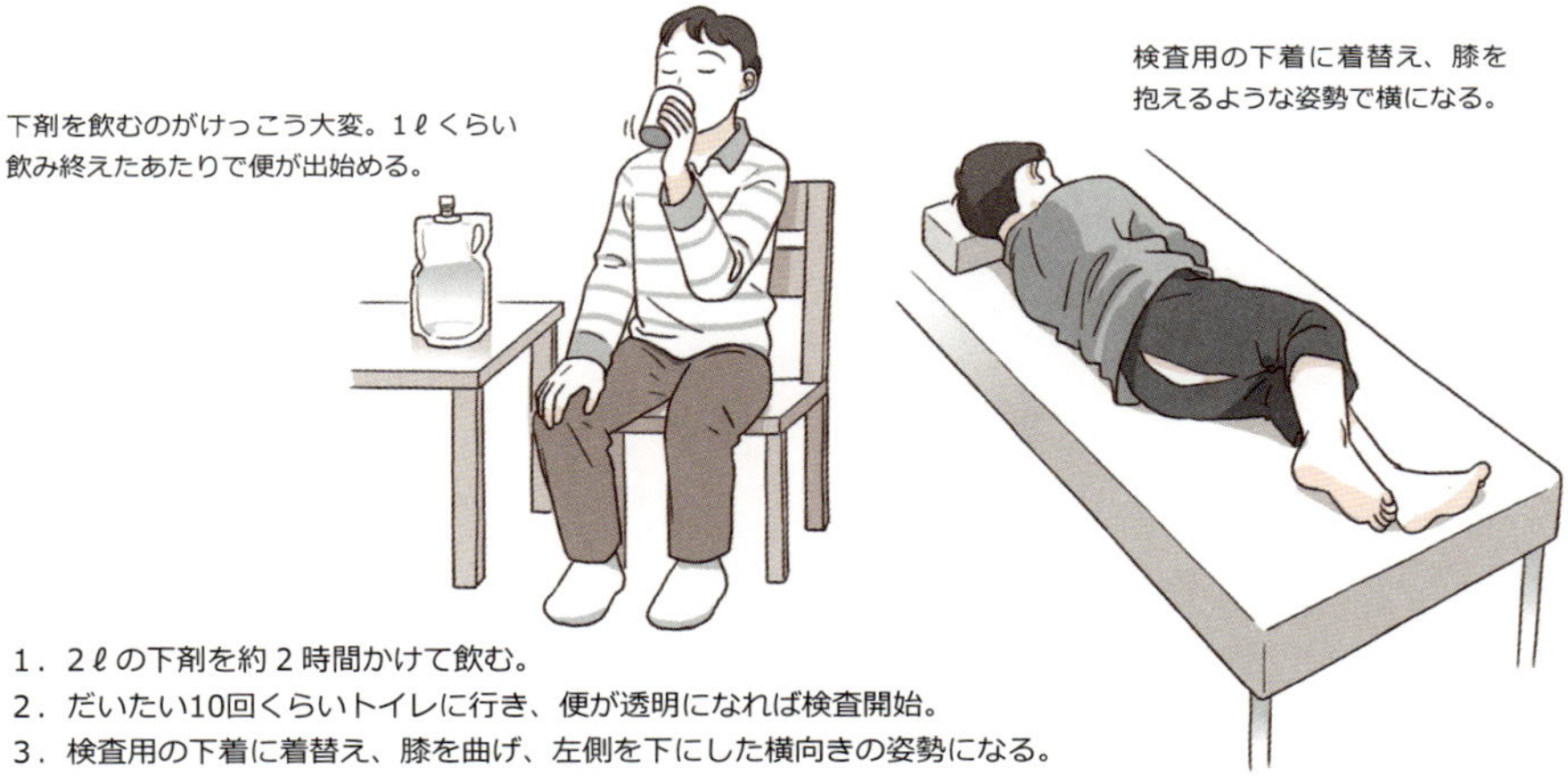
下剤を飲むのがけっこう大変。1ℓくらい飲み終えたあたりで便が出始める。
検査用の下着に着替え、膝を抱えるような姿勢で横になる。

1. 2ℓの下剤を約2時間かけて飲む。
2. だいたい10回くらいトイレに行き、便が透明になれば検査開始。
3. 検査用の下着に着替え、膝を曲げ、左側を下にした横向きの姿勢になる。
4. 肛門から内視鏡を少しずつ挿入する。
5. 異常があれば、治療や組織の採取を行う。
6. 後日、検査結果の説明。

検査では、良性のポリープなのか、悪性のがんなのかの診断は難しく、がんの可能性がある場合には、追加で内視鏡検査が必要になります。

注腸造影検査はどのような流れで実施するのでしょうか。

まず検査の前日には、下剤を服用し腸のなかを空にします。そして、検査の直前には抗コリン剤を注射し、腸の動きを抑えます。腸が動くと鮮明な画像が撮影できないからです。ただ、抗コリン剤は、緑内障や前立腺肥大症、不整脈を悪化させることがあるため、これらの症状がある患者さんは使用できません。この場合はグルカゴンを使用して検査を行います。

検査では、まず肛門からバリウムを注入し、次に空気を送り込んで腸を膨らませます。医師の指示通りに体の向きを変えて、バリウムが腸全体にまんべんなく行きわたるようにし、X線写真を撮影します。検査は15分程度で終了です。

図20　注腸造影検査

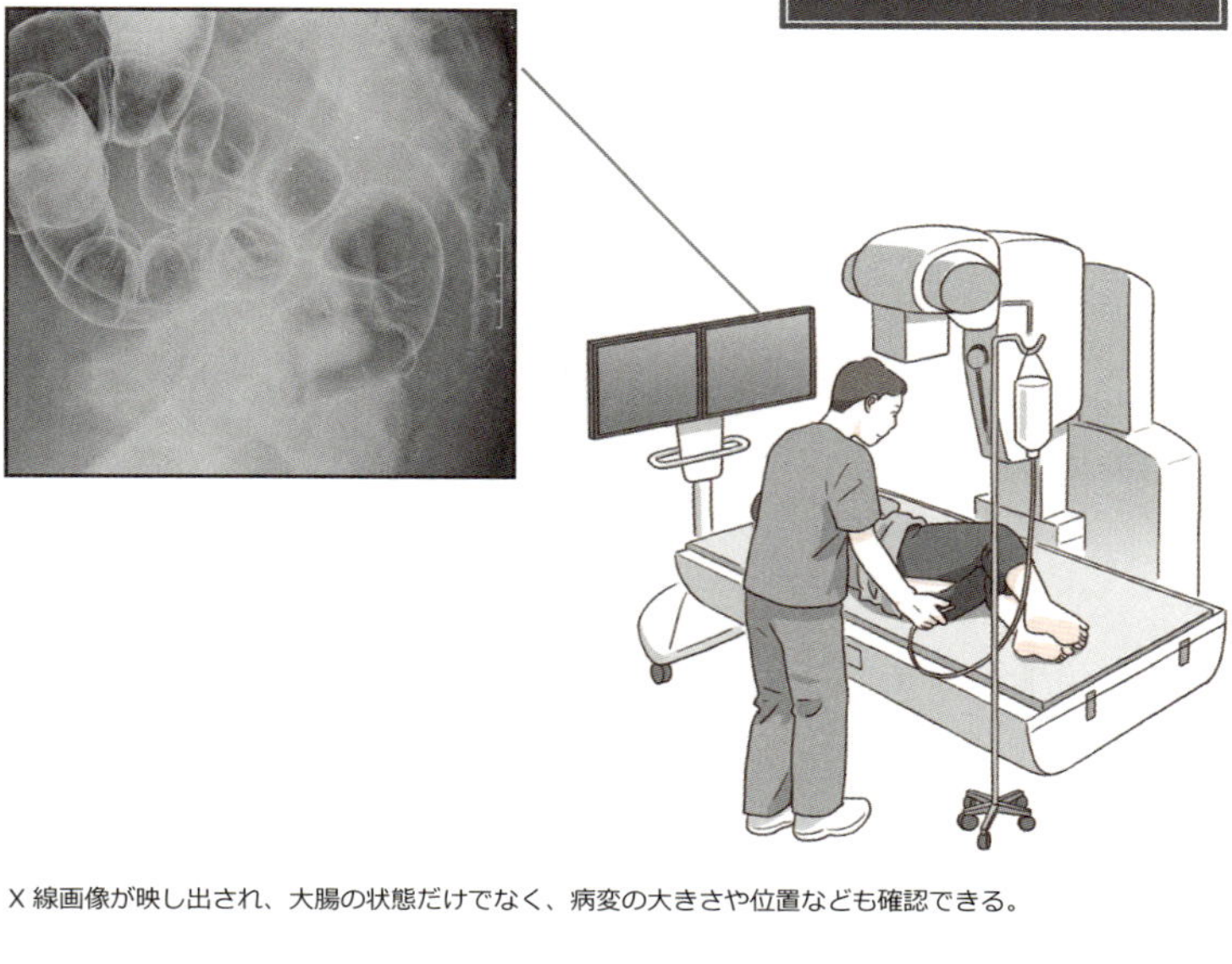

X線画像が映し出され、大腸の状態だけでなく、病変の大きさや位置なども確認できる。

検査後は、下剤を服用して腸のバリウムを排泄します。

なお、注腸造影検査の費用は3割負担でおよそ4000円程度です。

大腸内視鏡検査と注腸造影検査の比較

大腸内視鏡検査と注腸造影検査のどちらがよいのでしょうか。表1に、両検査の特徴をまとめてみました。大腸内視鏡検査と注腸造影検査のどちらにもメリット・デメリットはありそうです。それぞれを見てみます。

大腸内視鏡検査は、検査をしたその場で治療が可能です。また、治療で採取した組織を顕微鏡で詳しく調べることで、病理診断が可能です。これらは大腸内視鏡検査のメリットと言えます。一方でデメリットもあります。非常にまれですが、腸の穿孔や出血などの合併症を起こすことがあります。

表1　大腸がん診断のための大腸内視鏡検査と注腸造影検査の比較

	大腸内視鏡検査	注腸造影検査
確定診断	可能	不可能
早期がんの発見	可能	疑われる場合に追加で内視鏡検査が必要
治療	可能	不可能
前処置	下剤	下剤
検査による苦痛	<検査中> 強い（麻酔でコントロール可能） <検査後> ほとんどない	<検査中> ある程度 <検査後> 便秘（1～2日継続することがある）
合併症	まれに穿孔や出血	放射線被曝

どんな検査にもメリットとデメリットがある。状況に応じて、適切な検査を選択する。

一方の注腸造影検査のメリットは何でしょうか。

たとえば、「腸管に狭窄（詰まり）があって、内視鏡検査では狭窄部より奥の観察ができない」「腹部の手術歴がある患者さんで、腹腔内に癒着があり内視鏡が盲腸まで届かない」といったことがあります。これらの場合でも、注腸造影検査なら検査可能なことがあり、これが注腸造影検査のメリットと言えます。また、腸の穿孔や出血といった合併症がないこともメリットと言えそうです。もちろん、健康上問題のない程度の放射線被曝はありますが。

注腸造影検査のデメリットは、内視鏡検査のようにその場で治療したり、組織を採取して調べることができないことです。注腸造影検査でがんが疑われる場合には、追加で大腸内視鏡検査が必要になることがあります。

セカンドオピニオン
事例1

■内視鏡検査と注腸造影検査のどちらを受けるべき？

質問 52歳、女性です。健康診断で便潜血陽性を指摘され、精密検査をすすめられました。大腸の検査には内視鏡検査と注腸造影検査があると言われました。どちらの検査を受けるべきでしょうか。

回答 便潜血検査が1回でも陽性の場合は大腸内視鏡検査を行うことを推奨しています。内視鏡検査では、もし、異常となる病変が見つかった場合に、その病変の一部を鉗子《かんし》でつまみとって（生検検査）、その細胞を調べることで、悪性のがんか良性の腫瘍か、炎症か、異常がないのかを確定できる利点があります。

しかし、内視鏡検査の場合には検査の前に大量の下剤を服用し、腸内の便を排除しておく必要があり、検査前から負担があります。また検査のときに内視鏡ファイバーを肛門から入れるため、癒着《ゆちゃく》※1等があった場合に痛みを伴うことがあります。痛みが強い場合や狭窄《きょうさく》※2があり、内視鏡が大腸全体まで入らないこともあります。その場合は観察できたところより奥の病変の有無が確認できません。

一方、注腸造影検査は、肛門からバリウムなどの造影剤を注入して大腸の輪郭を見る検査です。したがって、内視鏡検査のような痛みを伴うことは少なく、内視鏡検査ほど大量に下剤を飲む必要はありません。しかし、病変を見つけても、組織検査をすることができないことから、病変があるということだけがわかり、その後、改めて内視鏡検査で病気を確定する必要があります。また、小さな病変では、内視鏡と異なり、便との鑑別が難しい場合や病変が小さくて指摘できない場合があります。

狭窄が強い場合や子宮摘出術など婦人科の手術の既往がある場合には、強い癒着があることもあり、痛み等で内視鏡を挿入することが困難なことがあります。このような場合でも検査が可能なのが注腸造影検査です。

体の状態で検査方法を選択すべきですが、特に大きな問題のない場合は、小さな病変も検出でき、組織診断までできる内視鏡検査をすすめます。

（都立駒込病院外科部長・高橋慶一）

※1 組織同士が糊で貼り付けたようにくっついてしまうこと（☞p.99参照）
※2 なんらかの原因で、腸管が狭くなっている状態のこと

直腸指診

下血などが真っ赤な鮮血である場合は、直腸がん、直腸ポリープ、痔が可能性として考えられます。このような場合に行われる検査が直腸指診です。

直腸指診は、医師がゴム手袋をはめ、患者さんの肛門に指を入れて、直腸にポリープや病変がないかを確認します（図21）。このとき、患者さんは左側を下にした横向き、ひざ関節と股関節を曲げた姿勢で検査を受けます。肩の力を抜いて、2～3回深く深呼吸することで、比較的楽に検査を受けることができます。検査にかかる時間は短く、約1～2分です。

この方法で直腸がんの約半分を発見できるとされています。また、直腸指診で直腸がんを発見できた場合に、肛門からの距離や可動性を評価でき、肛門を残せるかどうかや病変の広がりをある程度判断することもできます。

図21　直腸指診

検査を受ける姿勢

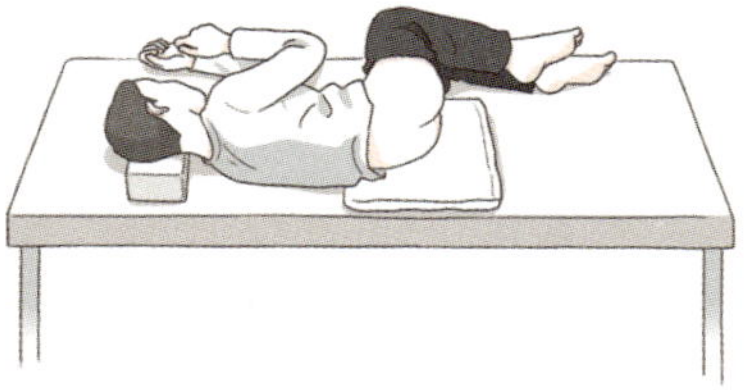

体の左側を下にして横になる。膝関節と股関節を軽く曲げた姿勢で力を抜く。

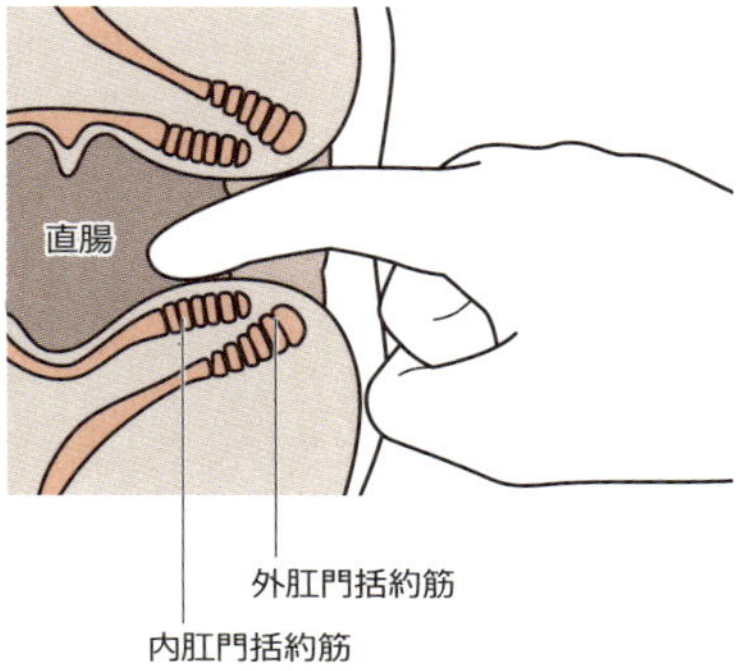

肛門から指を挿入し、直接患部を確認する検査である。

しかし、直腸でも肛門から遠い、上部直腸は観察できません。このため、直腸指診で異常が確認されなくても、大腸内視鏡検査や注腸造影検査などの検査を受ける必要があります。

精密検査(2) 「病理診断」で悪性か良性かを判断

病変・ポリープががんかどうかを調べる

大腸内視鏡検査や注腸造影検査で、病変・ポリープを発見しても、それが悪性なのか良性なのか、つまりがんかどうかは、見た目などの臨床的特徴からある程度の予測は立てられるものの、この段階では最終判断はできません。拡大内視鏡という高倍率で観察できる内視鏡が普及するようになってから、予測精度は高くなりましたが、100%ではありません。

病変・ポリープが悪性か良性か判断するために行われるのが病理診断です。病理診断とは、細胞や組織を、病理医という専門の医師が、顕微鏡で詳しく観察して判断する診断のことです。この、病理診断で悪性と診断されてはじめて、病変が〝がん〟と診断されたことになるのです(☞p.87参照)。

病理診断では、悪性か良性かの判断以外に、「がんの取り残しはないか」「転移の可能性はないか」なども調べます。たとえば、内視鏡で切除した組織の切断面にがんが及んでいる場合を断端陽性と言い、がんの取り残しの可能性が高いと判断されます。病変の辺縁の切り口にがんが及んでいる場合を水平断端陽性と言い、深部の切り口にがんが及んでいる場合を垂直断端陽性と言います。垂直断端陽性の場合は、追加の外科手術(☞p.94参照)が必要と考えられます。

また、以下の一つでも確認できれば、リンパ節転移を起こす可能性が高いと判断され、腸管とともにリンパ節を切除する手術（リンパ節郭清）が検討されます（☞p.94参照）。

(1)浸潤度1000μm以上…がんが粘膜より1000μm（1mm）以上深く潜り込んでいる状態のこと

(2)脈管侵襲陽性…がんが静脈やリンパ管に入り込んでいる状態のこと

(3)がんの組織型の種類…低分化腺がん、印環細胞がん、粘液がんなどの種類のがん

(4)簇出《ぞくしゅつ》…がんの浸潤している先端部分の細胞が、まとまりがなくばらばらに広がっている状態のこと

セカンドオピニオン 事例2

■生検では腺腫だったのに、内視鏡摘除後にがんと診断

質問 48歳、男性です。S状結腸に2cm大の平坦なポリープがあり、生検では良性腺腫という診断でした。ポリープ自体がやや大きいため、ESD（内視鏡的粘膜下層剥離術）という方法で切除したところ、病理組織学的には高分化腺がんということで、最終的にはS状結腸がんと診断されました。このように、生検と内視鏡治療後で診断結果が変わることがあるのか、教えてください。

回答 大腸がんの発生過程で、良性の腺腫が大きくなると一部がん化します。全大腸がんの50～60％はこのような過程でがんになっていくとされています。

生検で腺腫であったとのことですが、生検では腫瘍の表面のごく一部しか調べられていません。たまたまこの部分が腺腫と判断されただけで、ポリープ全体を見たものではありません。腫瘍の辺縁部から中央部に向かうにつれ、悪性度が増して中央部は典型的ながんになっていることはよくあることです。した

がって、今回のようにＥＳＤの切除標本を病理学的に詳細に検討したところ、がんの成分が含まれており、最終的にＳ状結腸がんと診断されることは決して珍しいことではありません。

（都立駒込病院外科部長・高橋慶一）

精密検査(3) がんの位置、大きさ、広がりを画像検査で調べる

がんの状態を調べる画像検査

がんと診断され、「内視鏡治療で取り残しの可能性が高いと判断された場合」「転移の可能性が高いと判断された場合」や「内視鏡治療が実施できない場合」には、次の治療を検討しなくてはなりません。

治療法を検討するためには、がんの状態を詳しく知る必要があります。どのくらい進行したがんなのか、深さや大きさはどのくらいか、位置はどこか、他の臓器に転移はあるかなどです。これらを調べるために「胸部Ｘ線検査」「腹部超音波検査」「腹部ＣＴ（computed tomography）検査」「腹部ＭＲＩ（magnetic resonance imaging）検査」などが行われます。それぞれ説明します。

胸部X線（レントゲン）検査

Ｘ線は、骨などの固い組織を通過しにくいという性質があります。胸部Ｘ線検査では、Ｘ線を胸に当てて、その透過具合を写真にします。大腸がんでは、肺に転移する可能性が比較的高いことが知られており、胸部Ｘ線検査で、肺に転移があるかどうかを調べます。もし肺に転移があれば、白い影として映ります。

Ｘ線検査は図22に示すように、立った状態で胸部を機械に押し当てて撮影します。撮影の際には息を大きく吸い込み肺を膨らませて撮影します。Ｘ線は放射線の一種ですが、被曝量は少なく、比較的安全で簡便に受けることができる検査です。なお、検査費用は3割負担でおよそ２０００円程度です。

腹部超音波（エコー）検査

腹部超音波検査はエコー検査とも呼ばれます。プローブという装置をおなかに当て、音波の反射を画面に映し出し、体内を調べることが

図22　胸部Ｘ線（レントゲン）検査

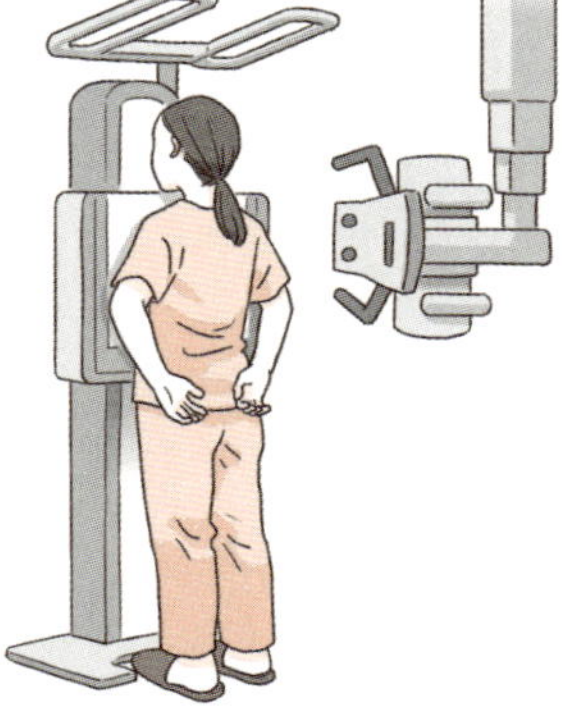

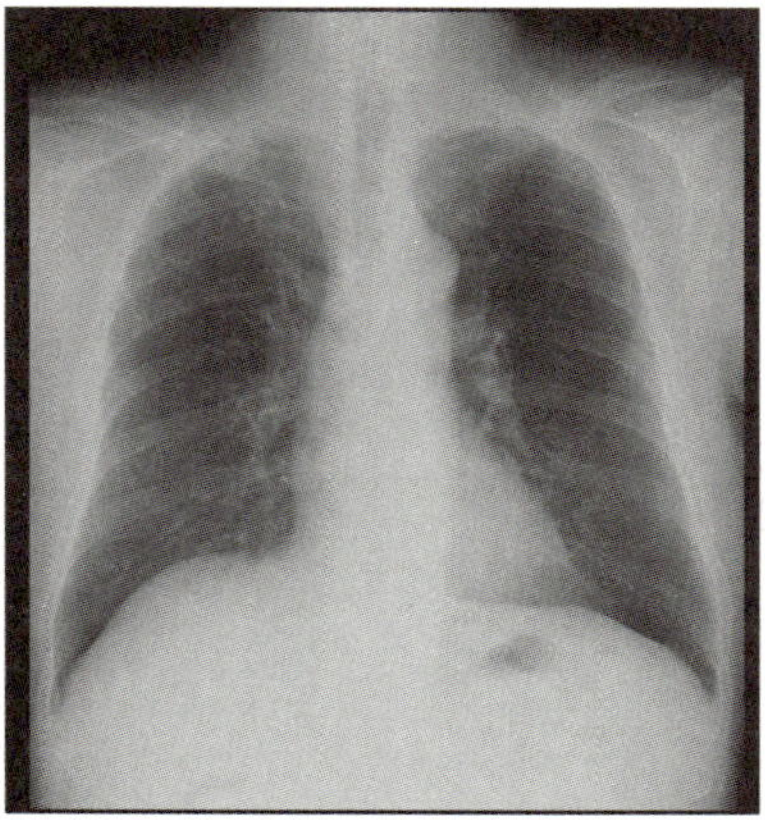

装置に胸部を押し当て、Ｘ線により撮影する。

できます（図23）。この検査の最大の特徴は、体に負担の少ない、安全な検査であるということです。妊娠時に胎児の成長を確認するときにも用いられます。

大腸がんでは腹部超音波検査で、腫瘍の有無や大きさのほか、肝臓の状態も確認することができます。具体的には、肝臓自体にムラやデコボコがないか、肝臓のなかの血管の走行や、胆管が太くなっているかどうか、リンパ節転移や腹水の有無などです。大腸がんでは、転移先の臓器として肝臓が最も多いので、腹部超音波検査で肝転移の可能性を探ります。検査にかかる費用は、3割負担でおよそ1590円です。

CT（computed tomography）検査とMRI（magnetic resonance imaging）検査

続いてCT検査とMRI検査についてです。どちらも、大きな装置に体ごとすっぽり入って検査しますが、どのように違うのでしょうか。

CTは、日本語ではコンピューター断層撮影

図23　腹部超音波（エコー）検査

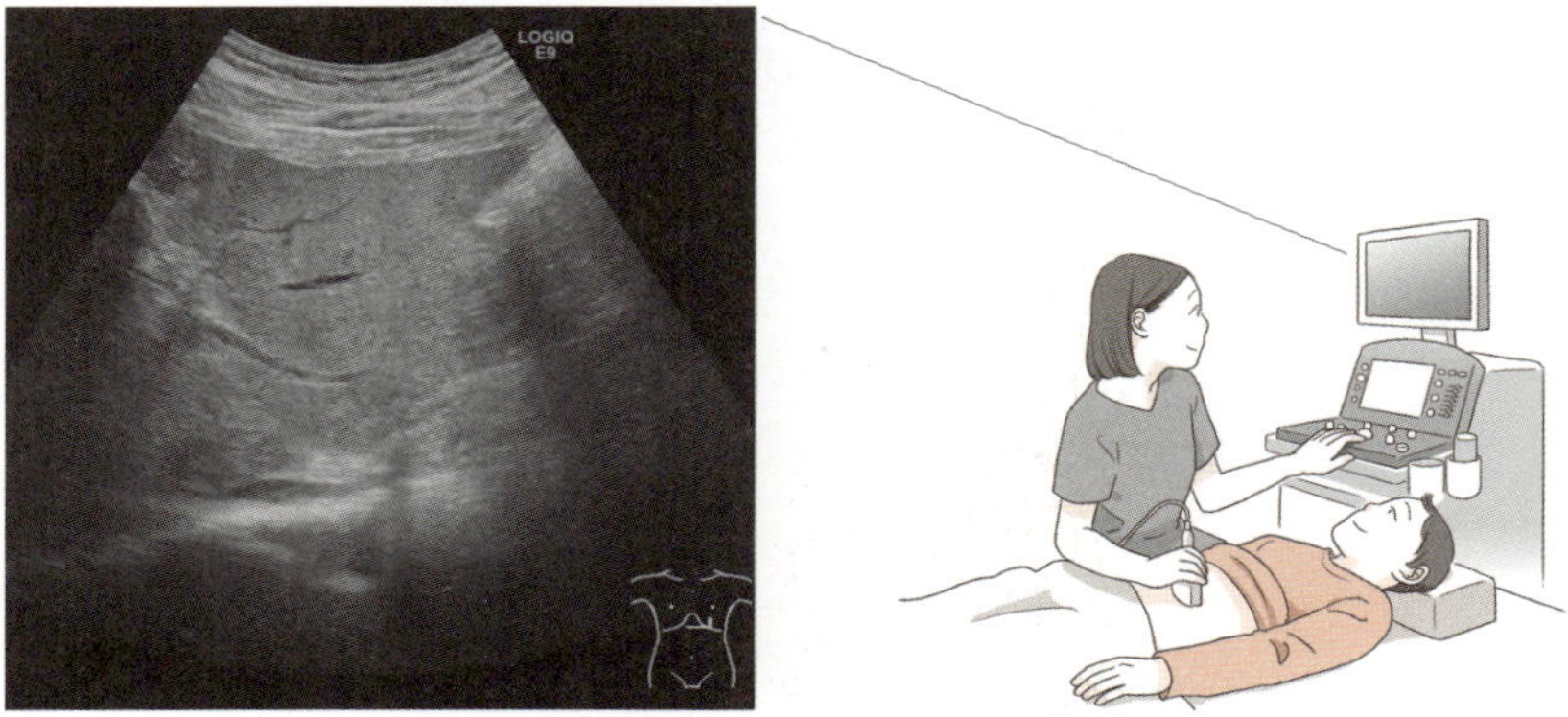

腫瘍の有無に加えて肝臓への転移の状態も確認できる。低侵襲な（体の負担が少ない）検査である。

法と呼ばれます。体の周囲にX線を当てて撮影し、コンピューターで体を輪切りにしたような2D画像を作成します（図24）。この検査でがんと周辺臓器の位置関係や、がんの広がり、転移の可能性（リンパ節、肝臓など）を確認でき、治療に役立てることができます。

図24　CT検査

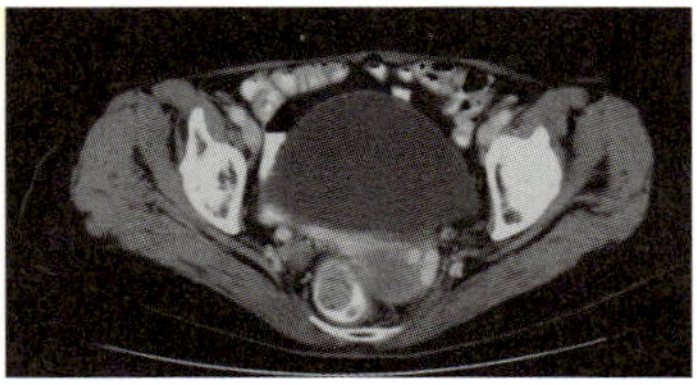

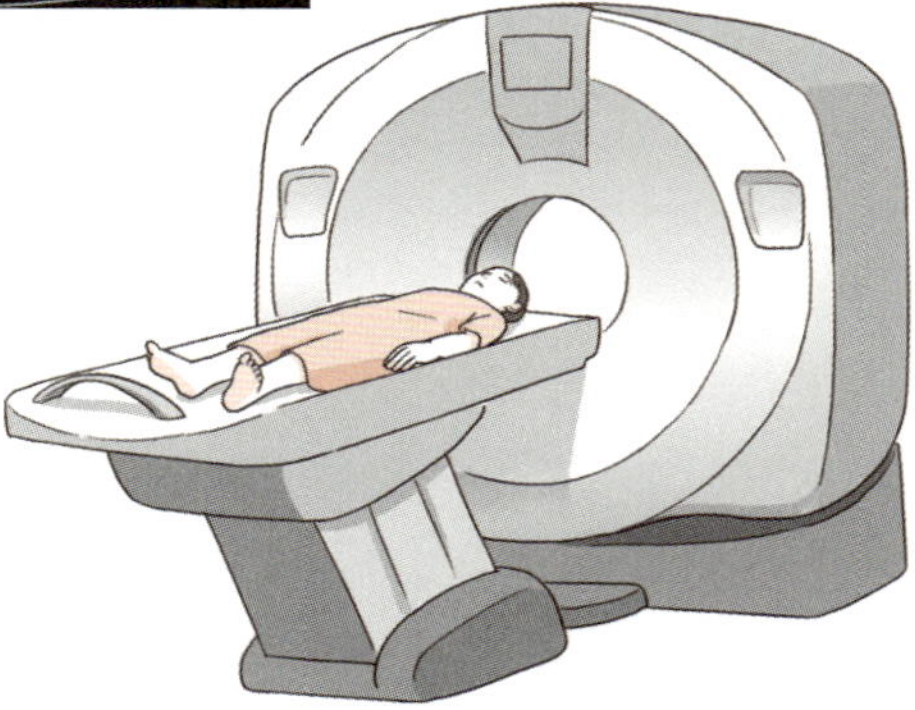

体の周囲にX線を照射し、体内の断層写真を撮影できる。

図25　MRI検査

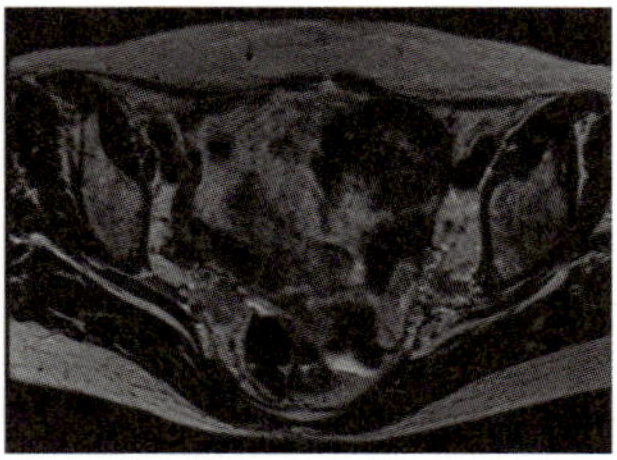

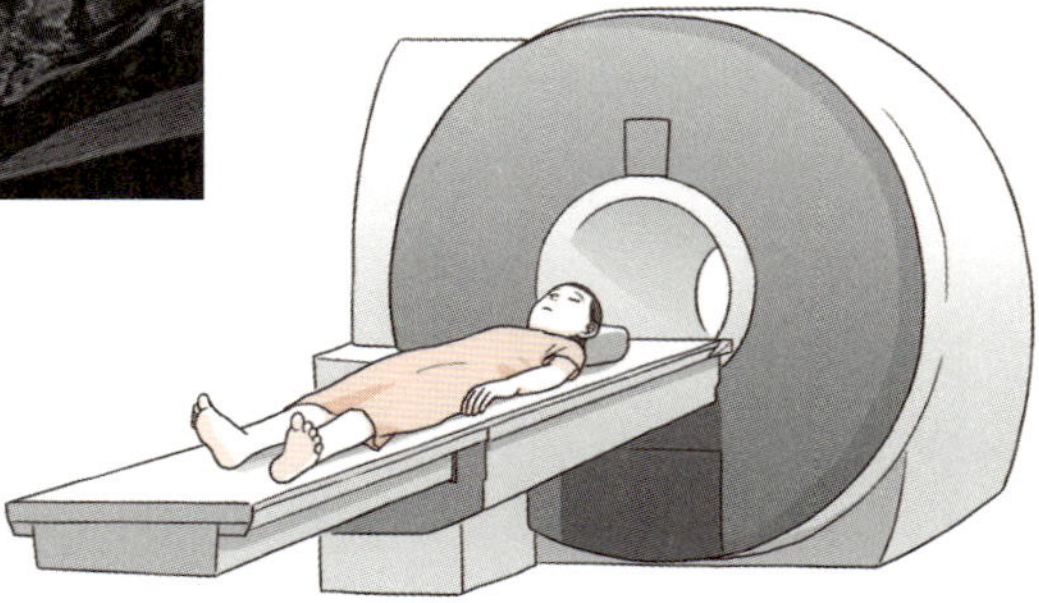

X線ではなく、磁気や電磁波を利用して撮影する。放射線被曝の心配はない。

しかしながら、放射線被曝というデメリットもあり、むやみやたらと検査することはできません。通常1回のCT検査での放射線の量はきわめて少量で、健康上問題のない程度であるため心配はいりません。ただ、もし気になる点があれば、遠慮なく医師に相談するようにしましょう。検査費用は、3割負担でおよそ9000円程度です。

一方、MRI検査でも、CTのような体を輪切りにしたような画像を撮影することができます（図25）。ただ、用いるのは磁気で、CT検査のようなX線ではありません。磁気によって体に含まれる水素原子を検知し画像化します。このため、放射線被曝の心配はなく、小児や妊産婦にも実施できますし、繰り返し検査することも可能です。ただし、体内に金属クリップやペースメーカーが入っている場合には検査はできません。MRIの費用は、3割負担で9000〜1万4000円くらいです（造影剤の有無で差があります）。

CT検査とMRI検査は、どのように違うのでしょうか。

CTは病変の全体像、遠隔転移、リンパ節転移などをある程度しっかり診断できます。造影剤を使用することで、その精度は高くなります。また、MRIに比べて検査時間が短いのがCTの特徴です。一方、MRIは、たとえば直腸がんでは、周囲臓器への広がりや肝転移の個数、リンパ節転移についてはCTよりも詳細に描出することが可能で、正確な診断に役立ちます。

がんのステージ（進行度）

画像検査をはじめとした種々の検査を組み合わせて、がんのステージ（進行度）が判断されます。ステージは0、Ⅰ、Ⅱ、Ⅲ、Ⅳの5段階で分類され、数字が大きくなるほど進行した状態を表します。ステージは、治療選択のための基準としても用いられるとても重要なものです。ここでは、ステージがどのようにして判断されるかを説明します。

　ステージはT分類、N分類、M分類の三つの因子を組み合わせて決められます（図26）。

T分類（壁深達度）

　T分類は、壁深達度と言い、がんの根っこの深さを表しています（図27）。

　大腸の腸管は、内側より粘膜、粘膜下層、固有筋層、漿膜《しょうまく》下層、漿膜で構成されています（ただし、下部直腸には漿膜はありません）。

　Tisは、がんが粘膜内にとどまり、粘膜下層に届いていない状態です。T1は、がんが粘膜下層にとどまり、固有筋層に届いていない状態です。

　T2は、がんが固有筋層まで浸潤し、固有筋層を越えていない状態、T3は、がんが固有筋層を越えて浸潤しています。さらにT4になれば、がんは漿膜下層を越え、T4aではがんが

図26　ステージ分類

<table>
<tr><td rowspan="2"></td><td colspan="2">M0</td><td>M1</td><td>M分類</td></tr>
<tr><td>N0</td><td>N1〜3</td><td>N0〜N3</td><td>N分類</td></tr>
<tr><td>Tis</td><td>ステージ 0</td><td colspan="2"></td><td rowspan="7">T分類</td></tr>
<tr><td>T1</td><td rowspan="2">ステージ I</td><td rowspan="5">ステージ III</td><td rowspan="5">ステージ IV</td></tr>
<tr><td>T2</td></tr>
<tr><td>T3</td><td rowspan="3">ステージ II</td></tr>
<tr><td>T4a</td></tr>
<tr><td>T4b</td></tr>
</table>

がんのステージは、T分類（がんの根っこの深さ）、N分類（リンパ節転移の有無）、M分類（離れた臓器への転移の有無）により判断される。

漿膜表面に露出、T4bはがんが他臓器に浸潤している状態まで進行しています。

Tis、T1までのがんを早期がん、T2およびT2より深く浸潤しているがんを進行がんと呼ぶことがあります。

N分類（リンパ節転移）

N分類は、リンパ節転移の状態により分類されます。

第2章でリンパ行性転移といって、大腸がんは中枢側のリンパ節に向かって転移していく性質があると説明しました（☞p.42参照）。リンパ節は、リンパ管の途中にある節目です。大腸周辺には、次ページの図28で示す多数のリンパ節が存在しています。主には腸管傍リンパ節、中間リンパ節、主リンパ節、側方リンパ節があります。

少し細かい説明になりますが、腸管傍リンパ節は、腸管の周囲に存在するリンパ節です。図

図27　壁深達度（T分類）

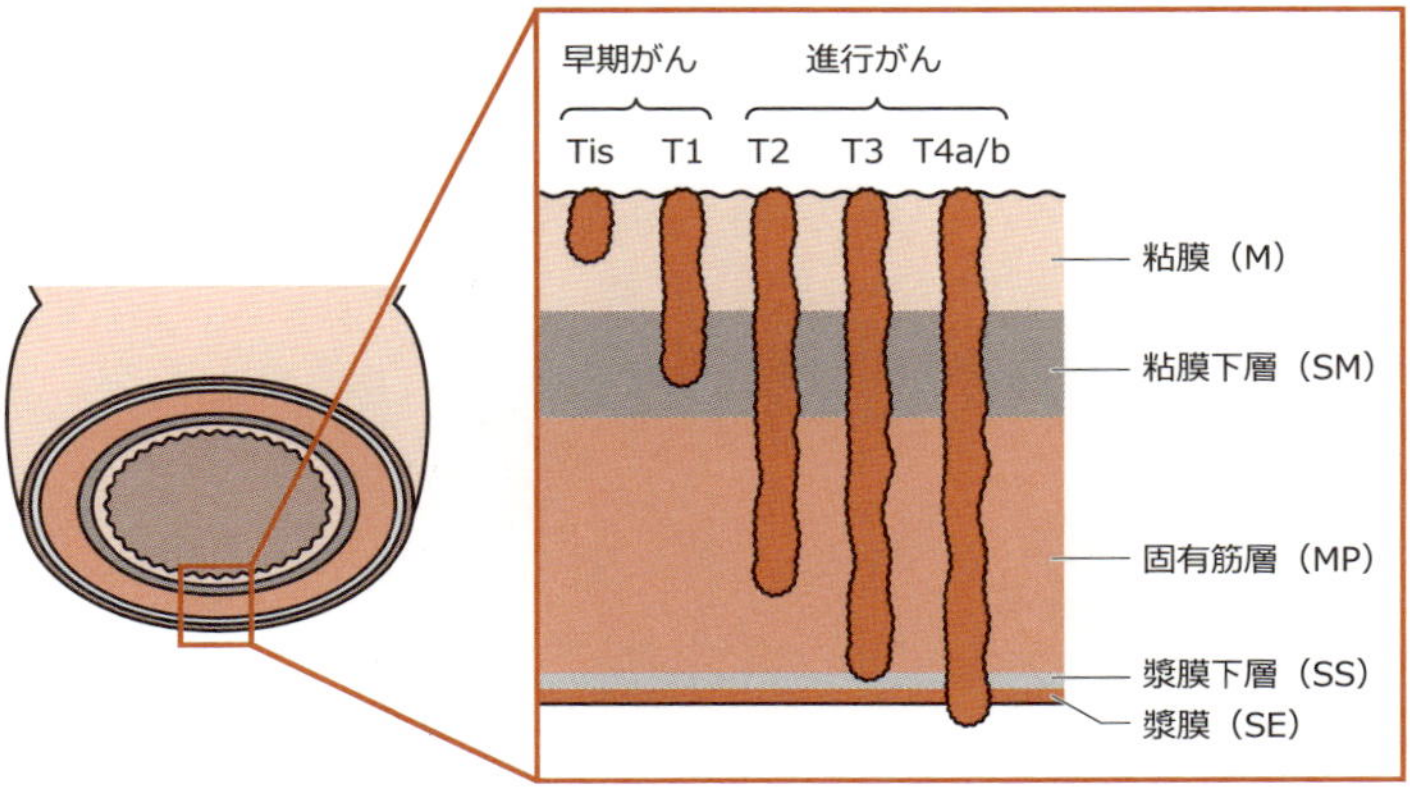

T分類は、腸管粘膜に発生した“がん”が、どのくらいの深さまで浸潤した（もぐりこんだ）かにより判断される。

の真ん中には太い大動脈が走っていて、この周囲にあるのが主リンパ節です。ちょうど、腸管傍リンパ節と主リンパ節の間にあるのが中間リンパ節です。真ん中にある大動脈は、途中で二手に分岐しています。この分岐した血管の周囲にあるのが側方リンパ節です。

リンパ節転移は、腸管傍リンパ節→中間リンパ節→主リンパ節という順で進みます。一方、側方リンパ節は骨盤壁の付近に存在するため、肛門に近い直腸がんの場合には側方リンパ節転移の有無が予後を左右する重要な要素となっています。

N分類は、これらリンパ節への転移の有無により、左記のように分類されます。

N０…リンパ節転移なし

N１…腸管傍リンパ節と中間リンパ節の転移総数が３個以下

N２…腸管傍リンパ節と中間リンパ節の転移総数が４個以上

図28　大腸のリンパ節

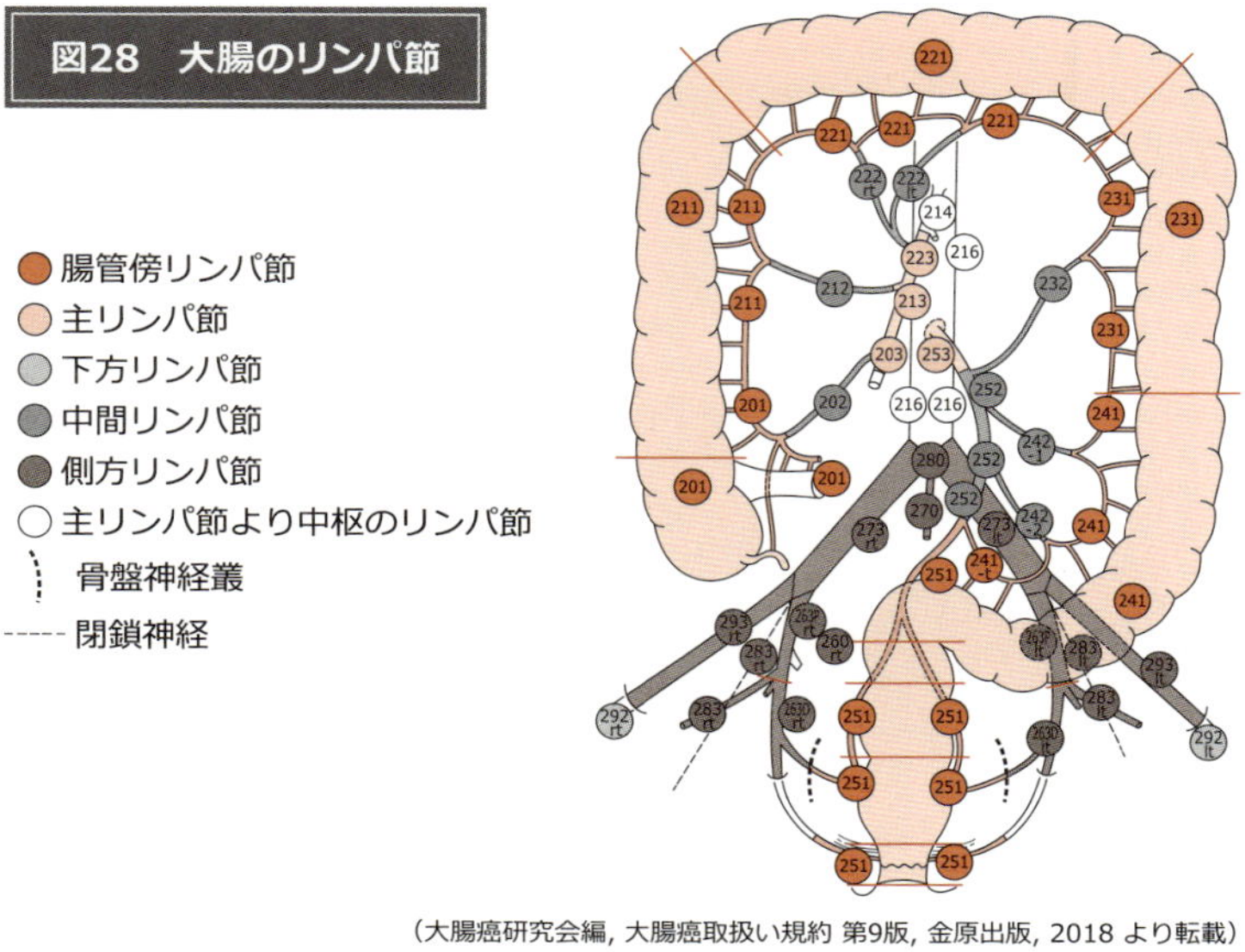

（大腸癌研究会編, 大腸癌取扱い規約 第9版, 金原出版, 2018 より転載）

大腸周囲のリンパ節には、腸管傍リンパ節、中間リンパ節、主リンパ節、側方リンパ節がある。

N3…主リンパ節に転移を認める。下部直腸がんでは主リンパ節か側方リンパ節に転移を認める

M分類（遠隔転移）

M分類は、遠隔転移といって、離れた臓器へのがんの転移の有無による分類です。

大腸がんでは、肝臓や肺、腹膜への転移が多いことがわかっています。結腸がんでは肝臓の転移は11・8％、腹膜への転移は5.7％と報告されています（図29）。

M分類では、大腸以外の臓器への転移がない場合をM0とし、転移がある場合をM1とします。

図26で示したステージ分類では、M1であれば、T分類やN分類にかかわらず、ステージⅣと判断されます。M0なら、T分類とN分類の両方を考慮し、判断します。たとえば、T分類がT1で、N分類がN1ならステージⅢです。ステージ分類ごとの大きな治療方針は、次の章で説明します。

図29　大腸がんの臓器別の遠隔転移確率

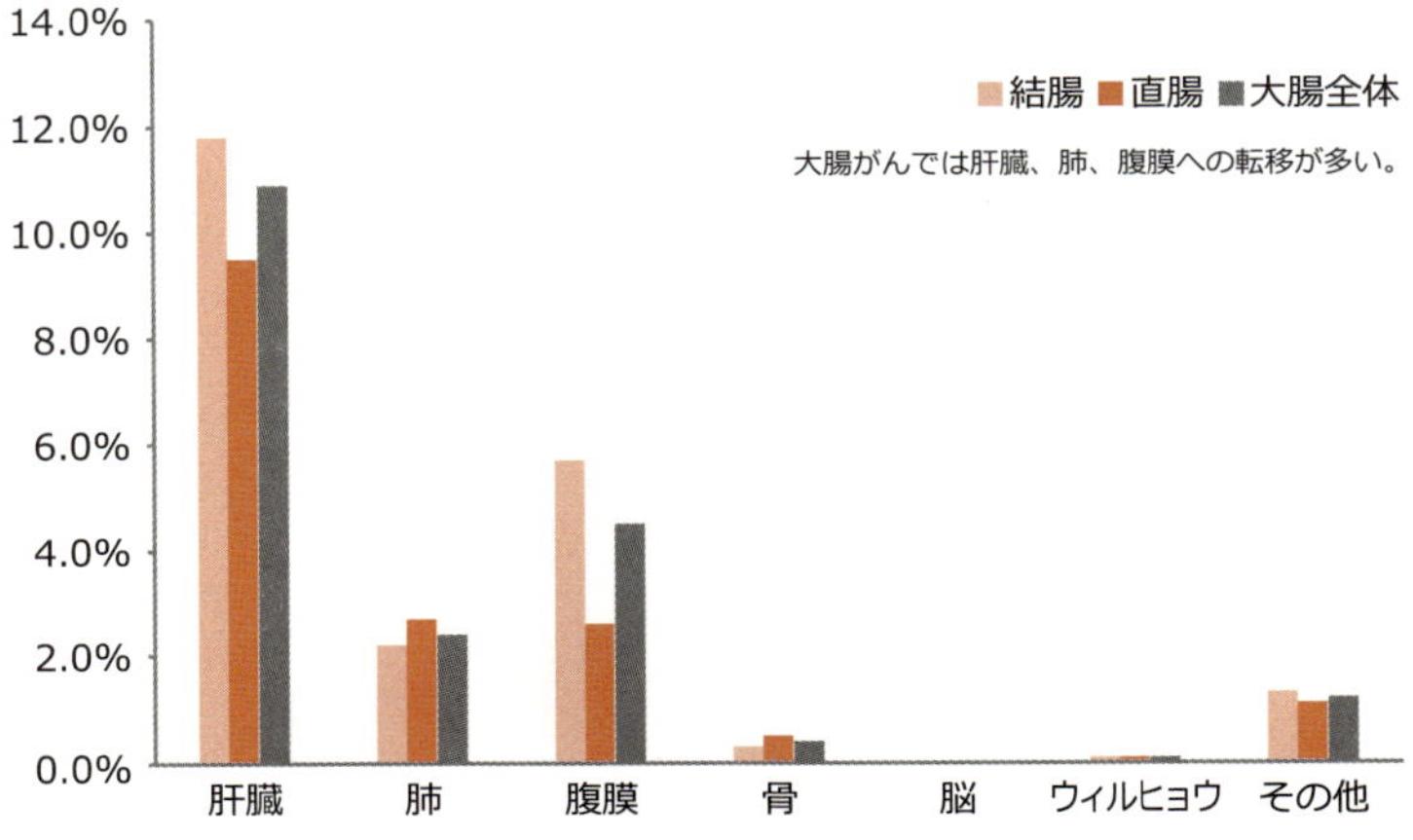

（大腸癌研究会, 全国登録 2000 ～ 2004年症例）

※腹膜：腸や胃、肝臓などの腹部の臓器を覆っている半透明の膜
※ウィルヒョウ：左鎖骨上窩リンパ節転移のこと

病理医の視点
Perspectives of pathologist

堀口 慎一郎 先生（都立駒込病院　病理科医長）

■病理診断に馴染みがない患者さんは多いと思います。病理診断とはどのようなものか教えていただけますか？

手術や生検などで採取した検体の組織や細胞から、標本を作製し、顕微鏡で診断するのが病理診断です。顕微鏡で見える細胞の像だけではなく、背景にある臨床的な要因なども含め、経験をもとに総合的に判断します。当院では、年間に約1万5000件の組織検査を、常勤5人、非常勤4人、レジデント7人の病理医が診断しています。

■病理診断は正確なのでしょうか？

明らかに悪性のがんの場合は診断に問題はありませんが、「悪性と良性の境界のがん」もあります。たとえば、段階的にがん化するものなどでは、どの段階を悪性と診断するかは、施設によっても、病理医によっても変わることがあるのです。このような例では、判断に迷うことがあります。あとは病理医の力量の差です。つまり、どんな訓練を積んできたかの違いです。また、生検の際に病変が適切に採取できていないと正しい標本作製、そして正しい病理診断ができないので、臨床医の力量の差もあります。病理医は臨床医とともに高め合う必要があるのです。

■小さい生検でも大丈夫ですか？

検体によります。内視鏡での生検は、ほんの2～3㎜を鉗子でつまんで採取します。良性と診断したとしても、悪性の部分が取れていない可能性も考えられます。

手術の検討材料の一つ "粘膜からの浸潤距離1mm" は測定の仕方が難しく、医師によって差が出る場合も…。

生検では、絶対に良性と判断できないこともあるのです。このため、経過観察をして6ヵ月後にまた調べたりします。手術で切除したものは、病変の全体像を見ることができますので、それで良性と言われれば、まず良性と判断してよいでしょう。

■悪性か良性かはどのように見分けていますか?

顕微鏡で観察したときの「細胞の顔つき」です。いろいろな見方がありますが、一つは、細胞には細胞質や核などのさまざまな構成要素があり、これらが「正常細胞と比べてどれだけ違っているか」を判断材料にしています。これに加えて、顔つきに現れない性質を、免疫染色(免疫組織化学)や遺伝子検査などの方法を用いて調べます。免疫染色では、抗原抗体反応を利用して、細胞に発現した特定のタンパクを顕微鏡で観察できるよう着色します。これで細胞に発現するタンパクの違いを知ることができます。また、遺伝子検査では、がんに特徴的な遺伝子の変異の有無を調べることができます。顕微鏡で観察した「細胞の顔つき」が似ていても、実はタンパクや遺伝子に違いがある場合もあるのです。この結果をもとに、がんの特徴や抗がん剤が効きやすいかどうか等を調べ、治療を決める際の判断材料にしています。

■内視鏡治療後に追加手術が必要かどうかは、どのように判断するのでしょうか?

内視鏡治療を行った検体を顕微鏡で観察して、腫瘍の増殖の速さのほか、脈管侵襲(がんが血管やリンパ管に及んでいる状態)など次に示す所見の有無を確認しています。これらがあると約10%の確率でリンパ節転移があることがわかっているため、大腸がん治療ガイドラインでは追加切除を推奨しています。ただ、治療を受ける患者さんの選択なので、「推奨」という言葉は適切ではないかもしれません。「10％の確率でリンパ節転移がある」は裏を返せば、「90％の患者はない」ということです。だからこそガイドラインでは「個々の症例の身体的・社会的背景、患者自身の意思等を十分に考慮したうえで追加治療の適応を決定することが重要」と補っています。

大腸がん治療ガイドライン（抜粋）
切除標本の組織学的検索で以下の一因子でも認めれば、追加治療としてリンパ節郭清を伴う腸切除を弱く推奨する。（推奨度2・エビデンスレベルB）
(1) ＳＭ浸潤度１０００μm（１㎜）以上
(2) 脈管侵襲陽性
(3) 低分化腺がん、印環細胞がん、粘液がん
(4) 浸潤先進部の簇出（budding）ＢＤ2/3

■主観が入ってしまいませんか？

白黒はっきりと判断できるケースばかりではありません。たとえば浸潤の深さなどの診断がそうです。ガイドラインが示す基準のうち「(1)ＳＭ浸潤度１０００μm以上」とは、つまり「粘膜よりも１㎜深く浸潤している」ということです。しかし、１㎜をどう測るかは意外と難しいのです。それは、粘膜と粘膜下層を分ける筋板はしばしば入り組み、どこから計測するのかという基準線の取り方が難しいことがあるからです。また、有茎性などポリープの形態によっては、そもそも計測が難しい場合もあります。ある医師が測ると１㎜だが別の医師が測ると0.5㎜という医師ごと

の違いが出てくる可能性もあります。病理医が大腸がんで迷うものの一つが「浸潤距離の測定」なのです。

■脈管侵襲の判断も難しいですか？

脈管侵襲の判断も難しいです。がんの浸潤部では、がん細胞だけでなくさまざまな細胞が関与してくるので顕微鏡像は非常にごちゃごちゃしていて、リンパ管なのか、血管なのかの判断は実際には簡単ではありません。ただ、D2－40（ディーツーフォーティー／リンパ管内皮細胞を認識する抗体）という免疫染色があり、それで染色するとリンパ管と血管の違いを判断しやすくなります。

■脈管侵襲「陽性」のなかで、血管への侵襲が「陽性」でリンパ管への侵襲が「陰性」であった場合の追加の外科手術の判断はどうでしょうか？

実は、血管（静脈）侵襲「陽性」でリンパ管侵襲「陰性」の場合の追加外科手術の必要性の判断は難しく、専門家の間でも意見が分かれるところです。リンパ管侵襲は、その先のリンパ節への転移の可能性を示すというデータがあり、リンパ節郭清という追加手術が直接的に意味を持ちます。しかし、血管侵襲に関しては、データがなく、血管を介して局所にがん細胞が残っている可能性を否定できませんが、経験や背景となる要因を含めて総合的に判断することになると思います。

■追加の外科手術後に調べるのはリンパ節転移の有無ですか？

リンパ節転移の有無だけではありません。内視鏡治療および追加手術ですべて取りきれているかどうか（局所〔EMR※切除部〕に病変が残っていないか）や、悪性度、進行度、脈管侵襲の有無、リンパ節転移がある場合はその数も調べます。

■病理診断の結果を直接患者さんに説明することはありますか？

当院ではありません。ただ、2008年4月から政令（平成20年2月27日官報号外第36号 11－12頁 政令第36号）で病理診断科の標榜が認められました。このことで、病理医が患者さんに直接説明できる環境が整いました。まだ多くはありませんが、一部の病院では希望があれば直接患者さんに説明しています。

■病理診断でも、セカンドオピニオンを受けた方がいい例はありますか？

先述の通り、病理診断には主観が入ることがあります。また、施設によって判断基準が異なる場合もあります。さまざまな意見を聞いてみることは、患者さんにとってよいことだと思います。セカンドオピニオン目的に病理標本を持ってこられる患者さんは最近増えています。

しかしながら、まだ病理医や病理診断についての世間の認知は十分とは言えません。病理医を主人公とした漫画やテレビドラマもあり、認知度は高まってきていますが、引き続き啓発していくことが重要だと考えています。

■患者さんへのアドバイスはありますか？

病理診断で「悪性のがんか良性の腫瘍か」や「追加治療が必要となるような要素がないか」などを判断しています。これらは治療していくうえで非常に重要な情報

※内視鏡的粘膜切除術（EMR：endoscopic mucosal resection）（☞ p. 84参照）

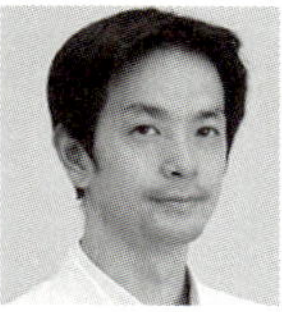

堀口 慎一郎 ほりぐちしんいちろう
佐賀医科大学医学部卒業後、都立駒込病院勤務。2012年から同院病理科医長。
専門は外科病理一般、特に乳がん、消化器の病理。
日本病理学会評議員、病理専門医等。

です。病理医の責任と権限は大変大きく、それに伴うプレッシャーは甚大です。だからこそ、診断に疑問を感じたときは、セカンドオピニオンを聞くことが大切です。その際は、「病理医とその診断がしっかりしている病院」を選ぶのもいいかもしれません。

■よい病理医のいる病院を見分ける方法はありますか？

「勤めている病理医の人数」は目安になると思います。あとは、病理医と臨床医の対話ができている病院かどうかです。キャンサーボード（各科の医師が集まり症例について検討する場）が定期的に行われている病院というのも、病院を選ぶ一つの指標になるかもしれません。キャンサーボードを設けているかどうかは病院のホームページに載っていることがあります。

■病理医の数が多い病院では、医師同士で相談をしていますか？

相談しています。病理医が一人勤務の病院でも、外部の病理医に相談することが可能です。コンサルテーションシステムといって、判断に迷う症例について国立がん研究センターや日本病理学会に意見を仰ぐ方法があります。病理医が不在の病院も少なからずありますが、このような病院では検査センターに依頼します。検査センターでは、患者さんのバックグラウンドなどの情報が得られないこともあり、検体のみからの判断になることが多いです。

4

大腸がんの治療
ステージ0～Ⅲ

ステージ0～Ⅲでは根治的治療をめざす

大腸がんの治療方針

大腸がんの治療には、主に内視鏡治療、外科手術、薬物療法、放射線治療などがあります。大腸癌治療ガイドライン（以降、ガイドライン）では、図30に示すように、ステージごとに治療方針を示しています。

ステージ0・Ⅰでは、がんの浸潤が軽度のものは内視鏡治療が行われます。ステージⅡ・Ⅲでは、外科手術が中心になり、補助的に薬物療法・放射線治療が行われます。ステージⅢまでの内視鏡治療と外科手術は、がんを完全に取り除くことを目指した治療です。

ステージⅣは、遠隔臓器に転移した状態または腹腔内にがんが飛び散った状態です。病状に応じ外科手術、薬物療法、放射線治療を組み合わせ、病気の進行を遅らせることを目的に治療

図30　大腸がんの治療方針

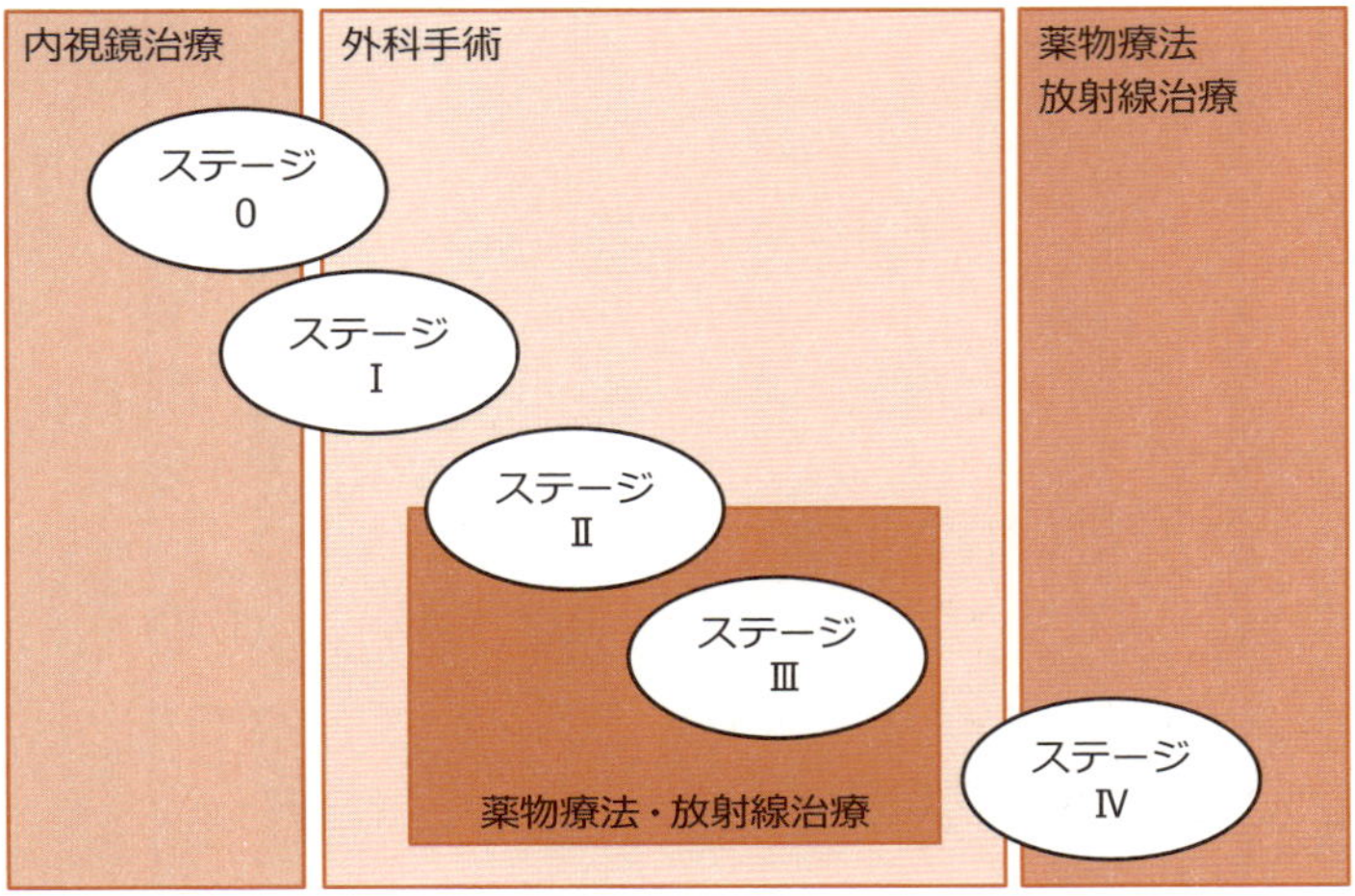

ステージに応じた治療が選択される。

が行われます。

ステージ０～Ⅲの治療方針

第４章では、まずは「ステージ０～Ⅲの治療」を説明します。

図31に示すようにステージ０～Ⅲの大腸がんでは、がんを完全に取りきることで根治が期待できるため、内視鏡治療または外科手術がメインになります。ここでは、薬物療法や放射線治療は補助療法と呼ばれ、手術の効果を高めるなどのサポートが役割となります（☞p.166、p.198参照）。

ステージ０～Ⅲの大腸がんについては第３章で説明したＴＮＭ分類を読み返していただければと思いますが（☞p.67参照）、Ｍ分類で他臓器・腹膜への遠隔転移がない状態（Ｍ０）のがんです。

ステージ０～Ⅲのうち、Ｎ分類でリンパ節転移が「あり」と判断される場合（Ｎ１～３）には外科手術が行われます。外科手術では、リンパ節を含めてがんを取り除きます（リンパ節郭《かく》

図31　ステージ０～Ⅲ大腸がんの治療方針

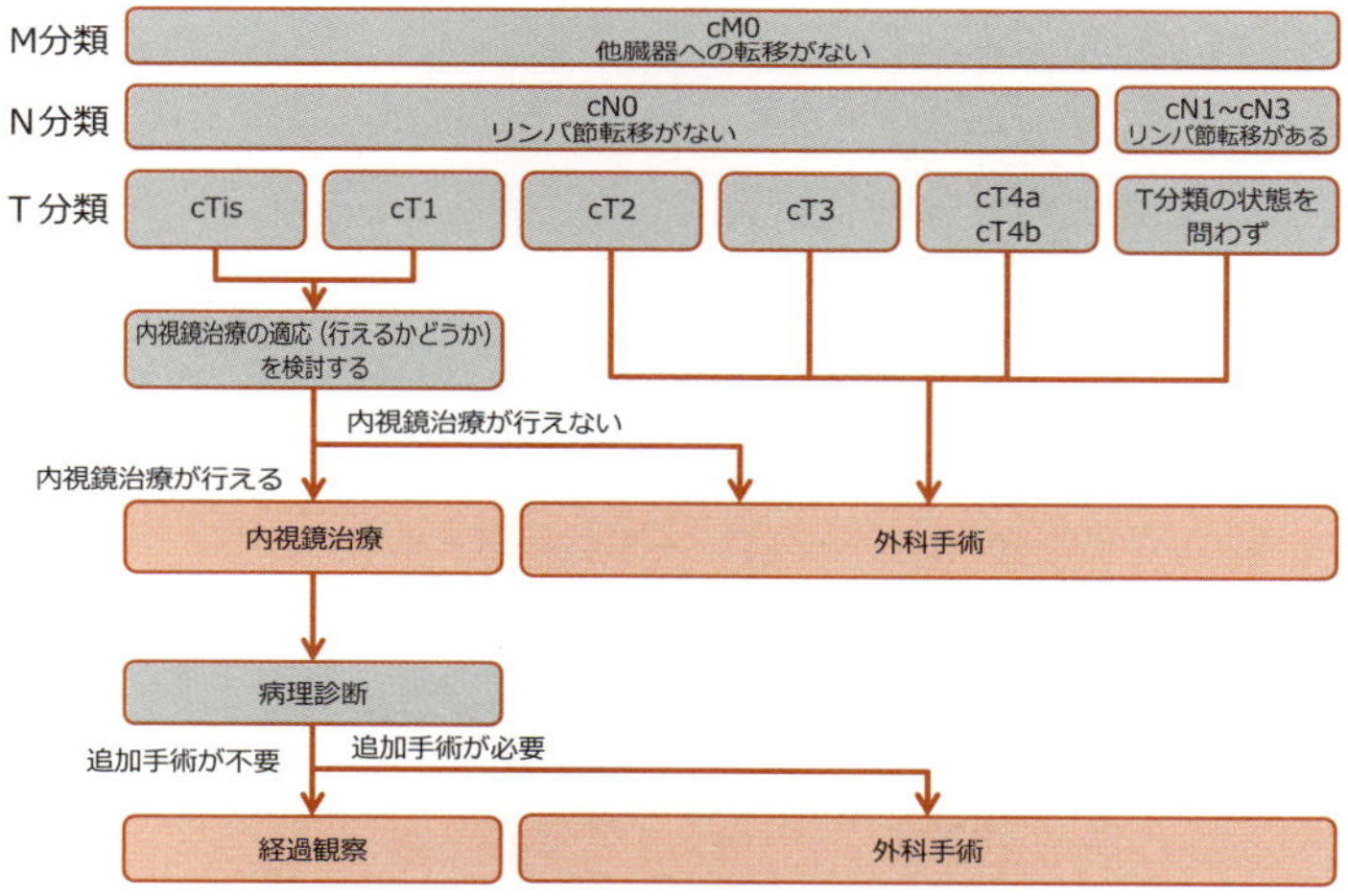

ステージ０では内視鏡治療、ステージⅠ～Ⅲでは外科的切除が中心。

清《せい》）。リンパ行性転移と言って、がんはリンパの流れに沿って転移すると説明しました（☞p.42参照）。リンパ管の節目にあるリンパ節を含めて切除することで、遠隔臓器への転移を予防できるため、外科手術ではリンパ節郭清が行われます。

ところで、図31では分類の頭に「c」とついています。「c」はclinical（臨床的な）の頭文字で、つまり「臨床所見」「病理診断をする前の診断」を意味しています。一方、病理診断が行われた後の診断には、頭に「p」がつきます。「p」はpathology（病理学）の頭文字で、つまり「病理所見」を意味し、「c」の診断とは区別されます。区別されている理由は、病理診断により診断結果が更新される可能性があるためです。病理診断前にはcN0（リンパ節転移なし）という診断だったけれど、病理診断後にpN1（リンパ節転移あり）と診断が変更になる可能性もあるのです。

ステージ0～Ⅲのうち、cN0（リンパ節転移なし）ならば、T分類に応じて内視鏡治療か外科手術が選択されます。T分類は壁深達度（がんの浸潤の深さ）のことです（☞p.68参照）。がんが深く浸潤するほどに、リンパ節転移のリスクが高まるため、cT2（固有筋層まで浸潤）、cT3（漿膜下層まで浸潤）、cT4a（漿膜表面に露出）、cT4b（他臓器に浸潤）では、病理診断でリンパ節転移あり（pN1～pN3）となる可能性があるため、外科手術が選択されます。

cTis（粘膜内にとどまる）、cT1（粘膜下層にとどまる）では、まず「内視鏡治療が行えるかどうか」が検討されます。詳細は後述しますが、どんな場合にも内視鏡治療が行えるわけではありません。内視鏡治療を実施した場合は、その後に切り取った組織を顕微鏡で確認し、がんが取りきれているか、リンパ節転移の可能性がないかなどの病理診断を行います（☞p.87参照）。がんが取りきれている場合は経過観察、がんが取りきれていない場合やリンパ節転移が疑われる場合には追加の外科手術を検討します。

「内視鏡治療」が有効なケース

内視鏡治療の三つの方法

内視鏡検査（☞p.53参照）で病変が見つかった場合に内視鏡治療が検討されます。ここから、内視鏡治療について詳しく見ていきます。

内視鏡治療はモニターを確認しながら、内視鏡に備えられた器具を使って病変を切除します。切除の仕方には、主にポリペクトミー、内視鏡的粘膜切除術（ＥＭＲ）、内視鏡的粘膜下層剥離術（ＥＳＤ）という三つの方法があります（図32）。切り取る病変の形や大きさなどによって使い分けられています。

図32　内視鏡治療

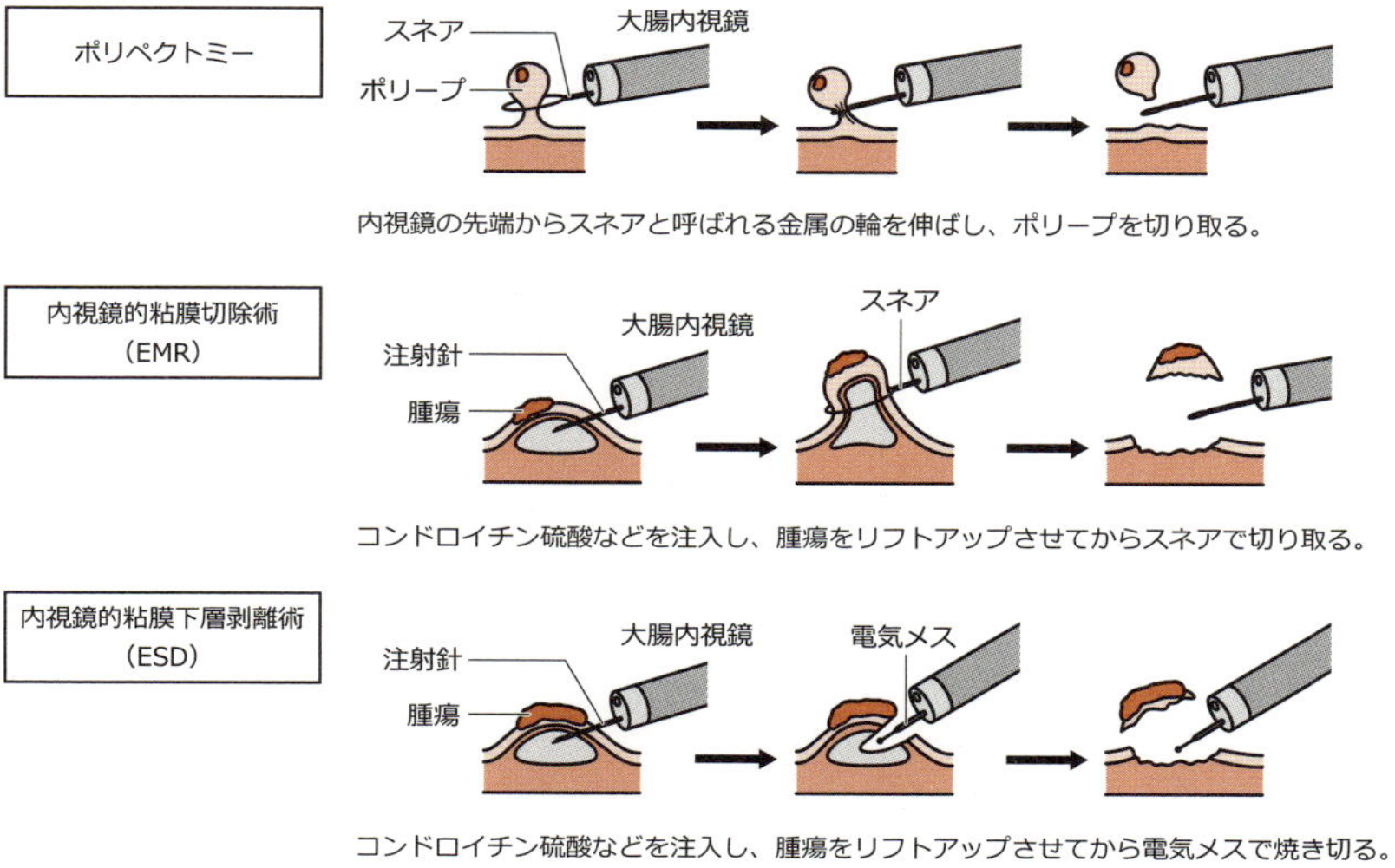

内視鏡の先端からスネアと呼ばれる金属の輪を伸ばし、ポリープを切り取る。

コンドロイチン硫酸などを注入し、腫瘍をリフトアップさせてからスネアで切り取る。

◎ポリペクトミー

ポリペクトミーは、有茎《ゆうけい》型といってキノコのように茎を持つ腫瘍（☞p.41参照）に対して用いられます。ポリペクトミーでは茎にスネアという金属製の輪をかけて、締め付けながら電流を流して焼き切ります。

◎内視鏡的粘膜切除術（EMR：endoscopic mucosal resection）

腫瘍の形には、有茎型以外にもさまざまなタイプがあり、茎を持たない平らな形の表面型やくぼんだ陥凹型といったタイプもあります（☞p.41参照）。これらのタイプには、スネアをひっかける茎がなく、ポリペクトミーを行うことはできません。そこで内視鏡的粘膜切除術（ＥＭＲ）を用います。

ＥＭＲでは粘膜の下にコンドロイチン硫酸などを注入し、腫瘍を持ち上げます（リフティング）。その後は、ポリペクトミーと同様にスネアをかけて、締め付けながら電流で焼き切ります。

腫瘍の数にもよりますが、ポリペクトミーやＥＭＲは20分程度で終了します。

◎内視鏡的粘膜下層剥離術（ESD：endoscopic submucosal dissection）

内視鏡的粘膜下層剥離術（ＥＳＤ）という方法もあります。ＥＳＤも平らなタイプの腫瘍に用いられ、コンドロイチン硫酸などを注入して腫瘍を持ち上げるところはＥＭＲと同じです。ＥＳＤでは、スネアを用いず電気メスで焼き切ります。ポリペクトミーやＥＭＲのスネアは直径がおよそ2.5㎝。これを超える大きさの腫瘍に用いることは難しいのですが、ＥＳＤはスネアにより切除できる大きさの制限がありません。また、狙った範囲を確実に切除することが可能です。

しかし、ＥＳＤはポリペクトミーやＥＭＲに比べて治療の難易度が高く、時間がかかり、出血・穿孔《せんこう》（腸管に穴があく）などの合併症を起こす可能性もあります。また、難易度が高いため、すべての医療機関で実施できるわけではありません。

出血を起こした場合には、出血部を電気的に焼いたり、クリップで止めたりして止血します。穿孔を起こした場合は、手術が必要になることもあります。

内視鏡治療の適応

内視鏡治療は、どんな場合にも行えるわけではありません。治療が行える状態を、医学的には「適応がある」と表現します。

内視鏡治療の適応は「リンパ節転移の可能性がほとんどなく、腫瘍が一括切除できる大きさと部位にあることが原則」とされ、そのうえで、「粘膜内がん、粘膜下層への軽度浸潤がん」であることなどが、ガイドラインに記載されています。

◎「腫瘍が一括切除できる大きさと部位」とは

内視鏡治療の後は、切り取った組織を顕微鏡で観察し、「がんかどうか」「がんであれば取り残しがないか」「リンパ節転移の可能性がないか」、などを診断する〝病理診断〟が必要です。

内視鏡治療で病変を分割して切除してしまうと、病理診断を正しく行うことができません。がんの進展範囲を正確に判断できなくなるからです。このため、「腫瘍が一括切除できる」という適応が定められています。

先に説明した通り、ポリペクトミー、ＥＭＲのスネアの直径はおよそ2.5㎝程度です。このため、内視鏡で一括切除できる腫瘍のサイズの限界が2㎝未満とされ、以前はガイドラインに明記されていました。その後、電気メスで焼き切るＥＳＤが行われるようになり、スネアの直径による大きさの制限はなくなりました。ＥＳＤでは、５cmまでの大きさなら健康保険が適応されます。

◎「粘膜内がん、粘膜下層への軽度浸潤がん」とは

図33をご覧ください。粘膜内がんとはＴｉｓ（Ｍ）がん、粘膜下層への軽度浸潤がんとはＴ１（ＳＭ）がんのうち粘膜下層への浸潤（図中ａ）が１０００μm（１mm）未満の腫瘍です。粘膜内がん、粘膜下層への軽度浸潤がんでは、リンパ節転移の可能性はほとんどないことがわかっています。つまり、外科手術によるリンパ節郭清は不要で、内視鏡治療を行うことが可能です。

一方で、粘膜下層への浸潤が１０００μm以上の場合には、10％程度にリンパ節転移があることがわかっています。この場合は、リンパ節郭清を含めた外科手術を検討します。１０００μm以上の場合の外科手術については、内視鏡治療後の病理診断の項でも詳しく説明します。

図33　粘膜内がん　粘膜下層への軽度浸潤がん

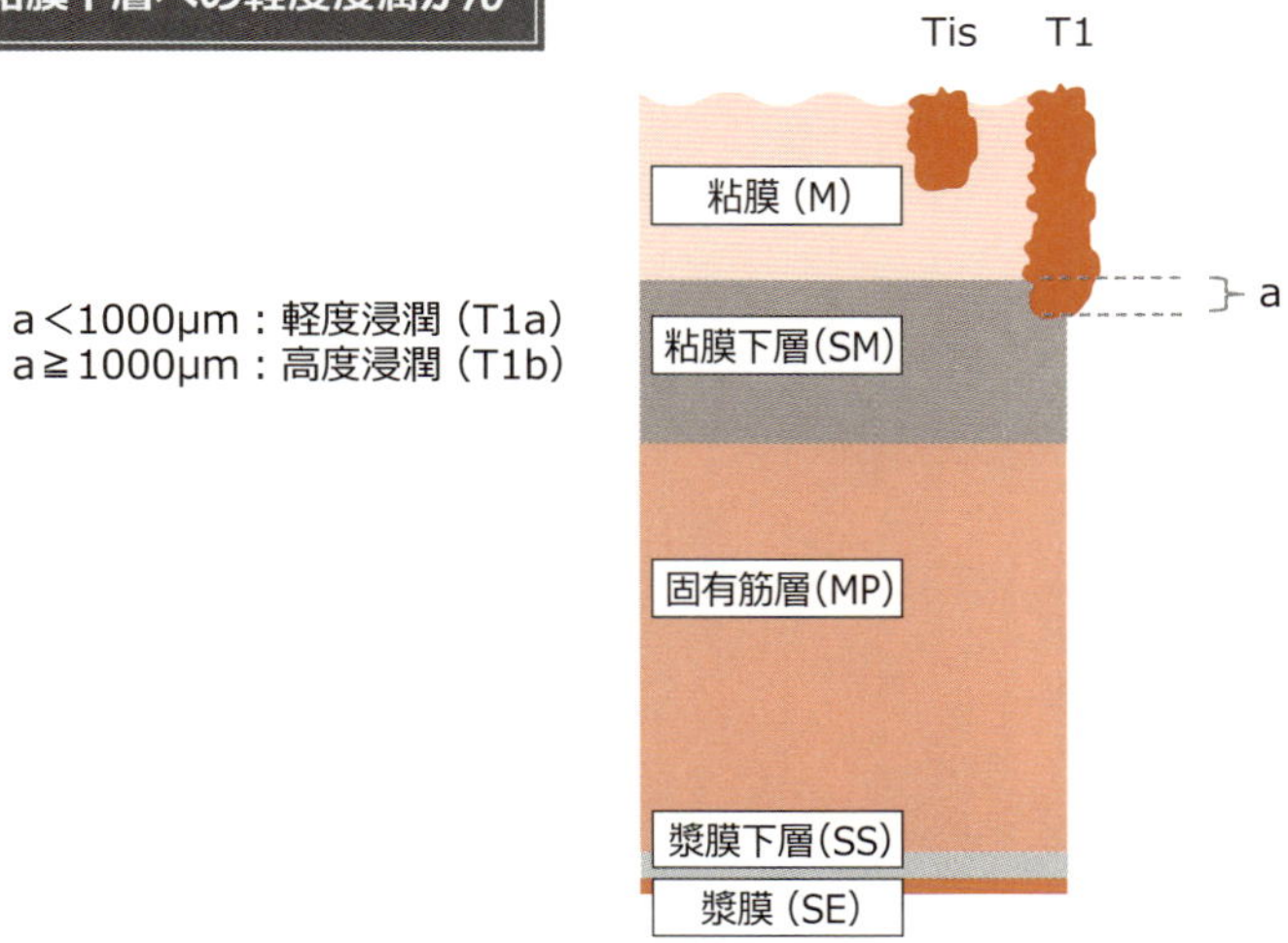

粘膜下層への浸潤が1000μm（１mm）以上では、10%程度にリンパ節転移が認められる。

Ｔ１（ＳＭ）高度浸潤の目安は、内視鏡検査で腫瘍を調べた際に、「凹凸不整、表面模様の不整、びらん、ヒダ集中、変形」などの形状を確認できることです。また、最近では、１００倍以上に拡大して観察できる拡大内視鏡が用いられるようになり、診断精度が向上しています。より正確には、内視鏡治療で切り取った組織を顕微鏡で詳しく調べる病理診断を行います。

内視鏡治療後の病理診断

内視鏡治療後の病理診断には、「垂直断端陽性」「ＳＭ浸潤度１０００μm（１mm）以上」「脈管侵襲陽性」「低分化腺がん、印環細胞がん、粘液がん」「浸潤先進部の簇出《ぞくしゅつ》（ＢＤ２または３）」とたくさんの判定項目があります。これらにより「がんの取り残しがないか」、「リンパ節転移の可能性がないか」を判断します（図34）。

◎がんの取り残しがないかの判断

がんを取り残しているかどうかの判断基準で特に問題になるのが垂直断端です。

図34　内視鏡治療後の病理診断と治療方針

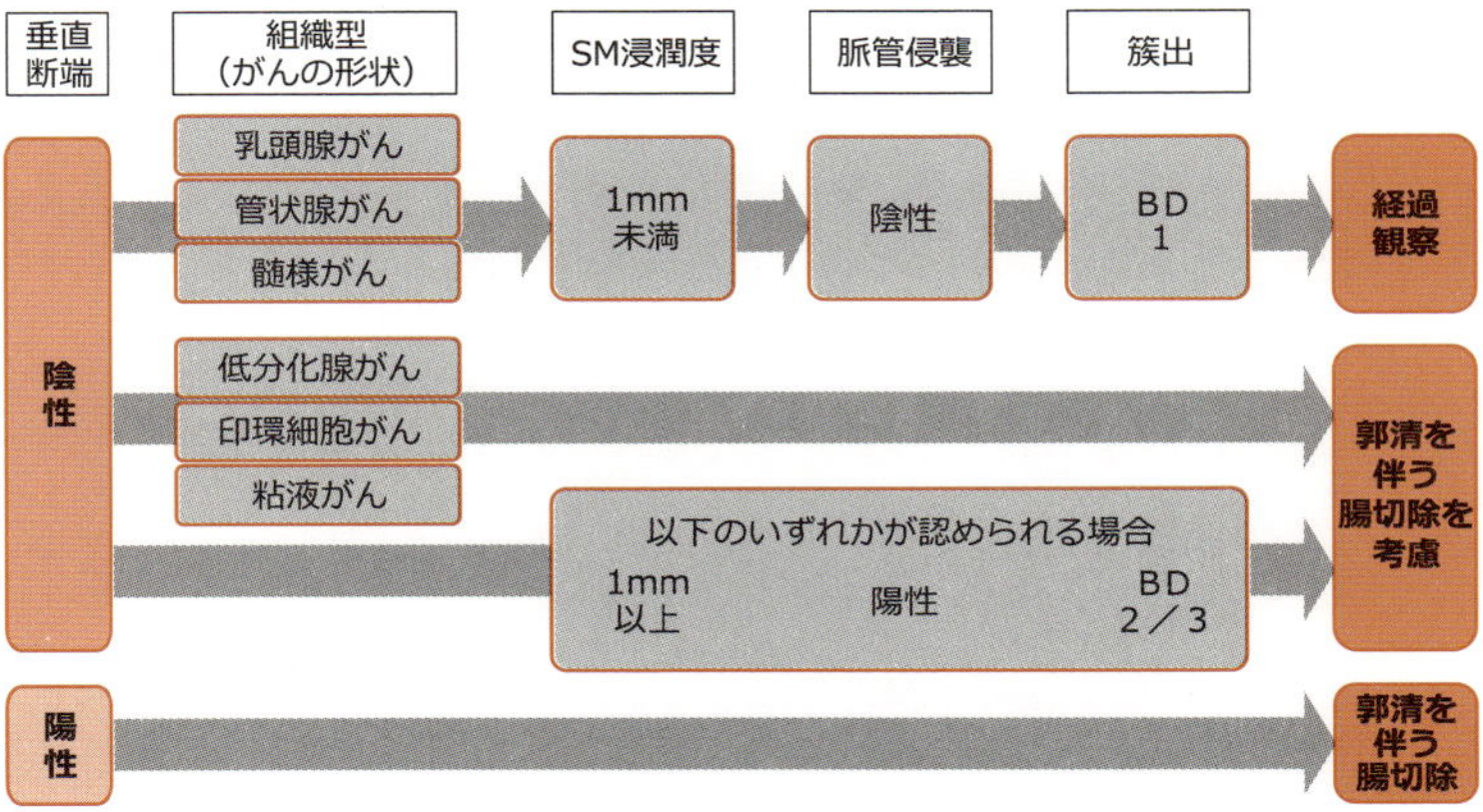

（大腸癌研究会編, 大腸癌治療ガイドライン医師用2019年版 を参考に作図）

内視鏡治療後に、追加で外科手術が必要かどうかは、病理診断により判断される。

垂直断端とは、図35で示すように内視鏡治療で切り取った組織の断面のことです。この断面にがんがあると「垂直断端陽性」、断面にがんがないと「垂直断端陰性」と判断されます。垂直断端陽性の場合は、がんを取り残している可能性が高いと考えられ、追加の外科手術を行います。

◎リンパ節転移の可能性の判断

さらに、病理診断では「SM浸潤度1000μm（1㎜）以上」「脈管侵襲陽性」「低分化腺がん、印環細胞がん、粘液がん」「浸潤先進部の簇出（BD2または3）」についても調べます。

これらのすべてが否定された場合は、経過観察をすることになります。一方で、これら四つの項目のうち一つでも確認されると、「リンパ節転移の可能性が約10％」あるため、追加の外科手術が検討されます。

しかしながら、「リンパ節転移の可能性が約10％」をどのように理解するかは、状況により

図35　垂直断端陽性とは

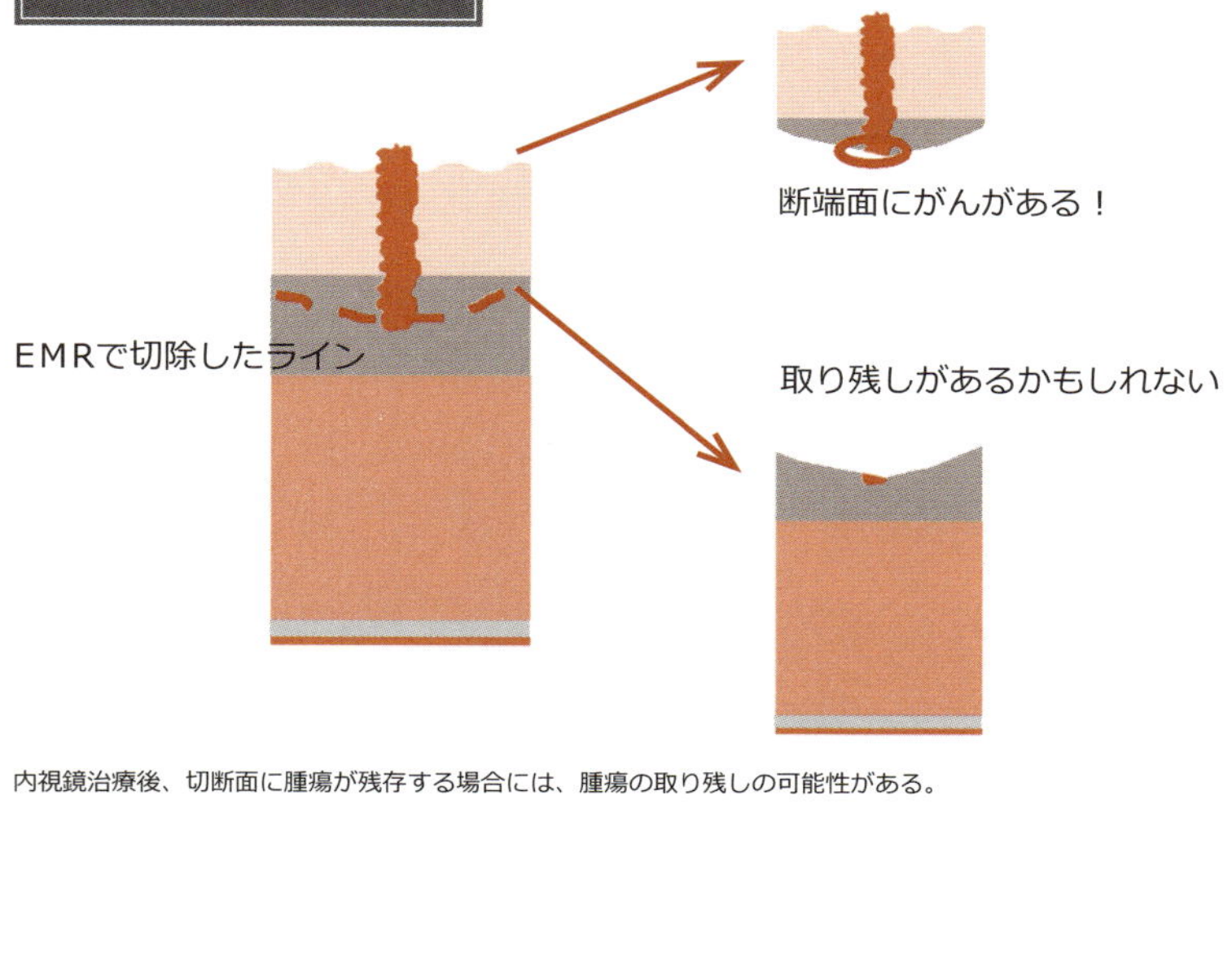

断端面にがんがある！
EMRで切除したライン
取り残しがあるかもしれない

内視鏡治療後、切断面に腫瘍が残存する場合には、腫瘍の取り残しの可能性がある。

さまざまで、即座に外科手術と判断されるわけではありません。外科手術を行うかどうかは、さまざまな要因を考慮して決められます。

たとえば、「高齢」「持病がある」なら、患者さんが手術に耐えられるのかどうか。そして、直腸がんならば、手術による後遺症も重要な問題です。直腸がんの手術では、排便機能・排尿機能、性機能に影響する可能性があり、がんが肛門近くに位置する場合の手術では、人工肛門が必要となる可能性があるからです。手術後の体の変化は、患者さんの人生に大きく影響します。しかし、手術をしないと約10％の患者さんはリンパ節転移が再燃する可能性があるため、定期的な検査が必須となります。

この約10％のリンパ節転移のリスクを患者さんが理解するのは難しく、一方で手術後の生活の変化を患者さんの立場でイメージするのは医師にとっても難しい。両者のバランスをもとに判断するには、患者さんと医師でよく話し合う必要があるのです。このように、医師と患者さんが話し合い、共同で意思決定する方法をシェアード・ディシジョン・メイキングと言います。

◆病理診断のチェック項目

〔SM浸潤度1000μm以上〕

粘膜下層にどのくらいがんが浸潤しているかを測定します。図36の①で示す部分が粘膜筋板と言い、粘膜と粘膜下層の境目にある層です。がんが浸潤して不整になってわかりにくいですが、粘膜筋板から腫瘍の浸潤部の最深部（②）までの距離を計測し、1000μm（1mm）以上であれば、転移の可能性が高いと判断します。

図36　SM浸潤度の計測

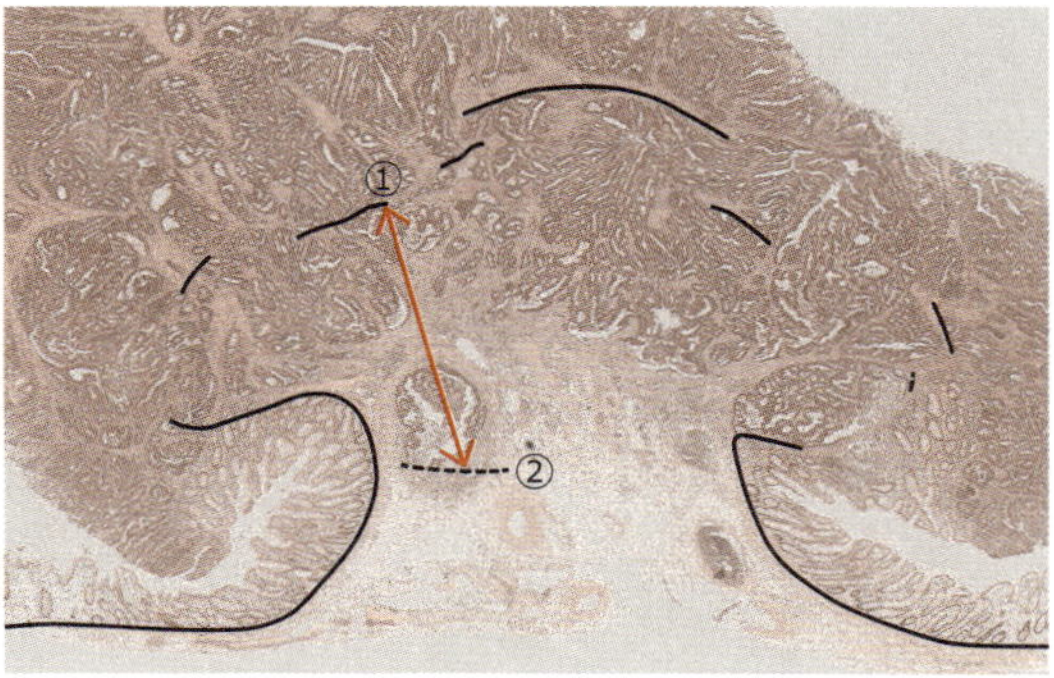

粘膜筋板（①・黒の実線）とがんの浸潤の最深部（②）までの距離を測定する。浸潤により粘膜筋板がばらけるため、どこから計測するか、どの角度で計測するかが問題となる。

〔脈管侵襲陽性〕

がん細胞がリンパ管または静脈にまで及んでいないかどうかを確認します。リンパ管または静脈にまでがんが及んでいる場合、転移の可能性があります（リンパ行性転移または血行性転移）。図37の線で囲んでいる箇所がリンパ管、矢印はがん細胞です。がん細胞がリンパ管に侵入していることがわかります。

図37　リンパ管侵襲

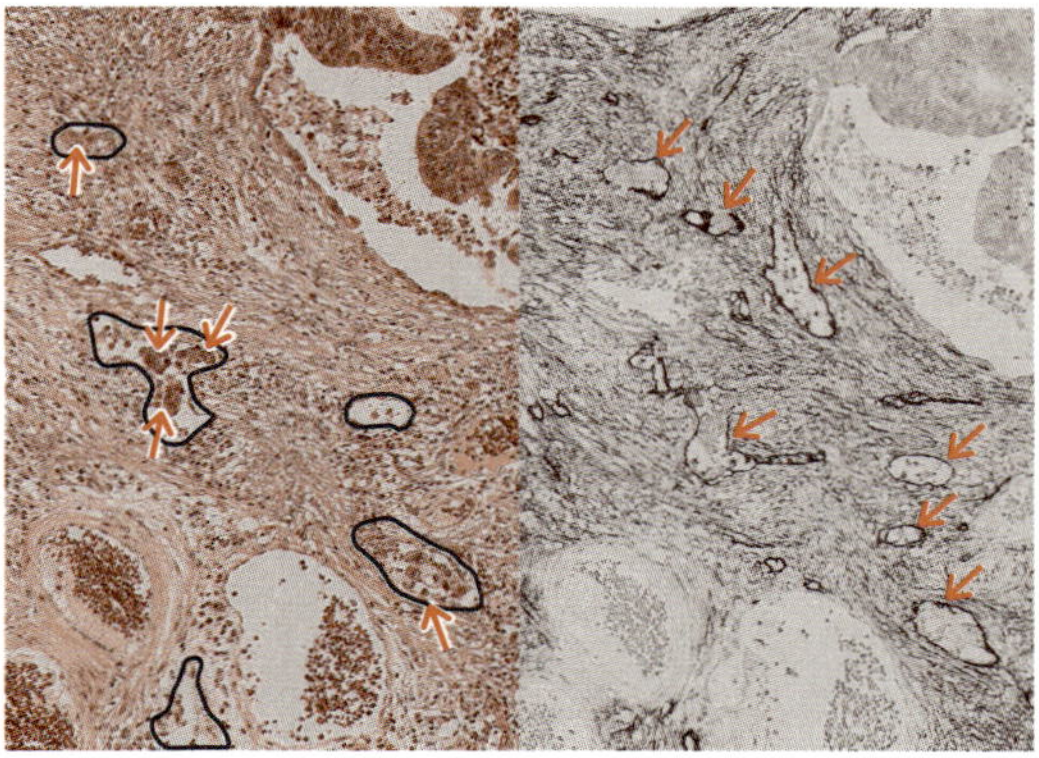

矢印で示す細胞の塊ががん細胞であり、リンパ管（線で囲んだ部分）のなかに浸潤しているものがある。HE染色（写真左）では見えにくいリンパ管でも、D2-40で染めると（写真右）認識しやすくなる。

〈低分化腺がん、印環細胞がん、粘液がん〉

顕微鏡で詳しく見てみると、さまざまな形状があることがわかります。複数の形状のがんが混在していることが多いです。図38〜40で示す低分化腺がん、印環細胞がん、粘液がんはいずれも比較的悪性度が高いものです。

◎低分化腺がん

通常、細胞は細胞分裂を経て、さまざまな機能・形態を持つ細胞へと成長します。これを分化といい、分化の度合いに応じ、未分化、低分化、中分化、高分化などと分類されます。分化が不十分（未分化、低分化）であるほど、活発に増殖する傾向があります。

大腸がんでは、腺がん（粘液などを分泌する能力を持つ腺細胞ががん化したもの）が多いのですが、図38で示す低分化腺がんは、増殖のスピードが速く、悪性度の高いものです。

◎印環細胞がん

印環細胞がんは、細胞内に粘液を持つがんです。がん細胞が印環（印台リング）のように見えることからこの名称がつけられました（図39）。

◎粘液がん

粘液がんは細胞外に多量の粘液を産出するがんです。

図38　低分化腺がん

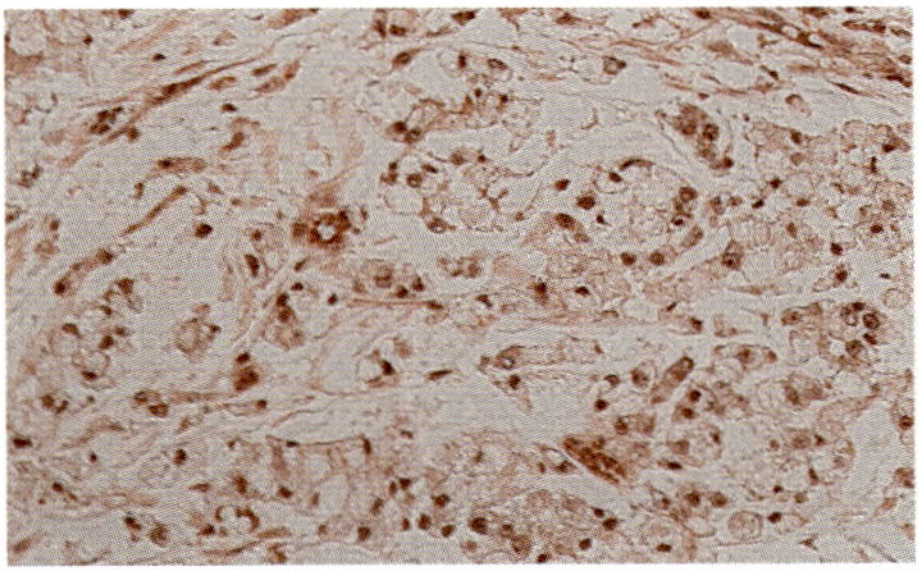

分化度が低いものほど、活発に増殖する傾向がある。

図39　印環細胞がん

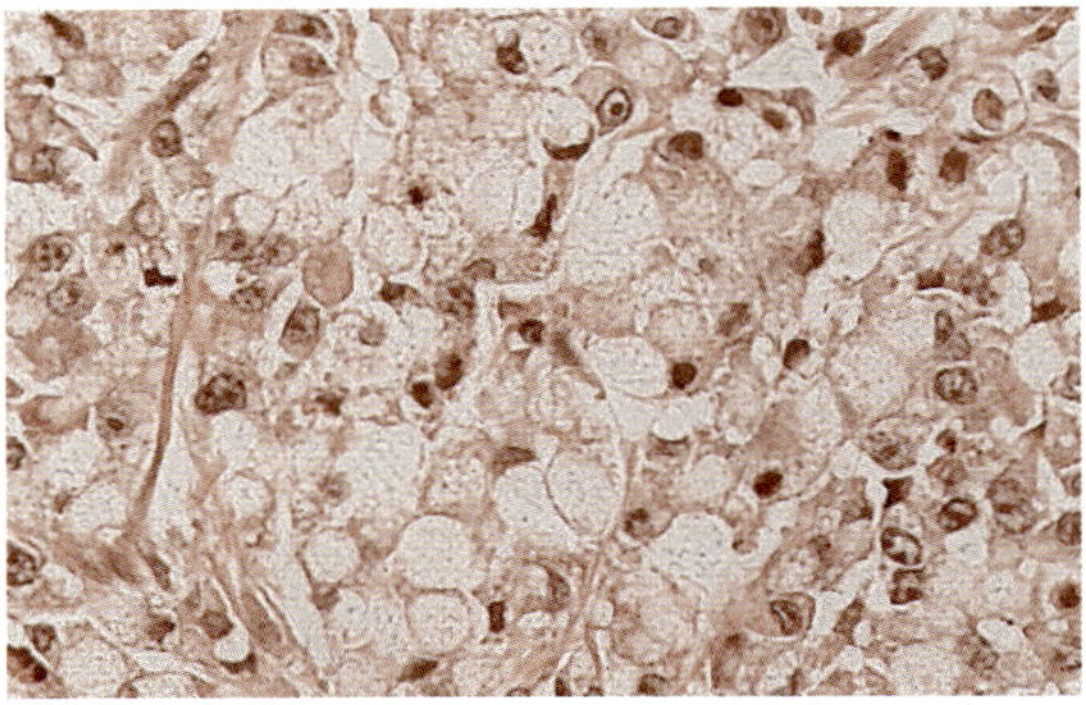

細胞質にたまった粘液により核が押しやられ、膨らんだ形をしているがん細胞である。

図40では、腫瘍のほとんどが粘液で構成されていることがわかります。

〔浸潤先進部の簇出BD2または3〕

簇出《ぞくしゅつ》とは、がんが深いところで根を張るように広がっている状態です。顕微鏡で確認できる簇出の数により、BD1から3に分類されます（BD1は0～4個、BD2は5～9個、BD3は10個以上）。BD2と3では、BD1に比べて明らかにリンパ節転移の可能性が高いことがわかっています。図41はBD3を示しています。

図40　粘液がん

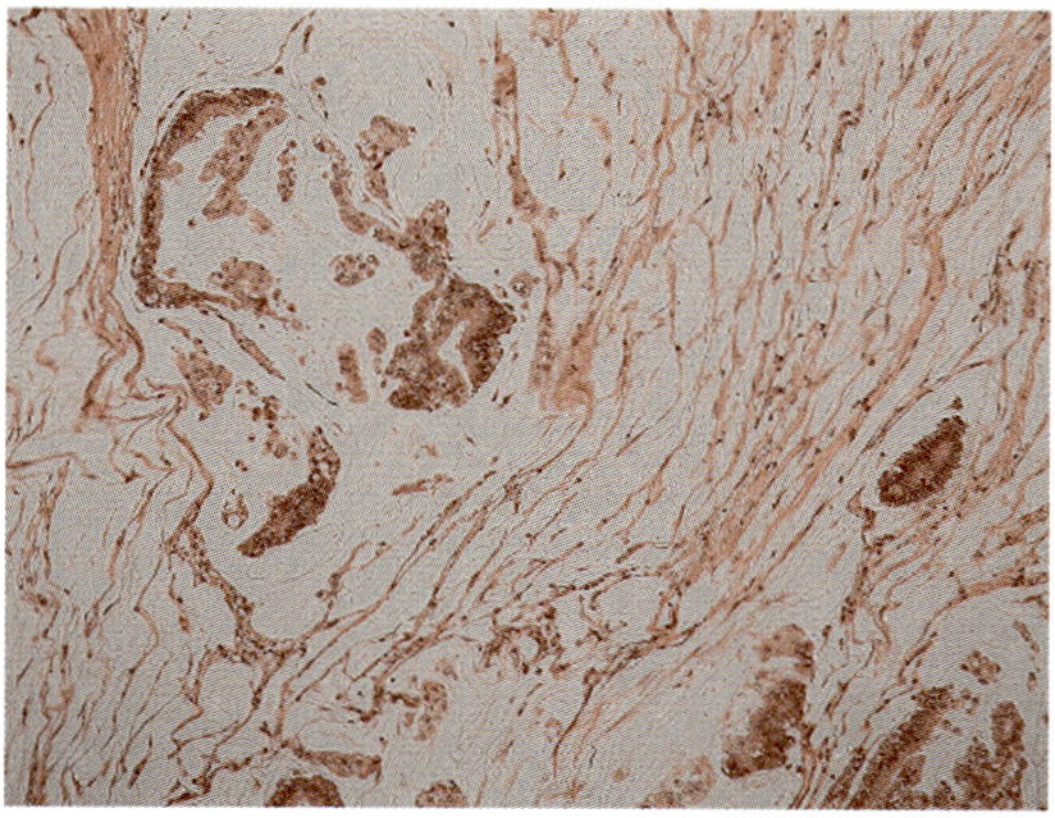

多量の粘液が細胞外に分泌されている。

図41　簇出

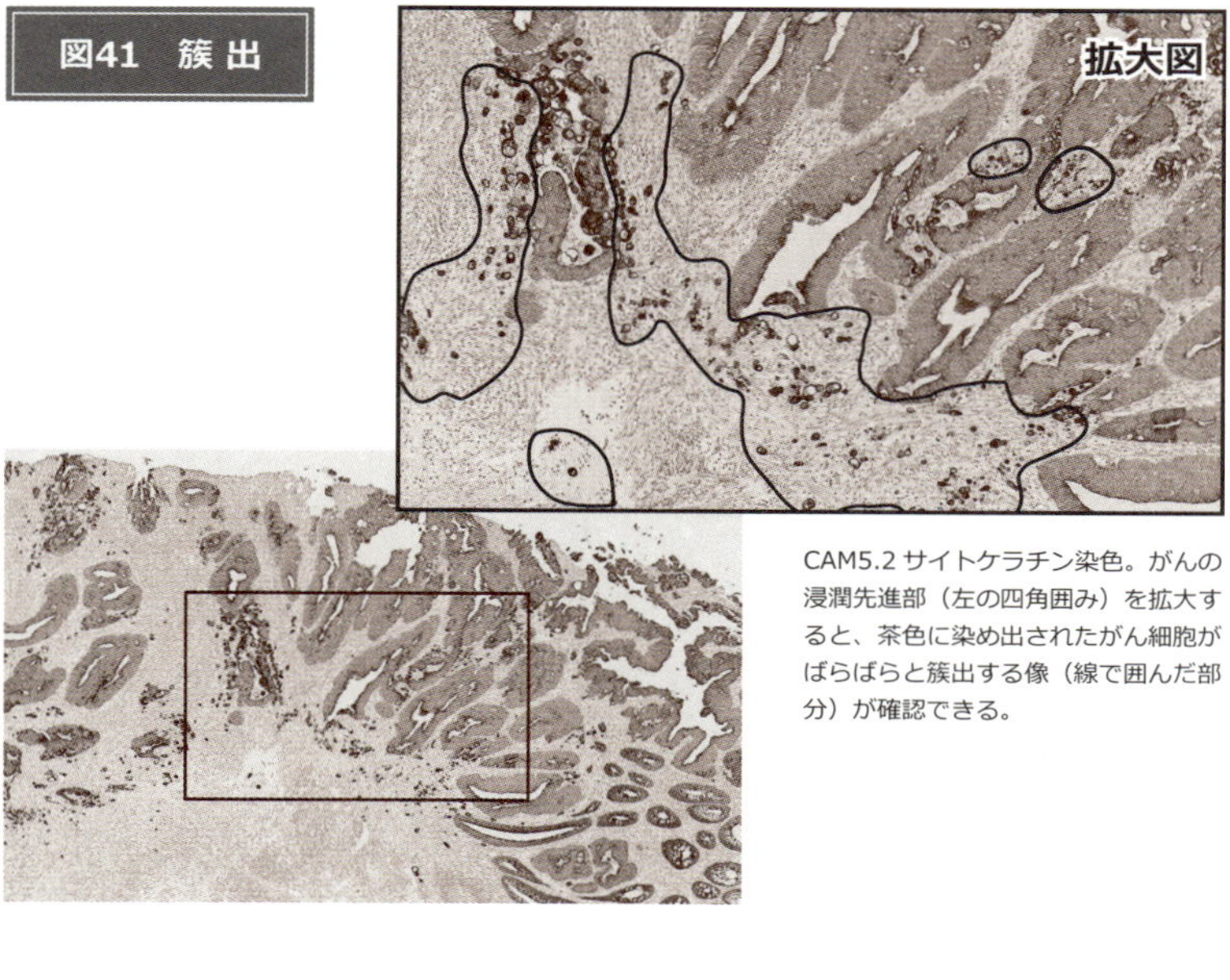

CAM5.2 サイトケラチン染色。がんの浸潤先進部（左の四角囲み）を拡大すると、茶色に染め出されたがん細胞がばらばらと簇出する像（線で囲んだ部分）が確認できる。

セカンドオピニオン
事例3

■内視鏡でがんを摘除。さらに腸の追加切除が必要と言われた

質問 61歳、男性です。先日、S状結腸にポリープが見つかり、内視鏡で摘出しました。病理診断の結果、S状結腸がんで、病変は取りきれているが、外科的に腸の追加切除が必要であると言われました。がんが取りきれているのになぜ外科的切除を受けなければならないのでしょうか。

回答 内視鏡でポリープを切除したわけで、取りきれているにもかかわらず、なぜ外科的追加切除が必要なのか、もっともな意見であると思います。内視鏡で摘除された病変は、病理診断を行います。病理診断では単にがんの有無や組織型を検索するだけでなく、がんの進展範囲（がんのなかに切除した境界までがん細胞がないか）、どのくらいの深さまでがんが広がっているか（深達度）やその周囲の静脈やリンパ管にがんが広がっていないか（脈管侵襲）、がんの広がっている先端部分のがんの広がり方（簇出）を調べ、総合的に判断します。

今回は、リンパ節転移を起こす可能性が高いと判断される条件（☞p.88参照）の一つ以上を病理診断で認めた可能性が考えられます。この場合、がんの周囲の所属リンパ節に5～15％程度の頻度で転移がある危険性があります。したがって、このような場合は、リンパ節郭清《かくせい》（所属のリンパ節を摘出すること）を伴う腸管切除をすすめます。

粘膜下層までにがんの浸潤がとどまっている場合は早期がんに分類されますが、リンパ節転移の危険性のないものは「粘膜下層への浸潤が1㎜（1000㎛）未満」で、「脈管侵襲陰性」、「低分化腺がん、印環細胞がん、粘液がんのような分化の悪いがんでない」、「簇

出がない」ケースです。この場合は追加切除の必要はないと考えますが、今回のように、一つでも条件を満たせば腸管追加切除をすすめます。

「粘膜下層への浸潤が1㎜をわずかに超えるが、高分化腺がんで脈管侵襲陰性、簇出を認めない」場合のように、陽性因子が一つの場合には、原則は腸管追加切除ですが、患者さんの年齢（高齢者）や全身状態等で、追加切除をせず経過を見る場合もあります。この場合は条件つきで、6ヵ月ごとにCT検査を行い、リンパ節転移がないかをチェックし、リンパ節転移が認められるようなら、その時点でリンパ節郭清を伴う腸管追加切除を行います。最低5年間程度のCT検査による監視が必要となります。

（都立駒込病院外科部長・高橋慶一）

「リンパ節」を含めて腸管を切除する外科手術

外科手術と内視鏡治療の違い

内視鏡治療が適応とならない場合に外科手術を行いますが、内視鏡治療と外科手術の違いは何でしょうか。それは、「リンパ節を取り除く（リンパ節郭清）かどうか」です。リンパ節は腸管の外側にあります。内視鏡治療ではリンパ節郭清はできませんが、外科手術では腸管の切除とともにリンパ節郭清を行うのが基本です。

リンパ節郭清を行う理由は、がんと転移リンパ節をまとめて取り除くことで、リンパの流れに沿ったさらなる転移（リンパ行性転移）を防ぎ、根治が期待できるからです。ここで言う根治とは、がんを完全に取り除くことを意味します。

リンパ節郭清の範囲

ガイドラインでは、どの程度リンパ節郭清を行うかがＤ０（リンパ節郭清なし）とＤ１〜Ｄ３の３段階で示されています。これをリンパ節郭清度と言います。

粘膜内にとどまるがん（cＴｉｓ※）では、Ｄ０（内視鏡治療）またはＤ１郭清、粘膜下層に浸潤したがん（cＴ１）にはＤ２郭清、固有筋層まで浸潤したがん（cＴ２）にはＤ２またはＤ３郭清、漿膜下層または漿膜を超えて浸潤するがん（cＴ３、cＴ４ａ）、他臓器に浸潤しているがん（cＴ４ｂ）にはＤ３郭清とされています（図42）。

※頭のcは、clinical（臨床）の略。病理診断ではなく、画像等の診断を示している。

図42　リンパ節郭清度

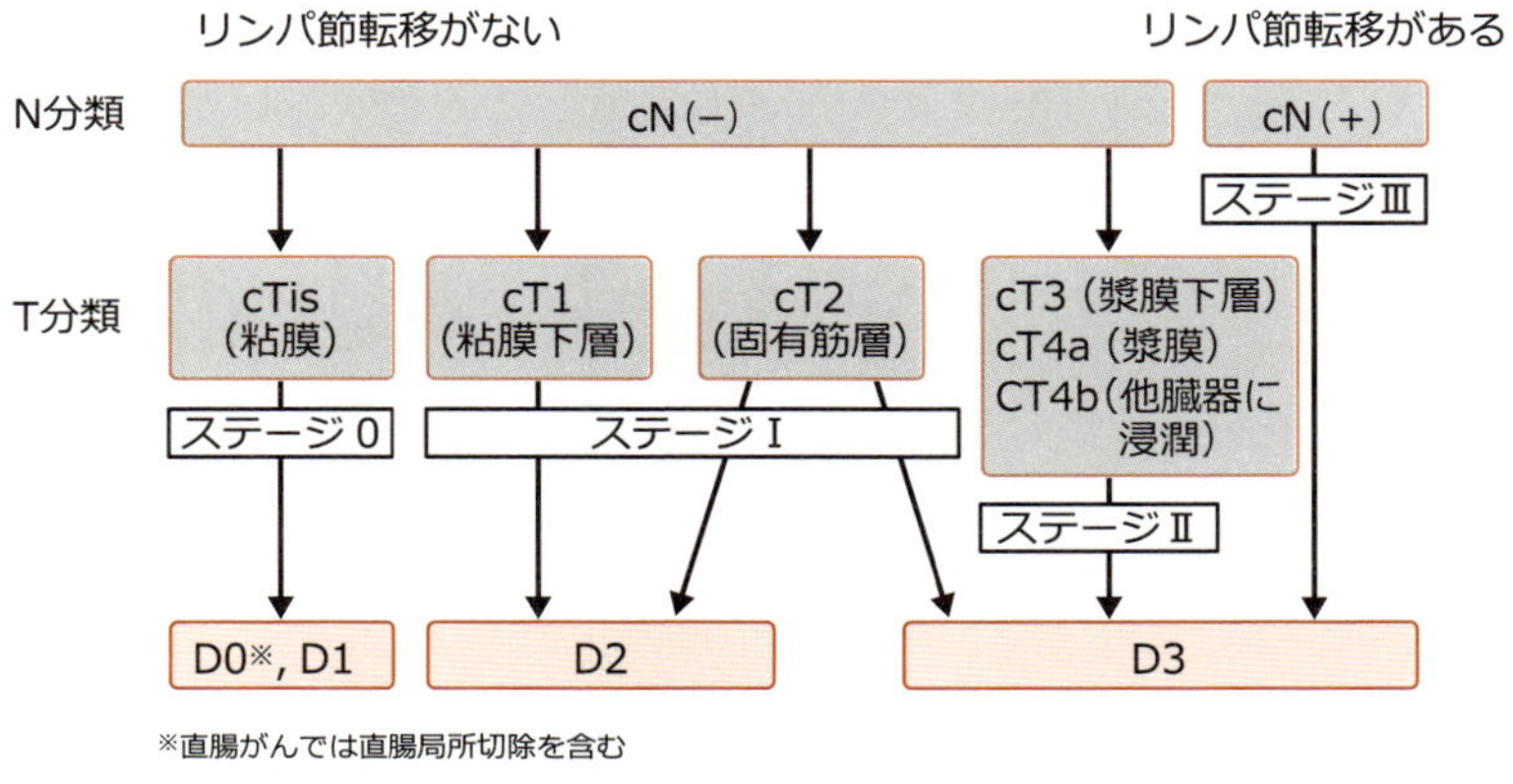

※直腸がんでは直腸局所切除を含む

（大腸癌研究会編，大腸癌治療ガイドライン医師用2019年版 を参考に作図）

N分類（リンパ節転移の有無）とＴ分類（がんの根っこの深さ）から、外科手術での切除の目安を示す。

大腸のリンパ節がどのように位置しているのかは、図43をご覧ください。

大腸に血液を送るために、大動脈が細かく分岐しています。Ⓐで示す血管が上腸間膜動脈、Ⓑに示す血管が下腸間膜動脈です。これらの血管からはじめに枝分かれしている部分にあるのが主リンパ節です。腸管の周辺動脈には腸管傍リンパ節、その中間には中間リンパ節があります。

腸管傍リンパ節→中間リンパ節→主リンパ節の順にリンパは流れており、がんの転移も同じ順に進みます。がんと直接つながるこれらのリンパ節をまとめて領域リンパ節（または所属リンパ節）と言い、転移する可能性が高いリンパ節です。つまり、図42のリンパ節郭清度D1〜D3とは、領域リンパ節をどの程度切除するか、ということです。

図44に結腸がんのリンパ節郭清の例を示します。D1郭清では、がんの両端から10cmの腸管

図43　主リンパ節　中間リンパ節　腸管傍リンパ節

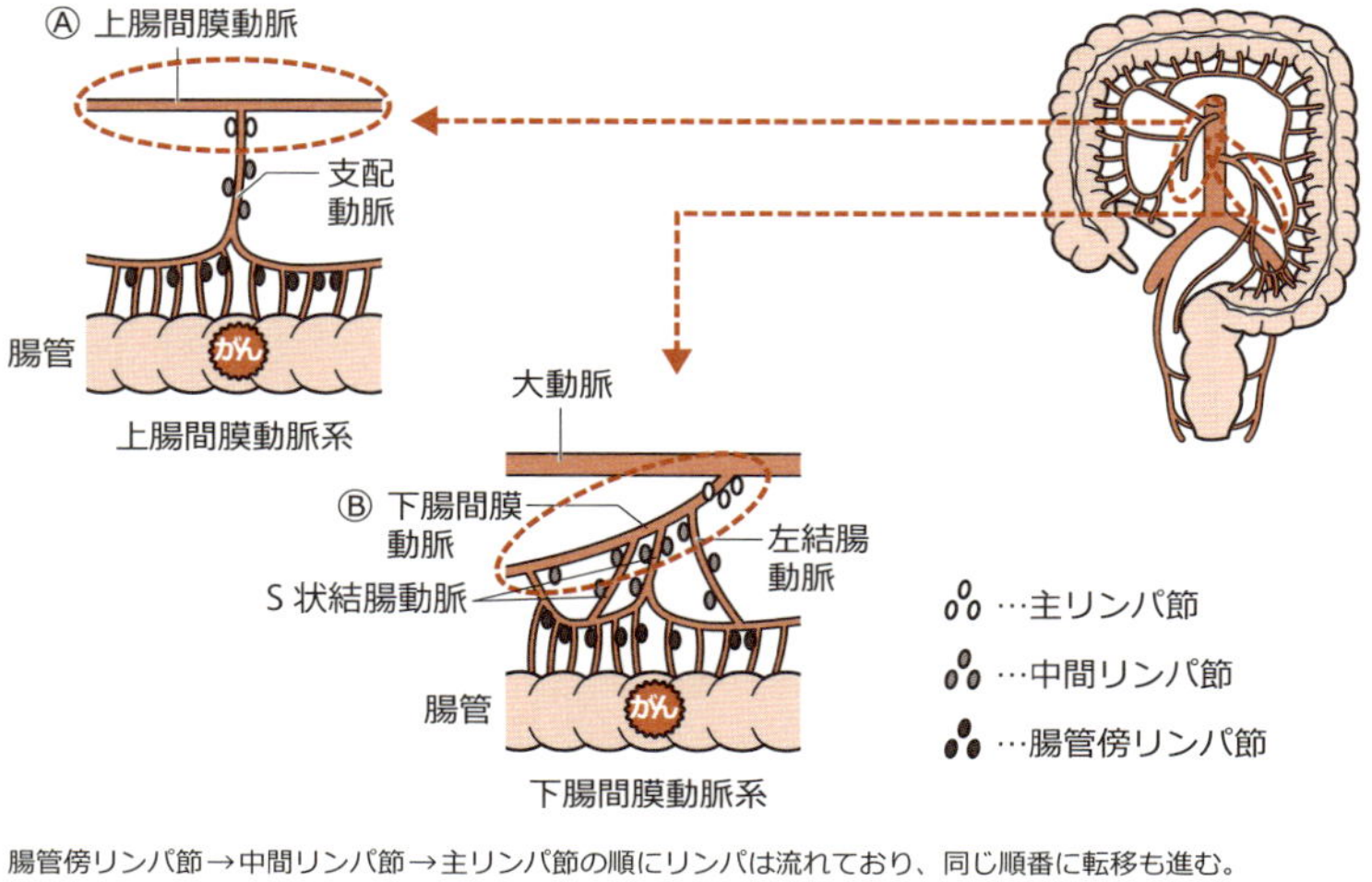

腸管傍リンパ節→中間リンパ節→主リンパ節の順にリンパは流れており、同じ順番に転移も進む。

ともに腸管傍リンパ節を切除します。10 cmずつ余分に切除するのは、目に見えない微細ながんの取り残しを防ぐためです。

Ｄ２郭清では、Ｄ１郭清に加えて中間リンパ節も切除します。Ｄ３郭清では、Ｄ２郭清に加えて主リンパ節も切除します。

図45は、結腸がんをＤ３郭清した例です。がんから10 cm離れた部位の腸管を切除し、併せてリンパ節を扇形に切除しています。切除後は、残った腸管同士をつなぎます(吻合《ふんごう》)。吻合には、手で縫う方法と、自動吻合器という器械を用いる方法があります。

大腸は長い臓器であるため、腸管を20 cm切除しても、結腸がんでは機能には問題ありません。一方、直腸がんでは、肛門近くのがんの場合はつなぎ合わせるのに十分な長さの腸管がなく、人工肛門が必要となることがあります（☞p.110参照）。なお、がんの部位によって切除範囲は異なり、結腸右側切除術、横行結腸切除術、

図44　リンパ節郭清の例

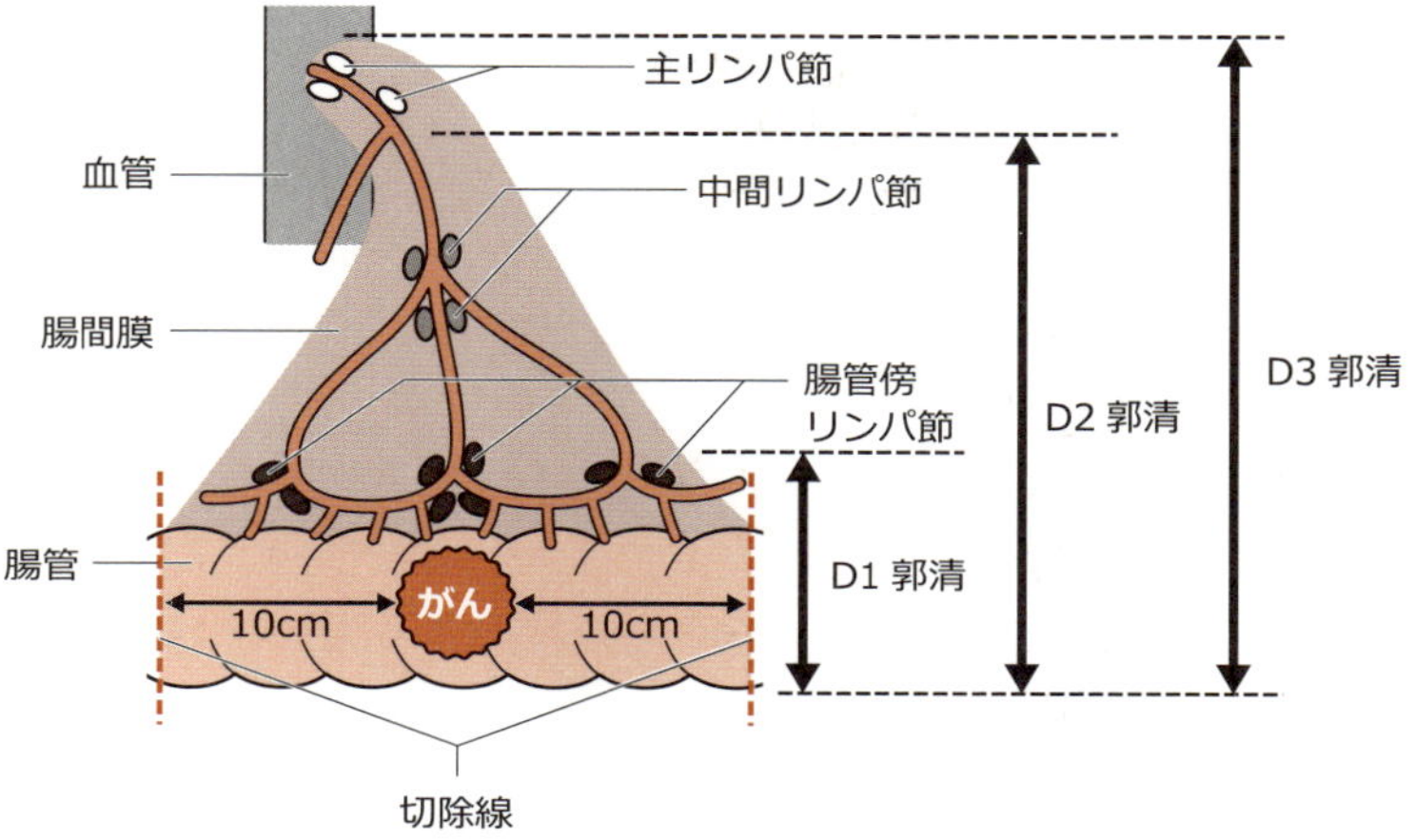

外科手術では、がんだけでなくリンパ節郭清を行う。リンパ節の郭清の程度をＤ１～Ｄ３の３段階で示している。

結腸左側切除術、S状結腸切除術などの方法があります（図46）。

図45　結腸がんD3郭清と吻合

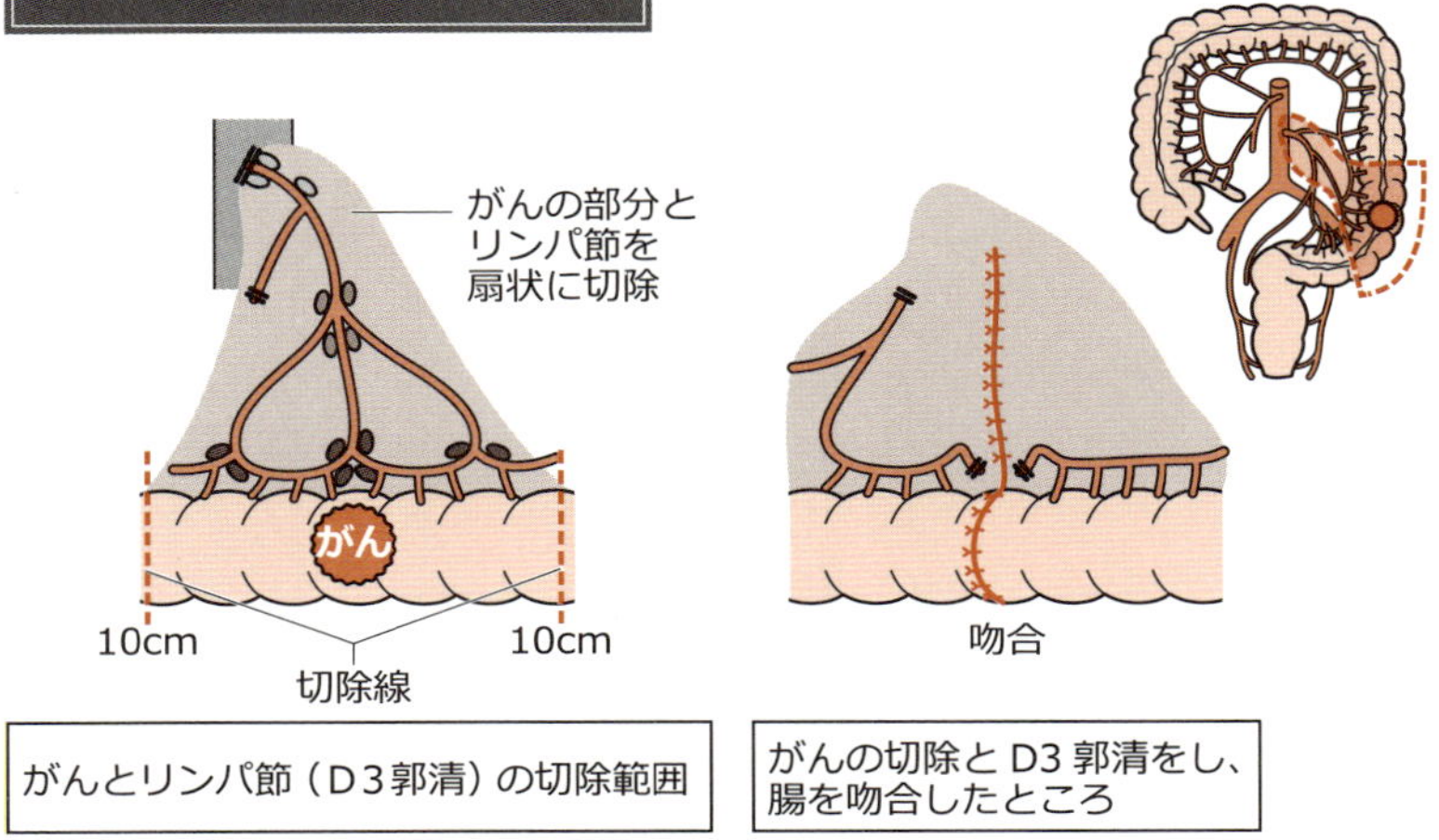

D3郭清の例。がんの周囲10cmの腸管と、主リンパ節と中間リンパ節、腸管傍リンパ節をまとめて切除する。

図46　結腸がんの部位と手術

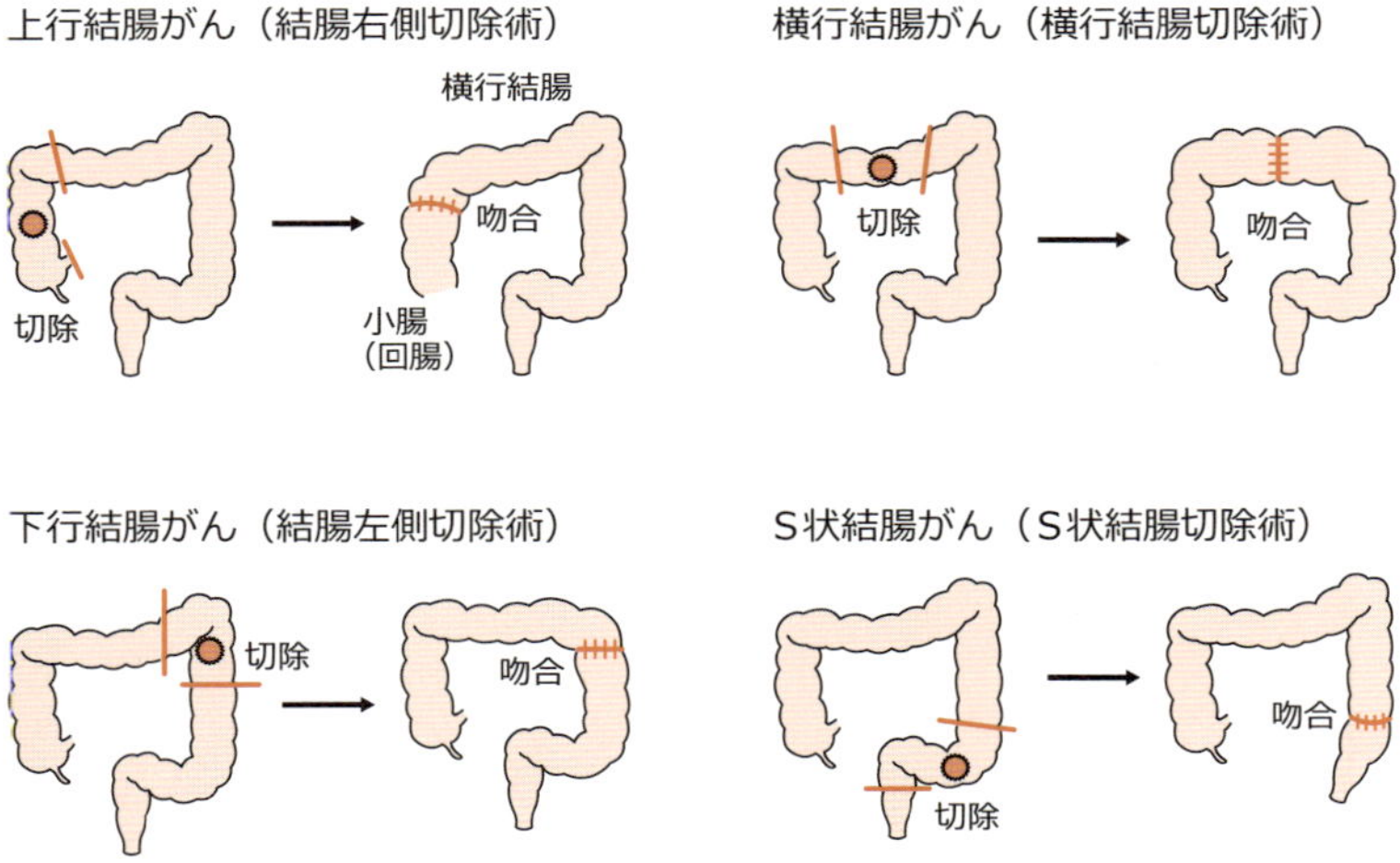

丸い部分が腫瘍。腫瘍の周辺の腸管を切り取り、つなぎあわせる。

開腹手術と腹腔鏡手術

結腸がんの外科手術には、腸管へのアプローチ（たどりつく）方法に開腹手術と腹腔鏡手術の主に二つがあります。

◎開腹手術

開腹手術では、全身麻酔をした後、メスでおなかを10〜20㎝切開します。医師が直接がんを見ながら手術を行うため、がんの取り残しが少なく、精度の高いリンパ節郭清が可能です。一方で、腹部に大きな傷痕が残ってしまう（図47）、回復に時間がかかり10日程度の入院が必要である、術後に痛みが残る、癒着が起こる、などのデメリットもあります。

癒着について少し詳しく説明します。大腸にメスが到達するまでには、皮膚、皮下組織、腹膜などを切除する必要があります。切除したこれらの組織は外気に触れるとフィブリンを分泌し、傷ついた組織をつないで修復しようとしま

図47　開腹手術の傷痕

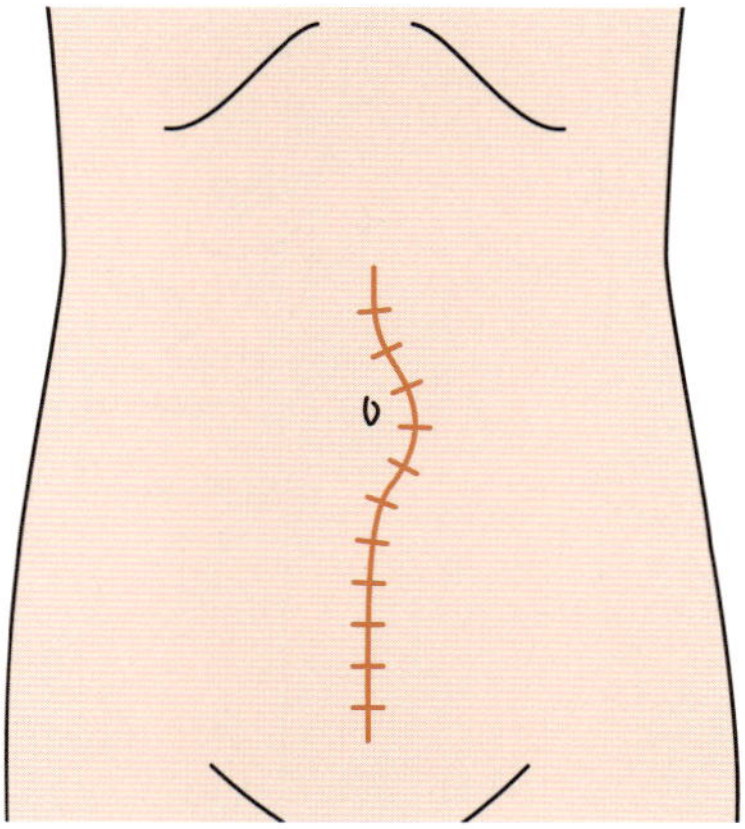

開腹手術では、腹部に傷痕が残る。

す。癒着は、このフィブリンがペタッと糊のようにくっついてしまうことで起こる状態です。大腸に食物が入るとうねうねと動いて（蠕動運動）、食物を肛門側へ移動させます。もし、腸管が腹膜に癒着すれば、腸が動きにくくなり、便秘になることがあります。まれに、癒着が強い場合には、食物が腸に詰まってしまう腸閉塞（イレウス）を起こし、追加の外科手術が必要になることもあります。

◎腹腔鏡手術

腹腔鏡手術では、腹部を炭酸ガスで膨らませた後に小さな孔《あな》（ポート）を数ヵ所にあけ、腹腔鏡（カメラ）と鉗子《かんし》という細長い手術器具を入れます。腹部の内側をモニターに映して手術します（図48）。

開腹手術のように、腹部を大きく切開する必要がないため、患者さんの体への負担は少なく、早期の退院・社会復帰が期待できます。術後の傷痕も目立ちません。また、外気に触れないことから、癒着による腸閉塞のリスクも少なくな

図48　腹腔鏡手術

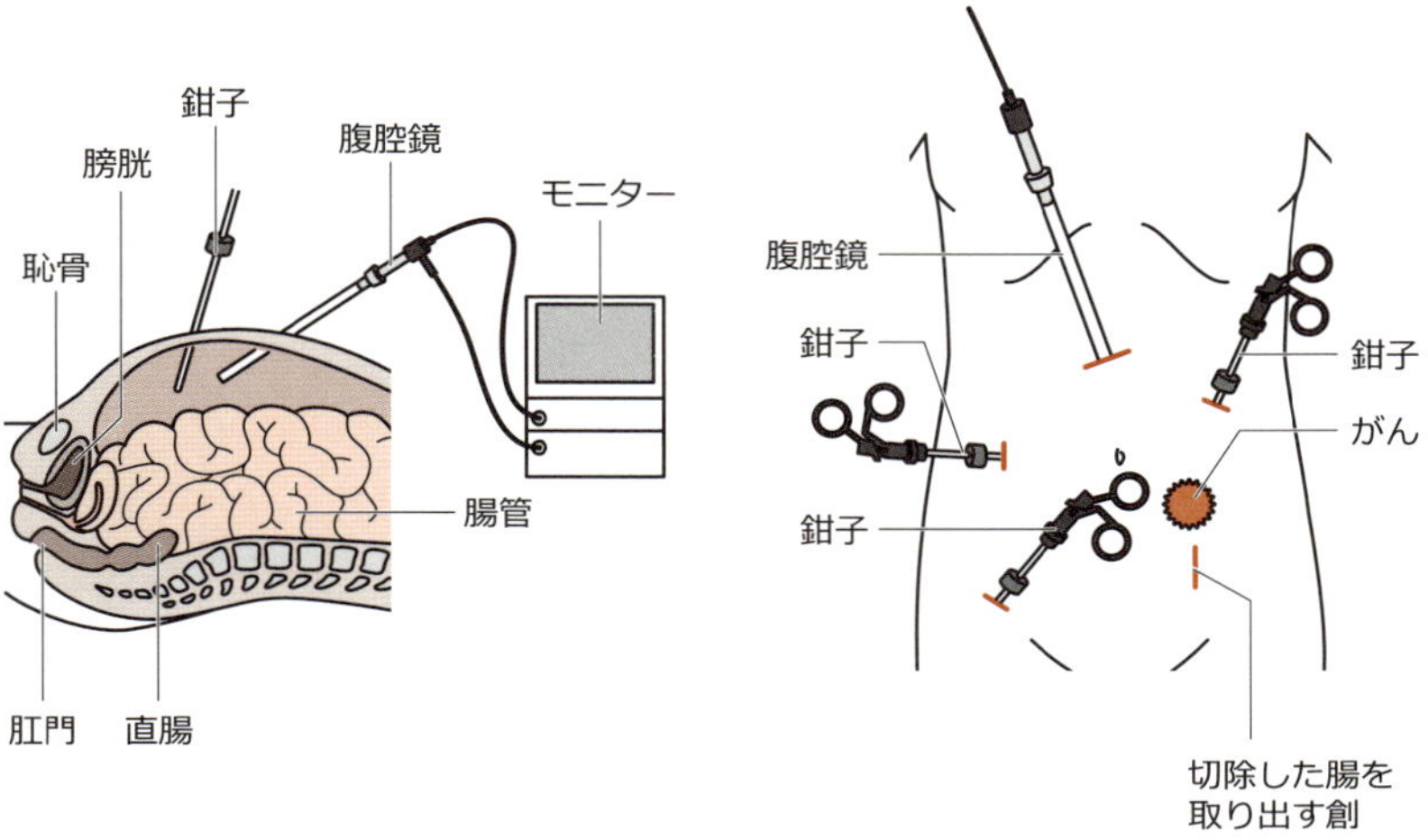

ポートと呼ばれる小さな孔を数ヵ所あけ、モニター越しに腹腔鏡と鉗子を用いて手術する。

ります。しかし、開腹手術と比べて難易度が高く、手術に時間を要します（3～4時間程度）。これまで腹腔鏡手術は、高度な技術を要するため実施できる医療機関は限られていましたが、最近では多くの病院で行われるようになってきました。

セカンドオピニオン 事例4

■腹腔鏡手術と開腹手術、どっちが安全？

質問 83歳、男性です。上部直腸がんを指摘され、手術をすすめられました。高齢ですので、体への負担が少ない腹腔鏡手術を受けようと思いますが、不安もあります。直接見ながら行う開腹手術はいかがでしょうか。

回答 腹腔鏡手術はいくつかの小さな孔をあけて行う手術で、直接目で見ながら行う開腹手術とは異なります。

腹腔鏡手術は小さな傷で済むため、術後の回復が開腹手術に比べて早い傾向があります。また、術中の出血量も少ないという利点があります。しかし、鉗子という長い棒のようなものを用いるため、細かい操作がやや困難で、ときに周囲の組織を損傷してしまう危険性もあります。また、手術時間が開腹手術よりも長い傾向があります。

一方、開腹手術は直接目で見て、手で触りながら行うため、愛護的に細かい操作ができる利点があります。

直腸がんの手術は難易度がやや高く、腹腔鏡手術は慎重に行うべきであるとされていました。しかし、腹腔鏡手術の技術進歩もあり、腹腔鏡手術でも開腹手術と同様に質の高い手術が可能となっています。それぞれの長所と短所を考慮して、手術方法を選択されたらよいと思われます。

（都立駒込病院外科部長・高橋慶一）

直腸がんの外科手術では後遺症を考慮

直腸の構造と位置

直腸がんの手術は、結腸がんの手術よりも難易度が高いと言われています。それは、直腸の構造や位置などが関係しています。そこで、手術について説明する前に、まず直腸がどこにあるのか、どのような構造になっているのかについて述べたいと思います。

直腸は骨盤の深い部分にあり、膀胱のほか男性では前立腺、女性では子宮などの臓器に囲まれ（図49）、周辺には排尿・排便機能や性機能（勃起・射精）にかかわる自律神経が集まっています（図50）。手術の切除範囲がこれらの神経に及べば、排尿・排便機能障害、性機能障害といった後遺症が出る可能性があります。

【排尿機能障害】尿意がわからない、自力でおしっこができない、残尿感がある、おしっこを漏らしてしまう、など。

【排便機能障害】1日に何度も便意を感じてトイレに行くようになる。吻合部（手術で切除した後に腸管をつないだつなぎ目）が肛門に近いほど起こりやすい。

【性機能障害】男性では、勃起機能や射精機能にかかわる自律神経が直腸周辺にあり、手術でこれらが損なわれることがある。子供を作りたい希望のある場合には、精子の凍結保存がすすめられる場合も。

図49　直腸と周辺臓器の位置関係

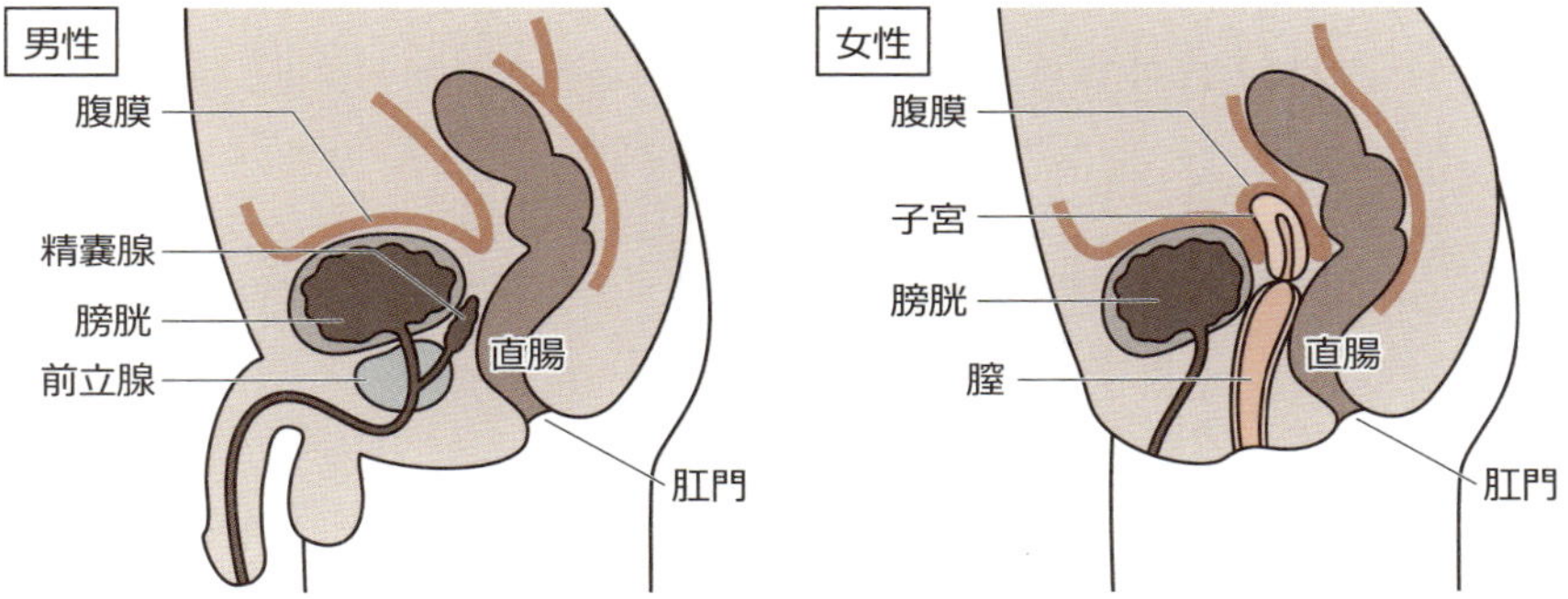

直腸周辺には、排尿や生殖に関連する臓器が存在する。

図50　直腸と自律神経の位置関係（横から見た図）

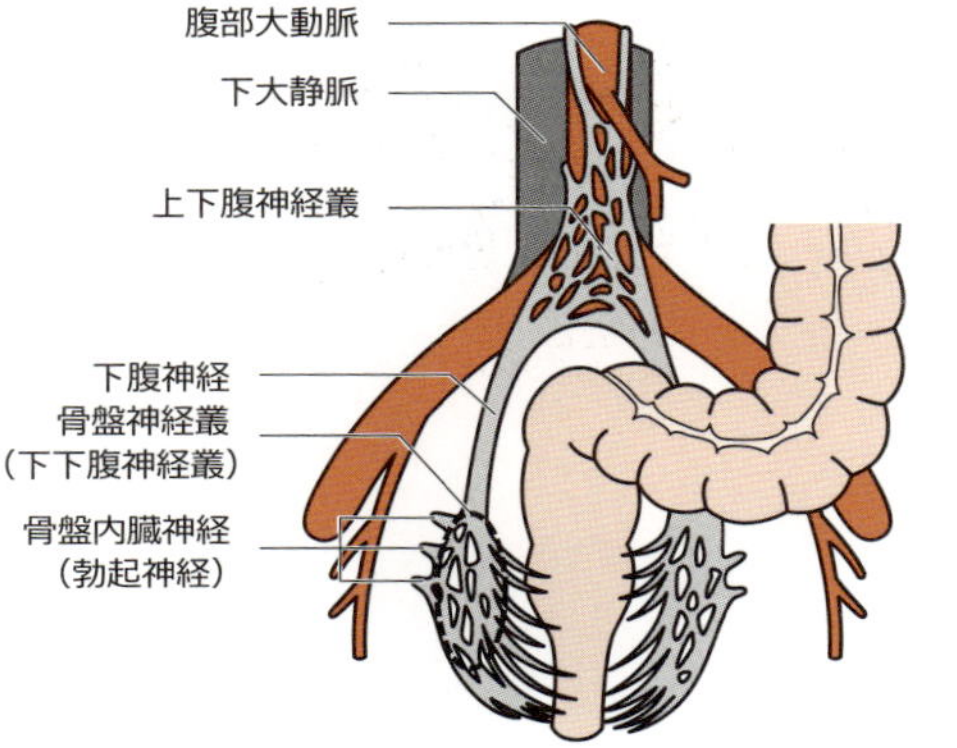

（市原隆夫, 手術日までに患者が知りたい大腸癌, 金原出版, 2013 より転載）

直腸周辺には排尿・排便機能や性機能（勃起・射精）にかかわる自律神経が集まっている。

また、直腸のすぐ下には肛門があります。結腸がんの手術では、再発や転移を予防するためにがんの前後10cmずつの腸管を切除しますが(☞p.97参照)、直腸がんの手術では、余分に切除する長さの腸管はありません。

がんが肛門に近い場合には、肛門ごと切除する直腸切断術(マイルズ手術)を行い、人工肛門を設置(造設)する場合があります(☞p.110参照)。

このように、「再発・転移予防のため切除範囲を広くすべき」であるが、「機能への影響を考慮して切除範囲を最小限にする」必要もあり、直腸がんの外科手術では、相対する両者のバランスを取りながら、治療選択をしなければなりません。このことも、直腸がんの手術が難しいことの理由です。

図51　直腸の構造（横から見た図）

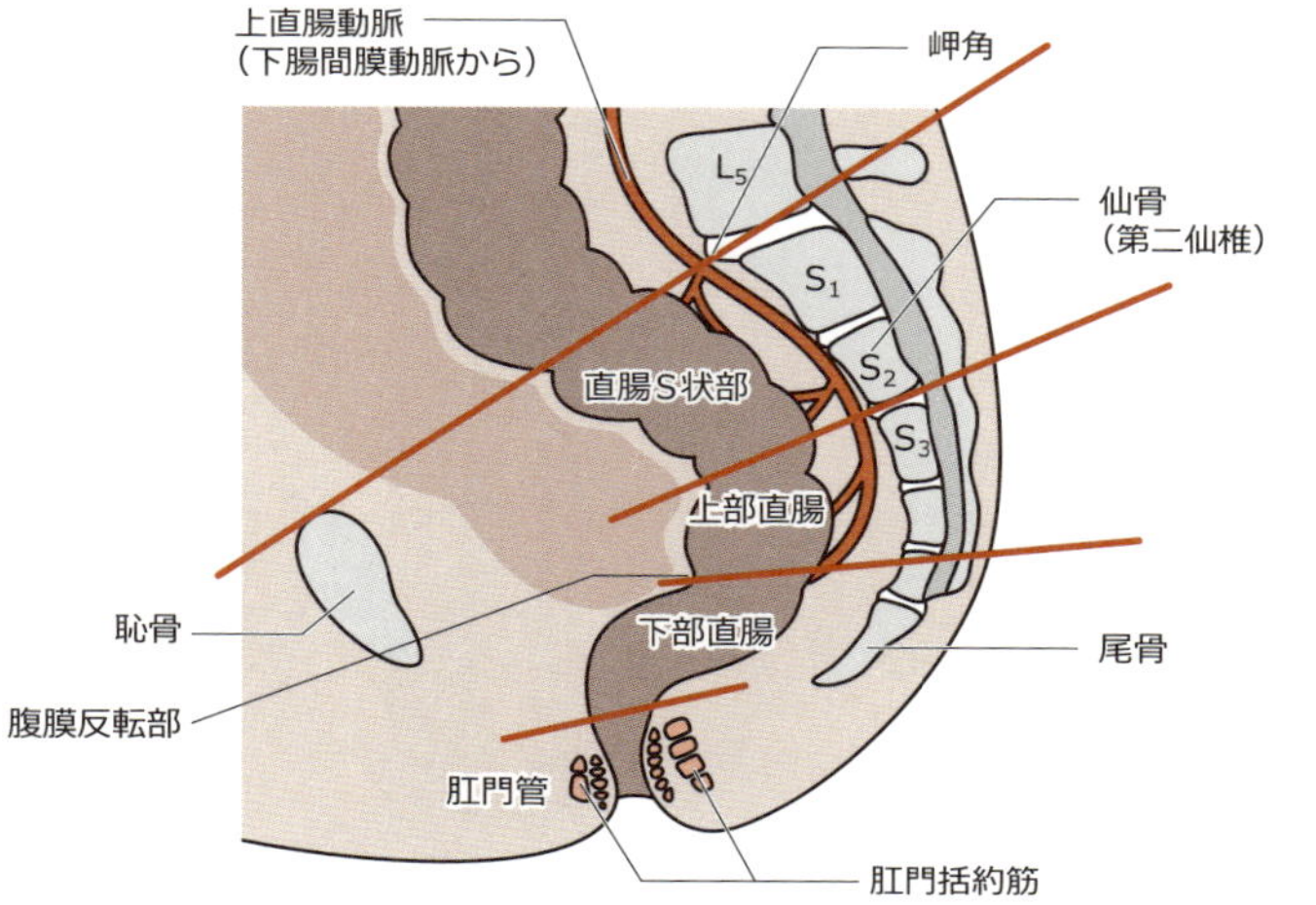

直腸は、直腸S状部、上部直腸、下部直腸に分けられる。

直腸がんの手術（直腸S状部がん、上部直腸がん）

直腸は、直腸S状部、上部直腸、下部直腸に分けられます（図51）。腰のあたりの背骨に岬角《こうかく》という突起があります。岬角と恥骨の上縁を結ぶ線の下から第二仙椎下縁までが直腸S状部です。そして、第二仙椎下縁から腹膜反転部までが上部直腸、腹膜反転部より下が下部直腸です。腹膜反転部は腹膜が折り返している部分です。腹膜反転部より口側か肛門側かで、腸管の構造が異なるため、上部直腸と下部直腸を分ける目安とされています（直腸S状部・上部直腸には腸管に漿膜《しょうまく》があるが、下部直腸・肛門管には漿膜がない）。

まずは、がんが直腸S状部、上部直腸にある場合の手術方法について説明します。

◎直腸S状部がん、上部直腸がんのリンパ節郭清度

直腸S状部がん、上部直腸がんのリンパ節郭清度は、結腸がんと同様に、壁深達度に応じてD0、D1〜D3で行われます（☞p.95参照）。一方、下部直腸がんの場合は、領域リンパ節に側方リンパ節（骨盤壁方向に進展するリンパ節）を含めるところなどが異なります（☞p.108参照）。

◎直腸S状部がん、上部直腸がんの手術方法

直腸S状部がん、上部直腸がんでは、がんから口側に10cm、肛門側に3cmが切除範囲とされます。肛門側の切除範囲が短いのは、肛門側へのがんの進展は非常にまれであるためです。

手術の方法には、前方切除術、低位前方切除術などがあります（図52）。

前方切除術は直腸S状部がんに用いられ、前方、つまりおなか側からアプローチする手術です。図52に示す通り、がんを含めて腸管を切除し、残った腸管をつなぎます。上部直腸がんでは、低位前方切除術が一般的に行われます。低位前方切除術は、吻合部が腹膜反転部より肛門側になる場合に行います。

吻合部が肛門に近い低位前方切除術では、排便機能障害を起こすリスクは高いと言えます。

直腸がんの手術（下部直腸がん）

ここからは、下部直腸がんの手術を見ていきます。

下部直腸がんも、結腸がんや直腸S状部がん、上部直腸がんと同様に、壁深達度によりリンパ節郭清度がD0とD1～D3で定められています（☞p.95参照）。

異なるのは、D0（リンパ節郭清なし）の方

図52　前方切除術と低位前方切除術

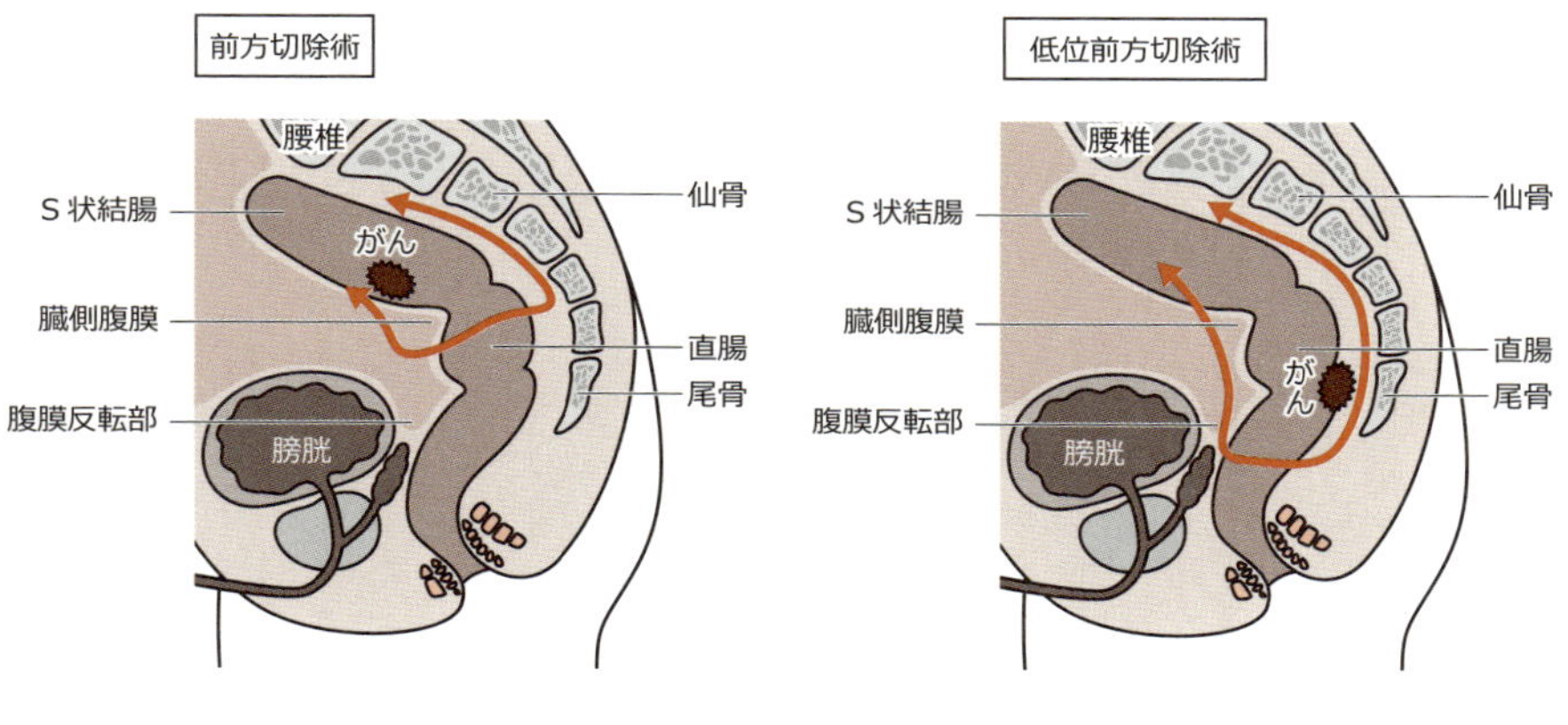

前方切除術は腹側から、手術部位にアプローチする方法。低位前方切除術は手術後の吻合部位が、腹膜反転部より肛門側に位置する場合に用いられる。

法に局所切除術が用いられる点と、進行がん（粘膜下層〔ＳＭ〕を越えて浸潤するがん）で行われるＤ３郭清に、骨盤壁方向のリンパ節である側方リンパ節郭清が含まれる点です。それぞれを説明します。

◎早期がんの場合

早期がん、つまりcTis（Ｍ）がん、cT１（ＳＭ）軽度浸潤がんに対しては、結腸がんでは内視鏡治療が行われますが、下部直腸がんでは、内視鏡治療または局所切除術のいずれかが選択されます。

局所切除術は、がんと直腸壁の一部分を切除する方法で、内視鏡治療と同様にリンパ節郭清をしません。手術後は、細胞を顕微鏡で調べて、がんの取り残しはないか、リンパ節転移の可能性はないかなどの病理診断をします。この基準も内視鏡治療後の病理診断と同様で「垂直断端陽性」「ＳＭ浸潤度１０００μm（１mm）以上」「脈管侵襲陽性」「低分化腺がん、印環細胞がん、

図53　局所切除術

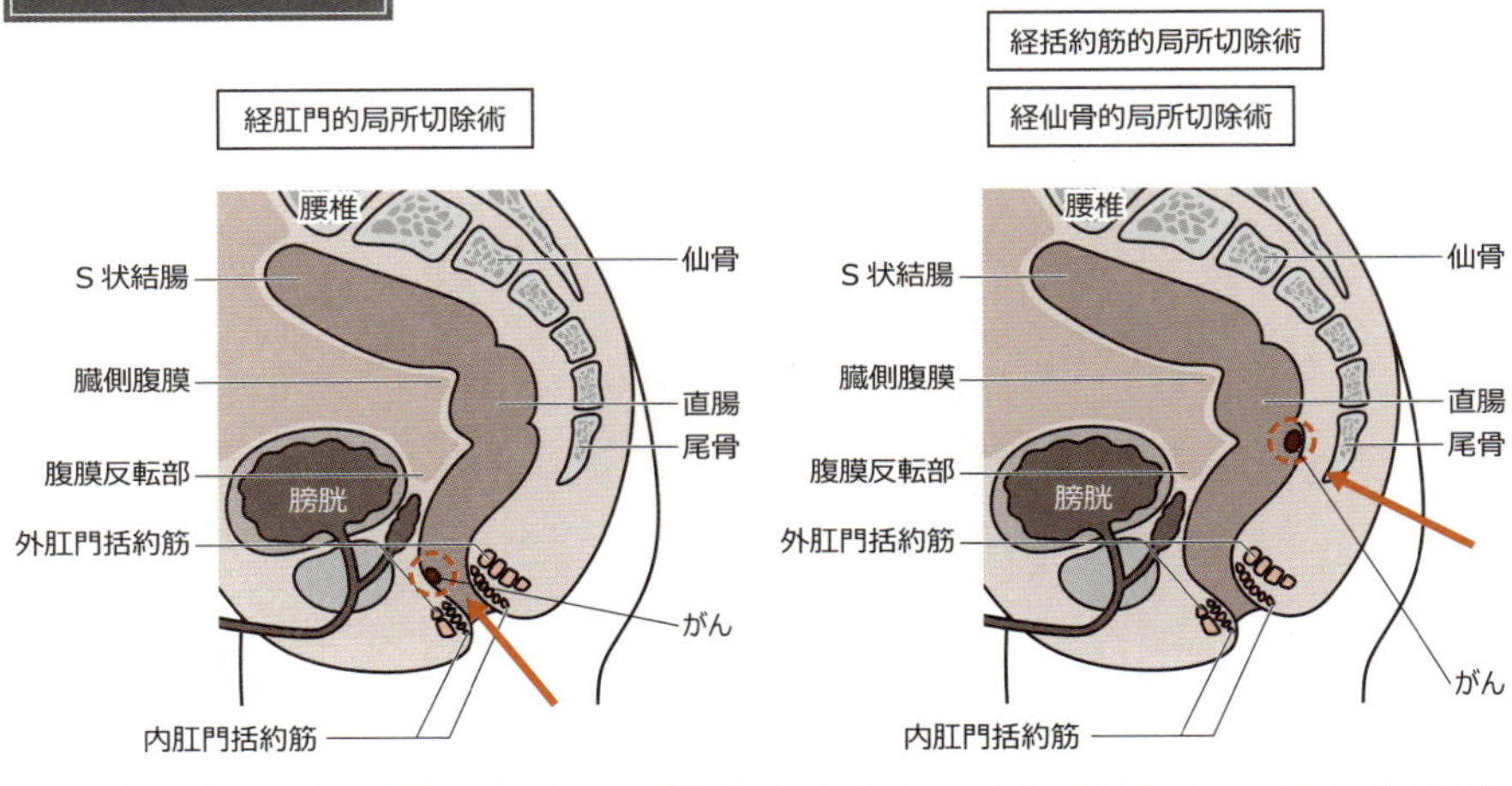

腸管を切除・吻合せず、がんを局所的に切除する方法。肛門側からがんにアプローチする経肛門的方法とお尻側から切り開いてがんにアプローチする経仙骨的・経括約筋的方法がある。赤い囲みが切除範囲。

粘液がん」などです（☞p.90参照）。病理診断の結果、追加の外科手術が必要になる場合があります。

局所切除術には、経肛門的局所切除術、経仙骨的局所切除術、経括約筋的局所切除術があります（図53）。経肛門的局所切除術はがんが肛門近くにある場合に用いられ、肛門から手術器具を挿入してがんを切除する方法です。一方、経仙骨的局所切除術は腰あたりの仙骨という骨の近くを切開して行う方法です。経括約筋的局所切除術は外肛門括約筋を切開して、経仙骨的局所切除術と同様の手術を行います。

◎進行がんの場合

固有筋層（ＭＰ）に浸潤したがんを進行がんと言います（☞p.68参照）。進行がんには、腸管傍リンパ節、中間リンパ節、主リンパ節からなる領域リンパ節を切除するＤ３郭清を行うと説明しました※（☞p.95参照）。

※進行がんのうち、Ｔ２についてはＤ２郭清とすることがある。

図54　下部直腸がんのＤ３郭清

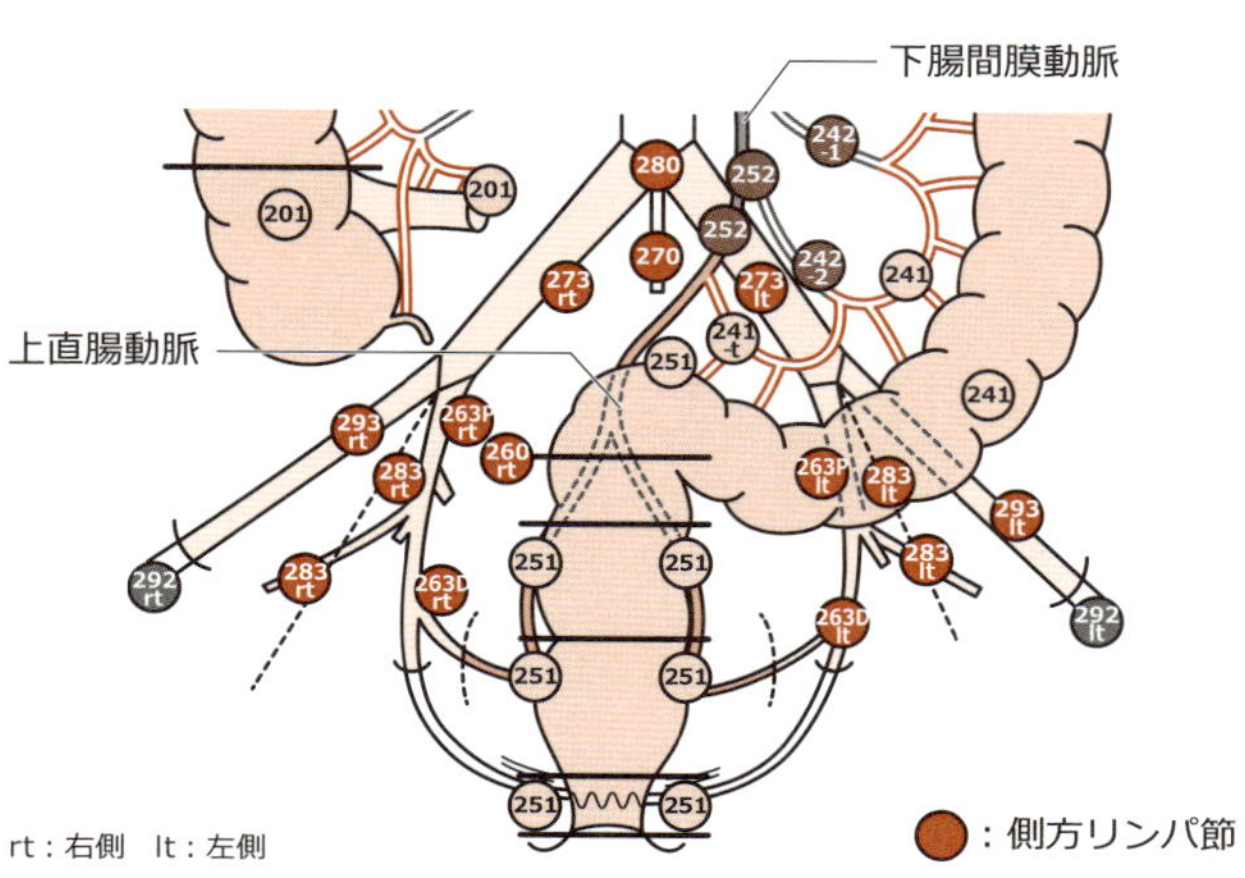

下部直腸がんでは、側方の領域リンパ節（２６３D、２６３P、２８３、２７３、２９３、２６０、２７０、２８０）がすべて郭清された場合をＤ３郭清としている。

下部直腸がんでは、主リンパ節だけでなく横方向（骨盤方向）のリンパ節である側方リンパ節も郭清範囲に含まれます。これは、下部直腸がんでは、16～23％の患者で側方リンパ節に転移を有し、完全にリンパ節郭清ができた症例では、40～50％で5年生存が得られることがわかっているからです。

下部直腸がんでは、側方の領域リンパ節（263D、263P、283、273、293、260、270、280）がすべて郭清された場合をD3郭清としています（図54）。

◎下部直腸がんの外科手術

下部直腸がんの外科手術には、前述した局所切除術のほか、直腸切断術、超低位前方切除術、括約筋間直腸切除術（ISR）があります。

直腸切断術は、考案した医師の名前からマイルズ手術とも呼ばれています。がんが肛門の近くにある場合に行われ、直腸と一緒に肛門を含めて切除する方法です（図55）。手術後は切除した肛門の代わりに人工肛門（ストーマ）を作ります。人工肛門は、左下腹部に穴をあけ、S状結腸の端と腹部の皮膚をつないで作り、肛門があった部分は、縫合して一本の線のようになります。

超低位前方切除術は、低位前方切除術よりも肛門に近い側で切除し吻合する方法で、肛門を温存することが可能です。肛門からの距離が4～6㎝離れていることがその適応の基準とされます。

括約筋間直腸切除術は、超低位前方切除術に加えて、内肛門括約筋を切除し、外肛門括約筋を温存する方法で、より肛門に近い病変でも切除をし、肛門温存が可能となる方法です。

図55　直腸切断術（マイルズ手術）と人工肛門

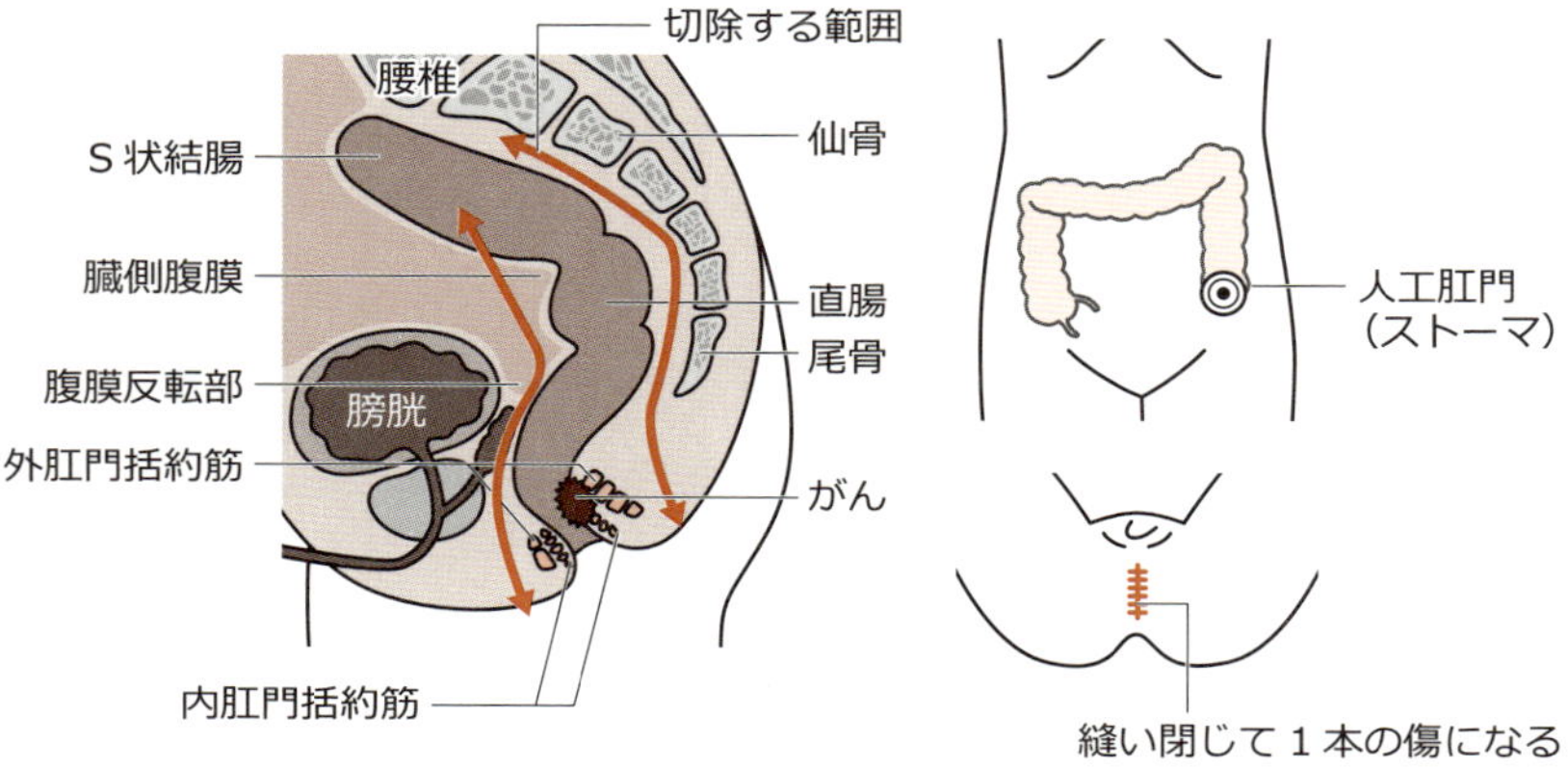

直腸と肛門を一緒に切除する方法。術後は肛門の代わりとなる人工肛門が必要である。

日本と海外で異なる治療方針

日本と海外で、下部進行直腸がんの手術方針が異なっています。

日本では、側方リンパ節郭清を伴う外科手術を単独で行います。一方、海外では、側方リンパ節郭清なしの外科手術に加えて術前化学放射線療法（薬物療法と骨盤への放射線照射を手術前に行う）が行われています。なぜこのような違いがあるのでしょうか。

海外においては、かつて側方リンパ節の一部を郭清する手術（aorto pelvic lymphadenectomy）が行われたものの、リンパ節転移例は全身性の疾患であるとの考え方からその有用性

◎肛門を残すか、人工肛門にするかの判断

「肛門を残せるのなら残したい」とほとんどの患者さんは考えます。

近年、超低位前方切除術、括約筋間直腸切除術（ＩＳＲ）が普及することで、直腸がんの約８割で肛門括約筋を温存し、人工肛門を避けることが可能となりました。

しかし、がんと肛門までの距離が短い場合に、肛門を残すか、残さないかの判断は容易ではありません。無理して肛門を残すと、がんを取り残すリスクが高まるためです。また、吻合部が肛門に近いほど、肛門が機能しない可能性が高くなります。肛門を残しても機能せずに便漏れを起こして、かえって日常生活に支障を来すこともあります。そこでガイドラインでは、括約筋温存の適応として、「腫瘍学的に遺残のない切除（取り残しなく切除できる）」「術後の肛門機能が保たれること」を必要条件としています。

また、ＩＳＲについて、がんから肛門側の切離

は否定されました。また、自律神経が下部直腸周囲に張り巡らされているため、術後合併症が多く起こったことなどの理由により、1980年代より徐々に行われなくなりました。これに代わったのが術前化学放射線療法で、治療成績が徐々に向上していきました。対する日本では、側方リンパ節郭清の手術そのものが進歩し、自律神経を温存することが可能になり、術後に懸念される合併症は少なくなりました。

治療成績（生存率や局所の再発率）については、日本の側方リンパ節郭清を加えた外科手術は、海外の術前化学放射線療法＋外科手術と同等以上の結果が得られています。合併症については、45例という少数ですが、「側方リンパ節転移なし」と診断された症例に対して、外科手術に側方リンパ節郭清を行うグループ、側方リンパ節郭清を行

端（手術で切除した端）までの距離がT2・T3では2㎝以上、T1では1㎝以上という基準を示しています。

たとえば、高齢の患者さんでは、もともと肛門括約筋の機能が落ちていることがあります。このような場合には、肛門を温存する手術が実施可能であっても、しないという選択もあるのです。

わず外科手術のみのグループで比較した研究があります。この研究では、側方リンパ節郭清を実施しないグループで、排尿障害や性機能障害が少ないことが示されています（ただし少数例での検討のため、異議もあります）。一方で、術前化学放射線療法には、腸管障害、排便機能障害、性機能障害などの副作用が起こるとの研究もあります。さらに、側方リンパ節郭清を行うグループは行わないグループに比較して、有意に骨盤内再発が少ないとの報告があります。

このように、日本と海外の治療方針のどちらが優れているのかは、まだ結論が得られていない状態です。

参考資料：Bacon HE. Cancer of the Colon, Rectum and Anal Canal. J. B. Lippincott Company, Philadelphia, 1964.
Stearns MW Jr, et al. Dis Colon Rectum 2(2): 169-172, 1959.
金光幸秀：癌と化学療法 43(11): 1352-1356, 2016.

セカンドオピニオン
事例5

■人工肛門をすすめられたが、肛門は本当に残せない？

質問 88歳、女性です。下部直腸がんを指摘され、手術をすすめられました。肛門を温存して腸を吻合するのではなく、病巣を切除して人工肛門を造設する手術をすすめられました。本当に人工肛門の手術が必要なのでしょうか。

回答 直腸がんの手術では肛門近くで腸吻合を行う場合に、術後の頻便が問題になります。多い場合は1日に6〜7回の排便が起こることや、下痢便になることもあります。この場合、高齢者で肛門のしまりが著しく弱い場合は、失禁となり、日常生活に著しい障害を起こすことがあります。このような場合を考慮して、病巣の切除を行い、肛門は温存しますが、直腸の吻合はせず、直腸の切り口は閉じてしまい、S状結腸で人工肛門を作る手術を選択することがあります。パウチという袋をつけることになりますが、夜間や外出時の便失禁はなく、パウチの処置に慣れることができれば、日常生活は問題なく送ることができます。高齢で寝たきりの患者さんや何らかの原因で車椅子生活の患者さんにおすすめできる方法であると考えています。

（都立駒込病院外科部長・高橋慶一）

知っておきたい経済的な支援制度

がんになれば、治療・検査にお金がかかります。3割負担の患者さんでは、おおよそ下表の窓口負担が必要になります。また、仕事が継続できず収入が減る方、治療が継続できるかを心配される方もいると思います。しかし、治療を諦める必要はありません。経済的な問題を解消するための社会保障制度に高額療養費制度、傷病手当金、障害年金などがあります。

●高額療養費制度

公的保険が適用になる医療は、通常、1～3割を自己負担します。この自己

窓口負担料　3割負担の場合（体重60kg・体表面積1.7m²）			
大腸内視鏡検査	約3,000円	注腸造影検査	約4,000円
X線検査	約2,000円	腹部超音波検査	約1,590円
CT検査	約9,000円	MRI検査	約9,000～14,000円
結腸がん手術（2週間入院）	約40万円	直腸がん手術（2週間入院）	約50万円
mFOLFOX6療法	約8万円（1ヵ月あたり）	FOLFIRI療法	約3万円（1ヵ月あたり）
ベバシズマブ	約7万～14万円（1ヵ月あたり）	セツキシマブ	約12万～17万円（1ヵ月あたり）

負担額が高額になったときに利用できる制度が高額療養費制度です。１ヵ月の自己負担額が、自己負担限度額を超えた場合に、その超過分が後日支払われます（左図）。自己負担限度額は、年齢、収入、加入医療保険等で異なります（下表および次頁の表）。

〔問い合わせ先〕
加入の公的医療保険の窓口

●傷病手当金

病気やケガなどで働けなくなったときに、所得を補償する制度です。休職している間、１日につき給与（日額）の2/3を最長で１年６ヵ月間支給されます。対象になるのは、

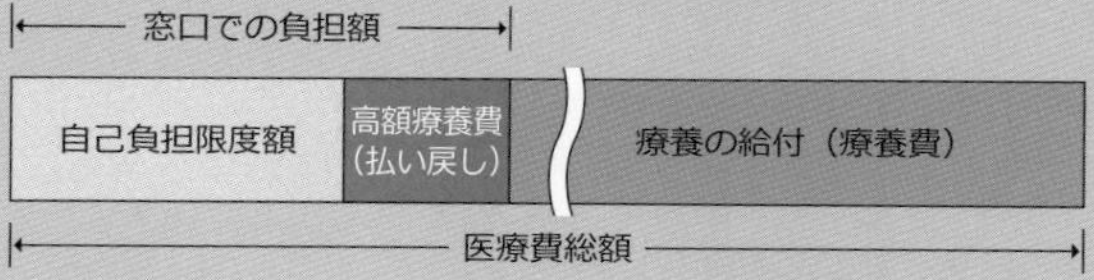

〈69歳以下の方の上限額〉

	適用区分	ひと月の上限額（世帯ごと）
ア	年収約1,160万円～ 健保：標報83万円以上 国保：旧ただし書き所得901万円超	252,600円＋（医療費－842,000）×１％
イ	年収約770万～約1,160万円 健保：標報53万～79万円 国保：旧ただし書き所得600万～901万円	167,400円＋（医療費－558,000）×１％
ウ	年収約370万～約770万円 健保：標報28万～50万円 国保：旧ただし書き所得210万～600万円	80,100円＋（医療費－267,000）×１％
エ	～年収約370万円 健保：標報26万円以下 国保：旧ただし書き所得210万円以下	57,600円
オ	住民税非課税者	35,400円

注：一つの医療機関等での自己負担（院外処方代を含みます）では上限額を超えないときでも、同じ月の別の医療機関等での自己負担（69歳以下の場合は２万１千円以上であることが必要です）を合算することができます。この合算額が上限額を超えれば、高額療養費の支給対象となります。

被用者保険の被保険者本人です。

〔問い合わせ先〕

加入の公的医療保険の窓口

●障害年金

病気やケガで生活・仕事が制限される場合に受け取ることができる年金を障害年金と言います。障害年金には、診断時に加入の年金により「障害基礎年金」「障害厚生年金」「障害共済年金」があります（国民年金では障害基礎年金、厚生年金では障害厚生年金、共済年金では障害共済年金）。人工肛門を造設した患者さんでは、これらの障害年金の対象になる場合があります。

障害年金の対象にならない軽度の疾病では、障害手当金（厚生年金）、障害一時金（共済年金）の支給を一度だけ受けられる場合があります。

〈70歳以上の方の上限額〉

適用区分		外来（個人ごと）	ひと月の上限額（世帯ごと）
現役並み	年収約1,160万円〜 標報83万円以上／課税所得690万円以上	252,600円＋（医療費－842,000円）×１％	
	年収約770万〜約1,160万円 標報53万円以上／課税所得380万円以上	167,400円＋（医療費－558,000円）×１％	
	年収約370万〜約770万円 標報28万円以上／課税所得145万円以上	80,100円＋（医療費－267,000円）×１％	
一般	年収156万〜約370万円 標報26万円以下／課税所得145万円未満等	18.000円 〔年間上限144,000円〕	57,600円
住民税非課税等	Ⅱ　住民税非課税世帯	8,000円	24,600円
	Ⅰ　住民税非課税世帯 （年金収入80万円以下など）		15,000円

注：一つの医療機関等での自己負担（院外処方代を含みます）では上限額を超えないときでも、同じ月の別の医療機関等での自己負担を合算することができます。この合算額が上限額を超えれば、高額療養費の支給対象となります。標報＝標準報酬月額。

〔問い合わせ先〕

障害基礎年金：各市区町村役場の国民年金の窓口

障害厚生年金・障害手当金：職場の担当社会保険事務所

障害共済年金・障害一時金：職場の担当共済組合事務局

●身体障害者手帳

人工肛門を造設した患者さんでは、身体障害者手帳の交付を受けられます。ただし、一時的な人工肛門を造設された場合には、対象にはなりません。身体障害者手帳があると、さまざまな助成・支援を受けることができます。利用できる助成・支援には、人工肛門装具代の給付、医療費助成、公共交通機関運賃の割引、減税などがあります。障害の程度により異なります。

〔問い合わせ先〕

各市区町村役場の窓口、福祉事務所

全国のがん診療連携拠点病院には相談支援センターが設置されています。相談支援センターには研修を受けた相談員が在籍しています。治療や病気のことだけでなく、経済的な支援制度について相談することも可能です。相談支援センターは、がん情報サービスのウェブサイトから探すことができます。(https://hospdb.ganjoho.jp/kyoten/)

消化器内科医の視点

Perspectives of gastroenterologist

小泉 浩一 先生 都立駒込病院 消化器内科部長

■大腸がんで内視鏡治療後に追加の外科手術が必要な患者さんはどのくらいいますか？

２０１７年、当院で大腸がんの内視鏡治療を行ったのは約４００例です。そのなかで粘膜下浸潤がん／pT１がん※が60例で、リンパ節転移のリスク因子である深部浸潤がん（浸潤距離が１㎜以上／pT１bがん）や、リンパ管・静脈への浸潤などがあり、ガイドラインでリンパ節の摘出を含む追加の外科手術がすすめられる症例は23例でした。しかし、実際に手術したのは10例ほどです。高齢の患者さんでは手術をしない方も多くいます。

■追加の外科手術をすべきかどうか迷うケースはありますか？

内視鏡治療では腸のなかからがん病巣を切除できますが、腸管の外側のリンパ節は切除できません。粘膜下にがんが浸潤すると、リンパ節に転移するようになります。粘膜下への微量浸潤がん（浸潤距離が１㎜まで／pT１aがん）で他のリスク因子も陰性であればほとんど転移を認めない一方で、深部浸潤がんであるpT１bがん（浸潤距離が１㎜以上）では、リンパ節転移の確率が12・5％であるという研究があり、pT１bがんではガイドラインでは追加の外科手術が推奨されています。しかし、実際には追加の外科手術を行うかどうかについて迷うことがあります。

12・5％とは概ね８人に一人、ということで高くないようにも思えますが、患者さん本人にとっては、転移があるかないか、１００％かゼロかの問題です。そこで、この12・5％をどう考えるかが重要になります。たとえばS状結腸より口側、いわ

※頭のｐは、pathology（病理学）の略。病理診断による壁深達度の評価でT1であることを示している。

転移確率12.5％で、後遺症の残る可能性が高い直腸がん手術をするかどうか。最終的には患者さんの判断になります。

ゆる結腸がんの場合は術後の後遺症はほとんどなく、手術後の入院期間も１週間程度と短いため、強く手術をすすめます。しかし、直腸がんでは手術の合併症、術後の後遺症、状況によっては人工肛門についてなど、考慮すべき問題がいくつかあるので、年齢や全身状態などと併せて総合的に考えます。

■追加の外科手術をして、実際に体内にがんが見つかったのは、何例ぐらいあったのでしょうか？

２０１７年に追加切除した10例中２例で腸の壁にはがんはないものの、リンパ節に転移を認めました。前述の12・5％の確率に近い数字です。残りの例でも顕微鏡で調べても指摘できないがん細胞が含まれている可能性も否定はできません。手術をしていない方を母数に加えると、その確率は多少変わりますが、おおむね予測される確率で転移する、すなわち再発すると考えてよいでしょう。

■ガイドラインに則って内視鏡で取りきれていると判断された場合、がんは周辺にも残っていないと考えてよいのですか？

そうです。pT１aがんの診断で内視鏡でひとかたまりに完全に取りきれて、転移のリスク因子がない場合は、追加の外科手術はせず経過観察します。ただし、先述した通り、病理診断で粘膜下浸潤１㎜以上（pT１b）の症例はリンパ節転移の確率が12・5％であり、ガイドラインでは追加の外科手術を推奨しています。しかし、１㎜を少し超える程度ではリンパ節転移が相当に少ないことから、ガイドラインの手術の推奨を1.5㎜以上とすべきという意見もあります。

■ガイドラインの「粘膜下浸潤1㎜以上」の記載が見直される可能性はあるのでしょうか？

ガイドラインには「標準的治療」という意味合いがあります。もしガイドラインが改訂され、基準を緩めたものがスタンダードになれば、全国でそれだけ再発する人が増えるということです。再発患者が増えると、「ガイドラインの改定は正しかったのか」という話になりかねません。一方で、現在のガイドラインではおよそ9割の方がしなくてもいい手術をしているという考え方もあります。2019年の改訂版では1㎜という距離は見直されませんでしたが、もう少し深くしてもよいのではという議論が続いていることは理解していただきたい点です。

■「粘膜下浸潤1㎜以上」のケースは、追加切除すれば再発のリスクはなくなりますか？

過去の研究からは、追加切除をしなければ8人に一人はリンパ節転移から再発すると予測されます。追加切除をしない場合、定期的にCT検査などで経過観察を行い、リンパ節が腫れる兆候があればそのときに手術して治癒する場合もありますが、転移が判明したときにはリンパ節だけではなく、全身に転移してがんのために死亡された方もいます。逆に追加切除後に肝臓などへの転移でがん死された方もいますので、追加切除すれば必ず治癒するということでもありません。手術することによって再発の確率を相当に低下させる、という位置づけになります。

■**転移した場合に救命できるのはどのぐらいですか？**

正確なデータはわかりませんが、患者さんに説明するときは、転移するリスクを約12・5%とし、見つかった時点で手術して救命できるのがその半分と説明しています。ただし、薬物療法で少なくとも3～5年と以前よりも寿命は期待できるようになってきています。

■**患者さんは、どういうところで迷われるのでしょう？**

結腸がんと直腸がんを分けて考える必要があります。結腸がんでは、患者さんの全身状態や持病（脳卒中、心疾患）との兼ね合いで、手術をするかどうかを迷われる方が多いと感じます。そのような条件がまったくなければ、結腸がんでは手術を選ぶと思います。一方で、直腸がんでは全身状態や持病に加えて、肛門を温存するかどうか、手術の後遺症はどうかについても考える必要があります。後遺症は排便機能だけでなく、性機能に影響することもあります。直腸がんに関しては治療を選択するうえで術式の問題は重要ですので、追加切除の必要性について話すときには外科医の説明も必ず受けるようすすめています。直腸がんの場合は、セカンドオピニオンを検討するのもよいかもしれません。

■**手術を迷う患者さんにどのように説明されているのですか？**

すべての患者さんに対してではありませんが、再発のリスクとは確率であると話します。たとえば、飛行機に乗るときに死ぬことを考えて乗りますか。飛行機は１００万フライトに１回の確率で落ちると言われています。７億円当たると思って宝くじを買いますか。当選する人はもちろんいますが２千万分の１の確率です。１００万分の一というのは、私たちはゼロに等しいと思っています。しかし10万分の１はどうでしょうか。１万分の１、１０００分の１、１００分の１、10分の１ではどうでしょうか。１００分の１がpT１aの再発リスク、10分の１がpT１bの再発リスクにあたります。これを高いととるか、低いととるかは患者さんの判断ということです。

75歳以上の患者さんには、手術そのもので体に負担をかけるのとは別の影響の可能性もあるという話をします。高齢の患者さんでは、他の病気になるリスクもあるし、手術の後遺症のリスクも高くなるのです。一方で、若い人は、家族や友人などのサポートが十分ある患者さんと、家族がいらっしゃらない患者さんでは個人差が大きいと感じます。率直な意見を求められれば、患者さんの生活に踏み込み、もし私が同じ立場だったら確率をどう考えるかという話をします。

また、「もし再発した場合は、３～５年くらいで症状が出て、５～10年くらいで命にかかわる危険性がある。しかし、今は抗がん剤などで、寿命を１年、２年とさらに延ばしていく方法がある」という説明をしています。

■家族のサポートがある場合と一人の場合で違いがあるのですか？

家族がいらっしゃる患者さんでは、より長い生を選択するメンタリティーが強いと感じます。独り身の方は、どちらかと言うと、自分が快適である、ＱＯＬ（クオリティ・オブ・ライフ＝生活の質）がよい期間が延びることを望まれる傾向があります。ただ、独り身の方でも絶対やりとげたい仕事があるからと、手術をして少しでも確率を下げることを選んだ患者さんもいました。

■他にも判断するときに、考慮したほうがよいことはありますか？

患者さんの生活、たとえば職業なども判断に影響します。以前、直腸がんで肛門を温存できるＩＳＲ（括約筋間直腸切除術）という術式が可能と考えられた患者さんで、後遺症として便失禁のリスクについて説明したところ、最初からＩＳＲではなく人工肛門を選択された方が二人いました。一人はシェフで仕事中に絶対トイレに行けない。失禁なんてとんでもない。もう一人は漁師。時合（魚の活動が高まる時間帯）になったらトイレには行けないし、船で失禁したら仕事になりません。その二人は迷わず人工肛門を選択しました。治療の選択はその人の生活、人生に向き合う必要があります。だからこそ、患者さんと医師の信頼関係は重要だと感じます。

■身体的には手術ができる状況なのに、手術を選択しない人はどのぐらいいるのでしょうか？

おおむね50：50（半々）と思ってくださっていいかな。ただ、私のところは、ご高齢などで内視鏡治療で済ませたい患者さんが他院の外科から紹介されることが多いので、他の病院よりも手術を選ぶ割合が少ないかもしれません。手術を選択しなかった患者さんのなかには、再発がなく「手術しなくてよかった」という患者さんもいますし、再発して「手術すべきだった」と後悔する患者さんもいます。

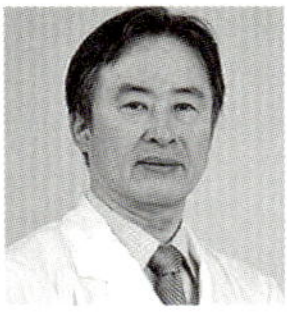

小泉 浩一　こいずみこういち

山形大学医学部卒業後、山形大学医学部附属病院、財団法人癌研究会附属病院を経て
2004年より都立駒込病院。2011年から同院消化器内科部長。
専門は大腸腫瘍の診断と内視鏡治療。日本内科学会指導医・総合内科専門医等。

■最終的には、患者本人が判断するしかないのでしょうか。

そうですね。最終的に決めるのは患者さん本人です。こちらは判断に必要な情報をすべて患者さんに提供し、質問があれば答えます。ご家族は「手術して少しでもリスクを少なくしたほうがいい」と言うことが多いです。しかし、術後に後遺症があれば、大変になるのは患者さん本人です。周囲の助言は参考にするにしても、本人が納得することが重要です。決めるのは患者さん本人でなければなりません。もちろん「先生ならどうされますか？」と聞かれた場合には、自分の考えを答えます。しかし、それが正解かはわかりません。すべては確率の問題です。

この他、手術を行うかどうかで悩む例には〝カルチノイド〟があります。カルチノイドは内分泌腫瘍（NET）とも呼ばれるもので、多くが下部直腸に発生します。脈管侵襲が遠隔転移のリスク因子の一つであり、ガイドラインで手術適応とされています。しかし、手術となると肛門機能に影響する後遺症の確率は高くなりますから、内視鏡治療後の追加手術の是非については、セカンドオピニオンに行っても意見が分かれることがしばしばです。同じ病院の外科と内科でも異なることがあるほどです。確率は20％前後と高くはないのですが、カルチノイドが再発した場合は、肝転移として発見されることが多く、転移後の性質はより悪性になっています。今はいくつか薬はありますが、肝転移すれば抗がん剤の効果は限られています。「転移の確率は低く、後遺症を避けたいので手術しない」、「転移の確率は低いが転移すれば治療が困難になるので手術する」のいずれも正解であり、患者さんが決めるしかないのです。

5

大腸がんの治療
ステージⅣ

大腸以外にがんが転移した「ステージⅣ」

第5章では、ステージⅣの治療について説明します。ステージⅣとはどのような状態でしょうか。

ステージⅣの状態

ＴＮＭ分類（☞p.67参照）では、ステージⅣは大腸に発生したがんが「離れた臓器や腹膜に転移した状態」を意味します。転移とは、がん細胞が他の組織や臓器に飛び火してそこで大きくなることです（☞p.42参照）。このとき、はじめにできた大腸がんを原発巣、転移先のがんを転移巣と言います。

内視鏡検査で腫瘍が見つかり、病理診断で「がん」と診断された場合、転移がないかを画像検査でくまなく調べます（☞p.63参照）。これらの画像検査により転移が見つかった場合に、ステージⅣと診断されます。

大腸がんで転移することが多い臓器は、肝臓、肺、腹膜です（☞p.71参照）。肝臓には10・9％、肺には2.4％、腹膜には4.5％の確率で転移することがわかっています（大腸癌研究会・全国登録　２０００〜２００４年症例）。また、まれに脳や骨に転移することもあります。

ステージⅣの治療方針

ステージⅣでは、他の臓器に転移した状態ですので、原発巣である大腸がんだけでなく、転移先のがんの状態も考慮しながら、治療方針が検討されます（図56）。

まず、原発巣と転移巣のそれぞれで、「外科的に切除可能かどうか」が検討されます。切除可能とは「安全に、残すことなくがんを切除できる」という意味です。切除可否の判断については後述します（☞p.134参照）。

「転移巣と原発巣の両方とも切除可能」と判断される場合には、原発巣である大腸がんと、遠隔転移巣の両方の外科手術を行います。

「転移巣が切除不可能で原発巣が切除可能」と判断される場合は、原発巣のみ外科手術を行います。このとき、転移巣に対しては、薬物療法（☞p.157参照）や放射線治療（☞p.196参照）が選択されます。ただし、原発巣による症状（☞p.35参照）がない場合には、原発巣の切除は行わず、薬物療法や放射線治療を行うこともあります。

「原発巣が切除不可能」である場合には、転移巣の切除可否にかかわらず、薬物療法や放射線治療が選択されます。

図56　ステージⅣの治療方針

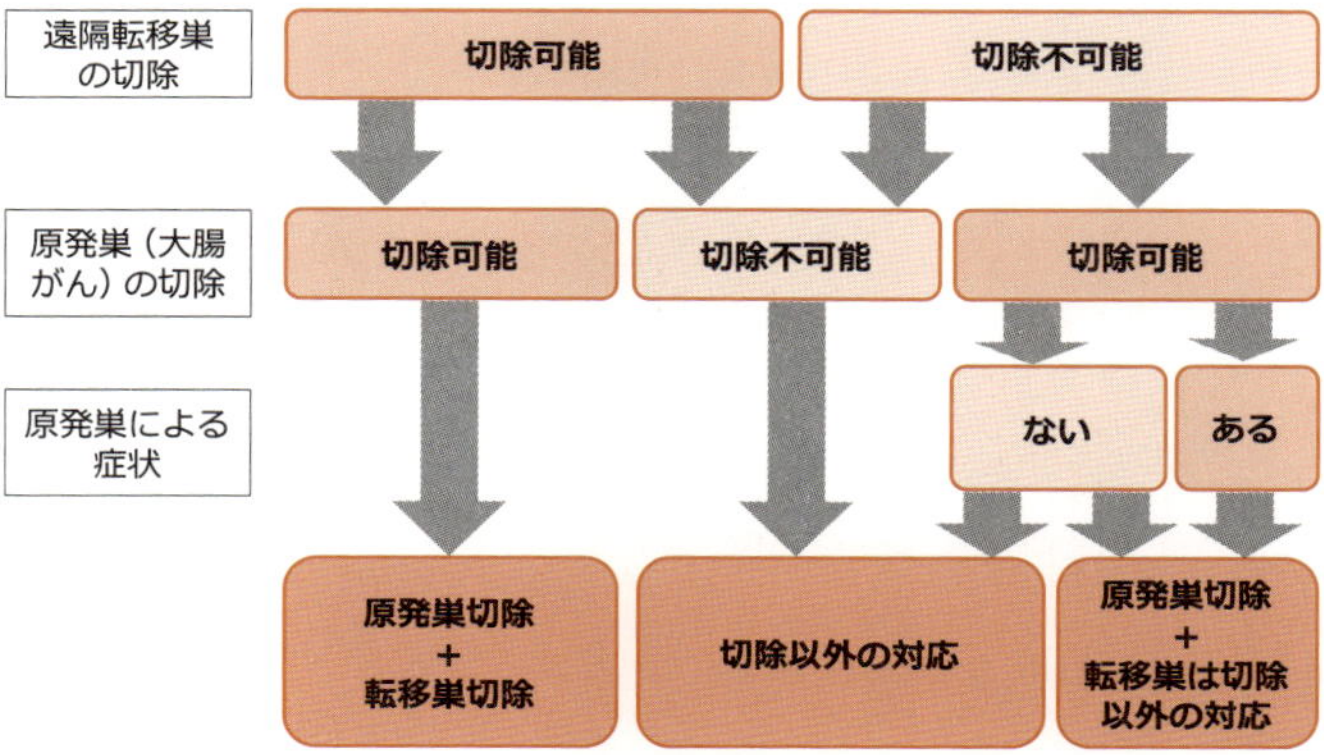

（大腸癌研究会編, 大腸癌治療ガイドライン医師用2019年版 を参考に作図）

遠隔転移巣と原発巣のそれぞれで切除の可否を判断する。

原発性の肝臓がんと転移性の肝臓がんは違うもの？

「原発性の肝臓がんと転移性の肝臓がんは同じもの」ではありません。

原発性の肝臓がんは、肝臓の細胞に発生するがんです。多くは肝細胞がんと呼ばれる種類のがんです。一方で、転移性の肝臓がんは、肝臓以外の臓器から発生したがん細胞が、血流に乗って肝臓にたどりつき、肝臓で増殖したものです。このため、転移性の肝臓がんは、原発巣のがんの性質を引き継いでいます。大腸がんの細胞は肝臓がんの細胞とは異なります。したがって、治療では、大腸がんの肝転移の場合は大腸がんの抗がん剤を、原発性の肝臓がんに対しては肝臓がんの抗がん剤を使用することになります。これは、大腸がんの肝転移に限ったことではなく、大腸がんの肺転移はもちろん、他のがんの転移でも同じ考え方です。

いちばん可能性が高い「肝転移」

肝臓とはどんな臓器か

肝転移の治療の具体的な話の前に、肝臓がどのような臓器なのかを説明します。

肝臓は、体のなかで最も大きい臓器です。成人では体重の50分の1（1～1.5kg）程度です。体の右上腹部に位置し、胃や小腸、大腸で吸収された栄養のほとんどは、血流に乗って肝臓に運ばれます。肝臓に流れ込む太い血管が門脈です。図57・58を見ていただくと、たくさんの臓器からの血管が門脈へとつながり、最終的に肝臓に集まっていることがわかります。

肝臓に流れ込む物質は、体にとって利用しやすい形に作り変えられます。また、有害な物質が肝臓に流れ込んだ場合には、解毒処理が行われ無害な物質に作り変えられます。さらに肝臓では、胆汁という消化液を作っています。胆汁はいったん胆嚢《たんのう》にためられ、胆管を通じて十二指腸に流れ出るようになっています。胆汁は脂肪の消化吸収を助けます。

このように肝臓は、体内に取り込まれるさまざまな物質を作り変える働きをしています。このため、「体の化学工場」と呼ばれることがあります（表2）。

肝臓にはもう一つ大きな特徴があります。肝臓は肝細胞で構成されています。この肝細胞の再生力は非常に強く、1/3程度を失っても元に戻ります。この再生力の強さから、ある程度のダメージを受けても症状が現れにくいため、「沈黙の臓器」とも呼ばれています。

図57　肝臓と他の臓器の位置関係

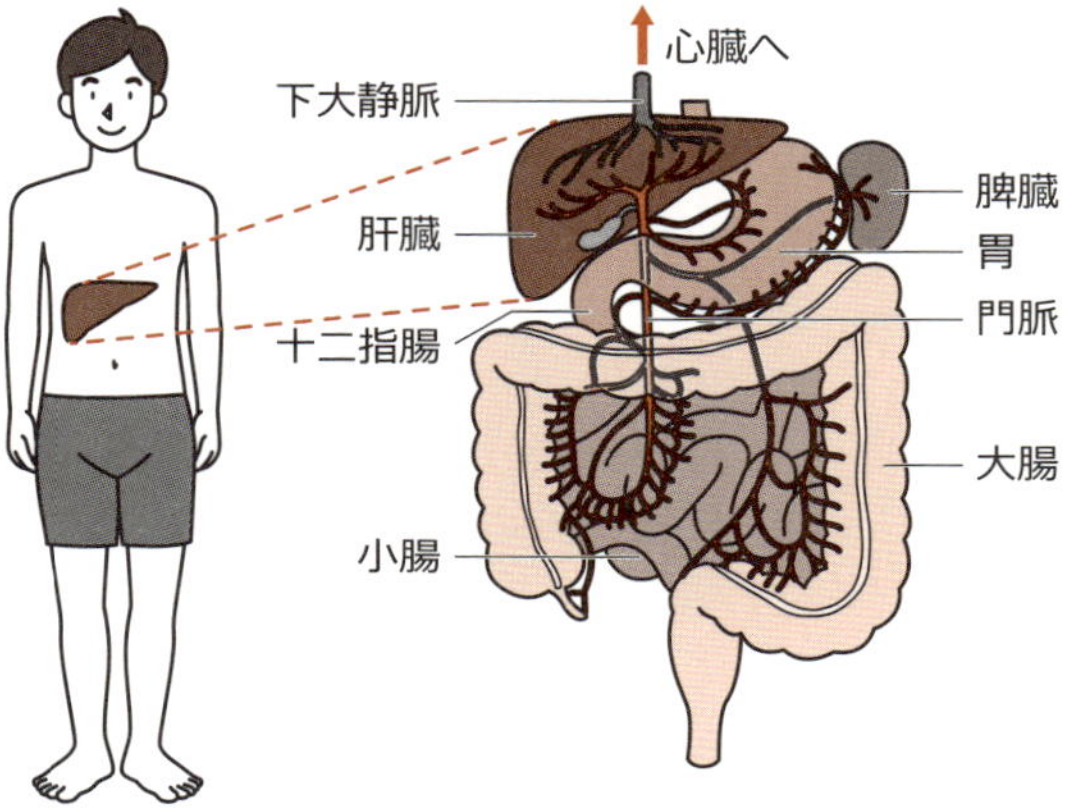

体内で最も大きい臓器が肝臓である。

図58　肝臓のつくり

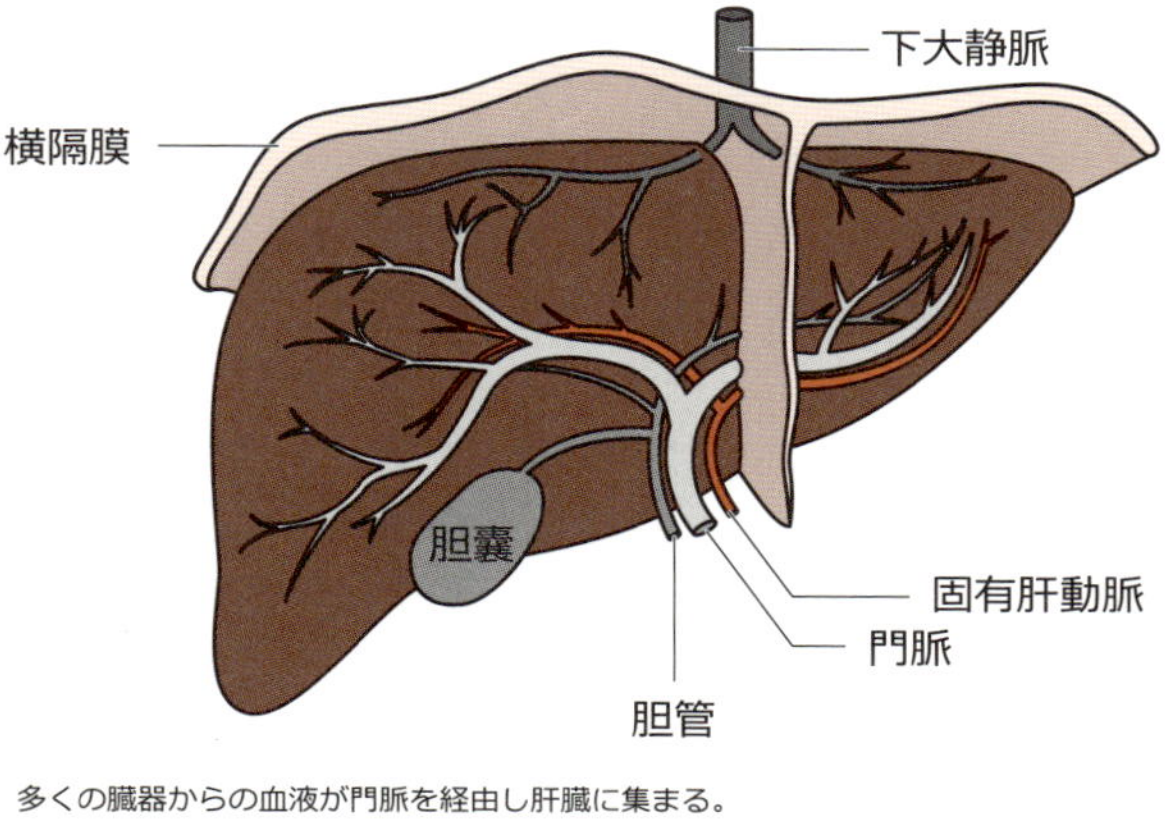

多くの臓器からの血液が門脈を経由し肝臓に集まる。

肝転移で起こる症状

肝臓は沈黙の臓器ですので、病巣が小さいと症状は起こりません。症状が起こった場合には、病巣が大きくなっている可能性があります。

肝転移で起こる症状の一つが黄疸《おうだん》です。黄疸とは、皮膚や白目が黄色がかることです。転移巣が肝臓の胆管に到達すると、胆管が圧迫されて、胆汁が十二指腸に流れ出るのが妨げられます。胆汁にはビリルビンという色素が含まれており、これにより黄色く色素沈着します。

転移がさらに進行すると、肝機能障害（肝臓の機能が低下する）が起こります。「体の化学工場」としての肝臓の機能は、血液検査のALT（GPT）、AST（GOT）、γ-GTPの数値※で調べられます。肝機能が低下することで、疲れやすい、体がだるい、食欲不振、発熱、尿の色が濃くなる、などの症状が起こります。

※ALT（GPT）、AST（GOT）の基準値は30U／L以下、γ-GTPの基準値は50U／L以下（日本人間ドック学会の基準値）。

表2　肝臓の主な働き（体の化学工場）

1. 代謝	肝臓ではたくさんの酵素が分泌されています。酵素の働きによって、食事から摂取した糖、タンパク質、脂肪は体内で利用できる形に変えられ、貯蔵されます。
2. 解毒	体にとって有害な物質（アルコールや薬など）を分解し無毒化します。
3. 胆汁	胆汁を分泌します。肝臓から分泌された胆汁は胆嚢にためられ、濃縮されます。その後、胆管を通じて十二指腸内に分泌され、脂肪の消化吸収を助ける消化液として利用されます。

また、病巣が大きくなると、上腹部のしこりを触れることがあります。背中や上腹部周辺の臓器（肝臓、胃、大腸など）が圧迫されて痛みを感じたり、腹水がたまったりすることもあります。

肝転移の治療方針

肝転移の治療では、まずは外科的切除が可能かどうかが検討されます（図59）。切除可能の場合には、原則、切除が第一選択とされています。これは、肝切除により治癒となる例が少なくないからです。

切除不可能と判断される場合には、切除以外の治療として薬物療法、放射線治療などが検討されます。これらの治療も体に負担がかかるので、治療に耐えられる状態かどうかがパフォーマンスステータス（performance status）をもとに判断されます（表3）。パフォーマンスステータスは患者さんの全身状態を0～4の5段階で表現したもので、4に近づくほど状態が悪

図59　血行性転移の治療方針

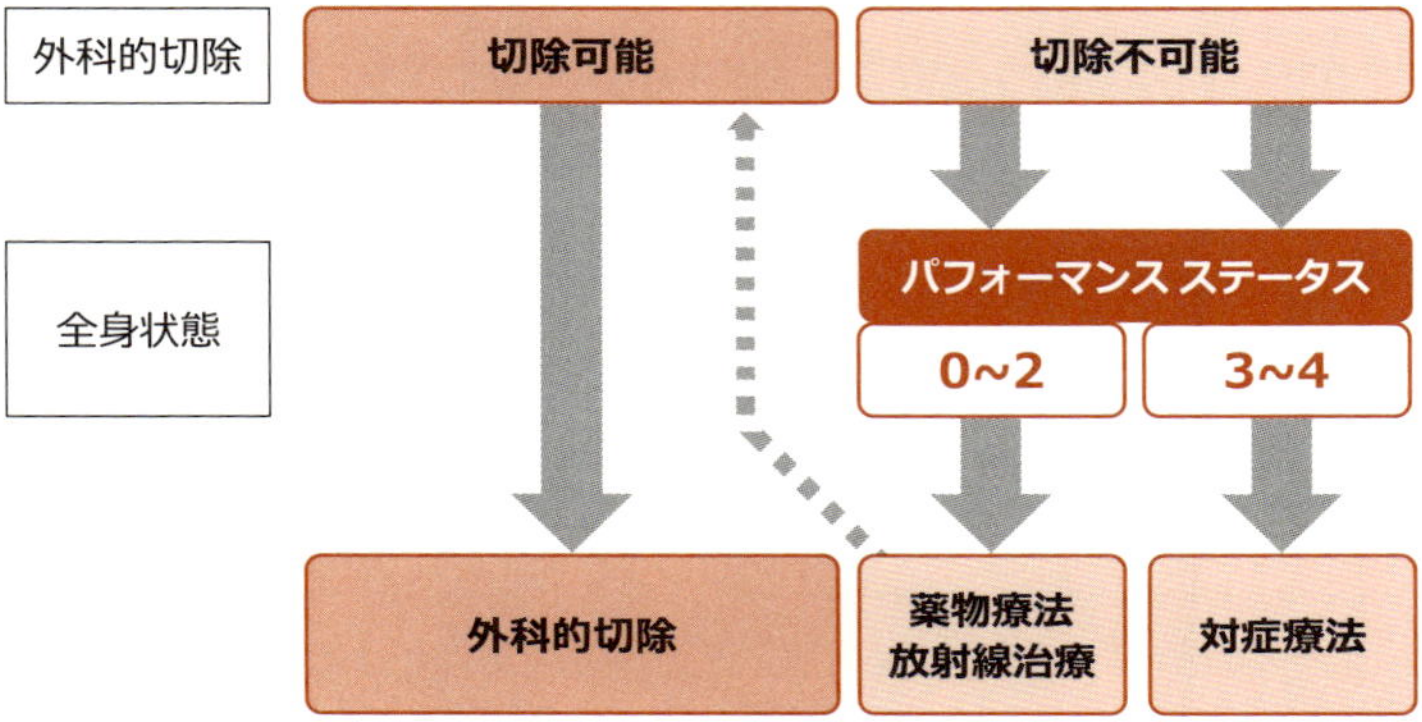

（大腸癌研究会編, 大腸癌治療ガイドライン医師用2019年版 を参考に作図）

転移例では外科的切除の可能性と全身状態をもとに治療方針を検討する。

いことを示しています。ECOGと呼ばれる欧州のがん研究グループにより発表され、世界的に用いられています。

パフォーマンスステータスが0～2の場合には、全身状態が比較的良好であり、治療に耐えられる状態と判断され、薬物療法（☞p.157参照）や放射線治療（☞p.196参照）が検討されます。パフォーマンスステータスが3～4の場合は、全身状態が低下した状態であり、対症療法（ベストサポーティブケアや支持療法とも言います）が行われます。これは、痛みや苦痛に対する治療、症状を安定させるための治療です。

肝臓の外科的切除

肝臓の外科的切除について、もう少し詳しく見てみます。

切除の方法には、肝部分切除術、区域切除術、葉切除術（肝右葉切除術、肝左葉切除術）などがあります（図60）。肝臓の機能が正常な場合

表3 全身状態の指標であるECOG パフォーマンスステータス（日本語版）

グレード	内　容
0	まったく問題なく活動できる。発病前と同じ生活が制限なく行える。
1	肉体的に激しい活動は制限されるが、歩行可能で、軽作業や座っての作業は行うことができる。（例：軽い家事、事務作業）
2	歩行可能で自分の身の回りのことはすべて可能だが作業はできない。日中の50%以上はベッド外で過ごす。
3	限られた自分の身の回りのことしかできない。日中の50%以上をベッドか椅子で過ごす。
4	まったく動けない。自分の身の回りのことはまったくできない。完全にベッドか椅子で過ごす。

（ECOG [Eastern Cooperative Oncology Group] Performance Status.
Common Toxicity Criteria, Version2.0 Publish Date April 30, 1999
http://ctep.cancer.gov/protocolDevelopment/electronic_applications/docs/ctcv20_4-30-992.pdf
日本語版：JCOG（日本臨床腫瘍研究グループ）ホームページ http://www.jcog.jp）

には、これらの手術で、肝臓全体のおよそ7割まで外科的に切除することが可能です。

肝臓の転移巣をすべて取り除くことができれば、治癒の可能性もあります。肝臓の転移巣をすべて取り除いた場合の5年生存率は35〜58％との報告があります※。

「切除可能」とは、先に説明した通り「安全に、がんを残すことなく切除できる」という意味です。具体的には、表4に示す「肝切除の適応基準」があり、これをもとに判断されています。

①は「手術に耐えられる体力があるか」、②は「原発巣である大腸がんを残すことなく手術で切除したか（手術で切除できるか）、切除していなくても症状の安定を保つことが可能か」ということです。大腸がんの手術については前章をお読みいただければと思います（☞p.94参照）。

※ Martin LW, et al. Surg Oncol Clin N Am 2000;9(4):853-76
Penna C, et al. Surg Clin North Am 2002;82(5):1075-90
Abdalla EK, et al.Ann Surg 2004;239(6):818-25

図60　肝切除の方法

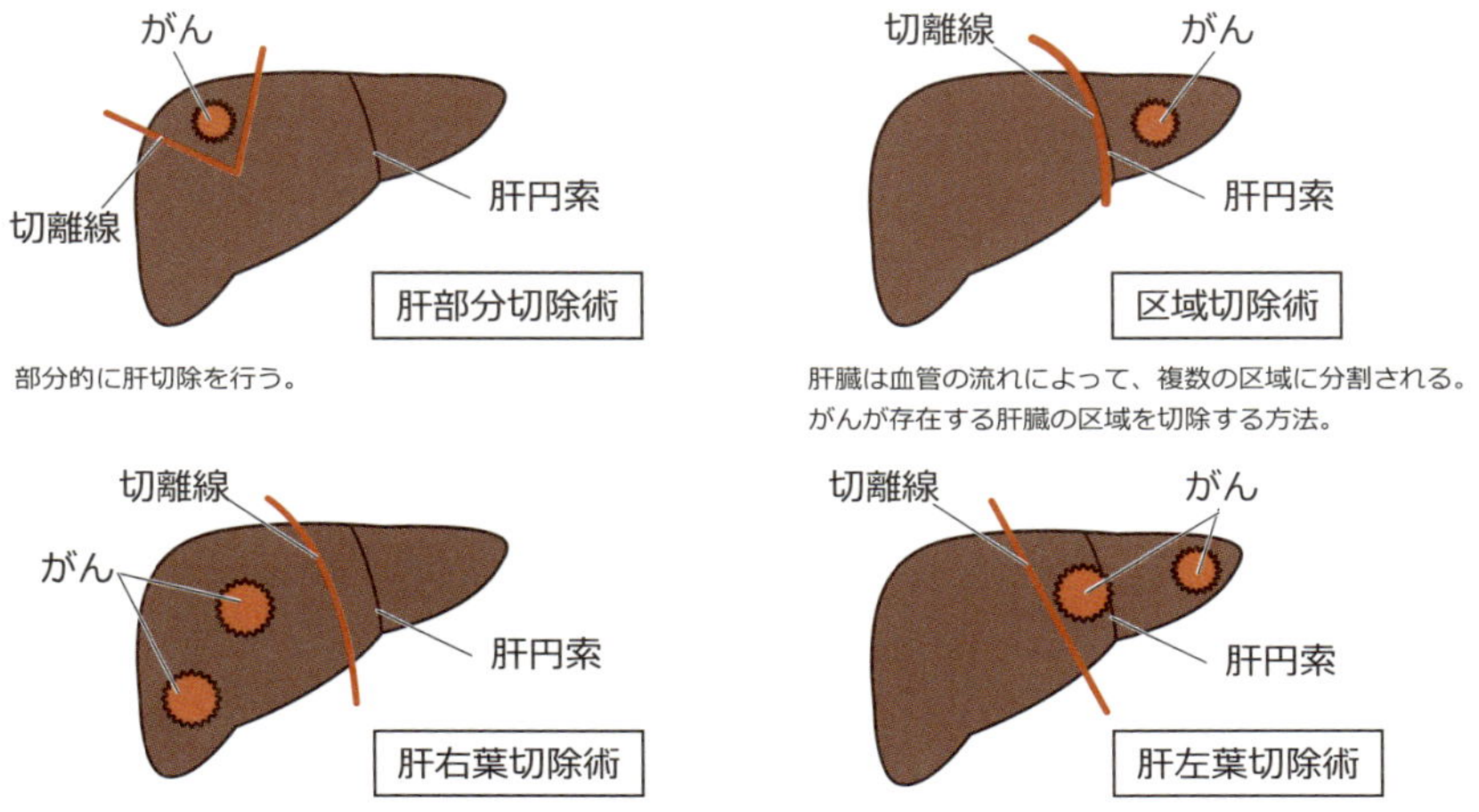

肝部分切除術：部分的に肝切除を行う。

区域切除術：肝臓は血管の流れによって、複数の区域に分割される。がんが存在する肝臓の区域を切除する方法。

肝右葉切除術：がんが右葉の複数の区域にまたがって存在する場合、右葉全体を切除する。

肝左葉切除術：がんが左葉の複数の区域にまたがって存在する場合、左葉全体を切除する。

③〜⑤は肝転移に関する項目です。③は「肝臓の転移巣を残すことなく手術で切除できるか」、④は「肝臓以外の臓器（肺、脳、骨、離れたリンパ節など）への転移はないか、あったとしても手術で切除できるか他の治療で症状の調節が可能」、⑤は「切除した後の肝臓に十分な機能を残せるか」ということで、切除後に肝臓を3割以上残せるかどうかが目安とされます（施設によって基準が異なる場合があります）。

しかしながら、転移の個数や大きさによって、切除可能かどうかの判断が難しいケースは多くあります。

表4　肝切除の適応基準

①	耐術可能。
②	原発巣が制御されているか、制御可能。
③	肝転移巣を遺残なく切除可能。
④	肝外転移巣がないか、制御可能。
⑤	十分な残肝機能。

（大腸癌治療ガイドライン 医師用 2019年版）

たとえば③と⑤について言えば、肝臓の転移巣をできるだけ大きく切除すれば、がんを取り残す可能性を少なくできますが、肝機能を維持できず肝機能不全から死に至る場合もあるかもしれません。一方で、肝機能を維持するため転移巣を小さく切除すれば、がんを取り残す可能性が高まります。

このような例では、医師によって判断が異なることもあります。

薬物療法・放射線治療

薬物療法は、抗がん剤などの薬物を経口薬や注射薬として投与する治療法です。詳細は後述しますが、大腸がんでは表8（☞p.159参照）の薬剤を複数組み合わせて用います。薬物療法によりがんが切除可能な大きさまで縮小すれば、外科手術が行われることがあります。放射線治療は、X線などの放射線をがん病巣に照射し、がん細胞の増殖を抑える治療法です（☞p.196参照）。

その他の治療法

手術が不可能で肝転移が局所（転移が肝臓のみにあって、他臓器にはない状態）に限られる場合に、肝動脈内注入（肝動注）化学療法や熱凝固療法を行うことがあります。

しかし、薬物療法の進歩から、これらの治療を行う頻度は低下しています。現在では、標準的治療が行えないなどの限られた場合に使用されます。

◎肝動注化学療法

肝動注化学療法は、肝臓に血液を供給している太い動脈（肝動脈）に、カテーテルという細い管をつないで抗がん剤を直接注入する方法です（図61）。主に5－FUなどのフルオロウラシル系と呼ばれる種類の抗がん剤が用いられます。

◎熱凝固療法

熱凝固療法は、転移巣に特殊な針を刺し、電磁波により熱を発生させてがんを凝固させ死滅させる治療法です。用いる電磁波の波長により、マイクロ波凝固法（MCT：microwave coagulation therapy）とラジオ波焼灼《しょうしゃく》法（RFA：radiofrequency ablation）の主に二つの方法があります。

図61　肝動注化学療法のしくみ

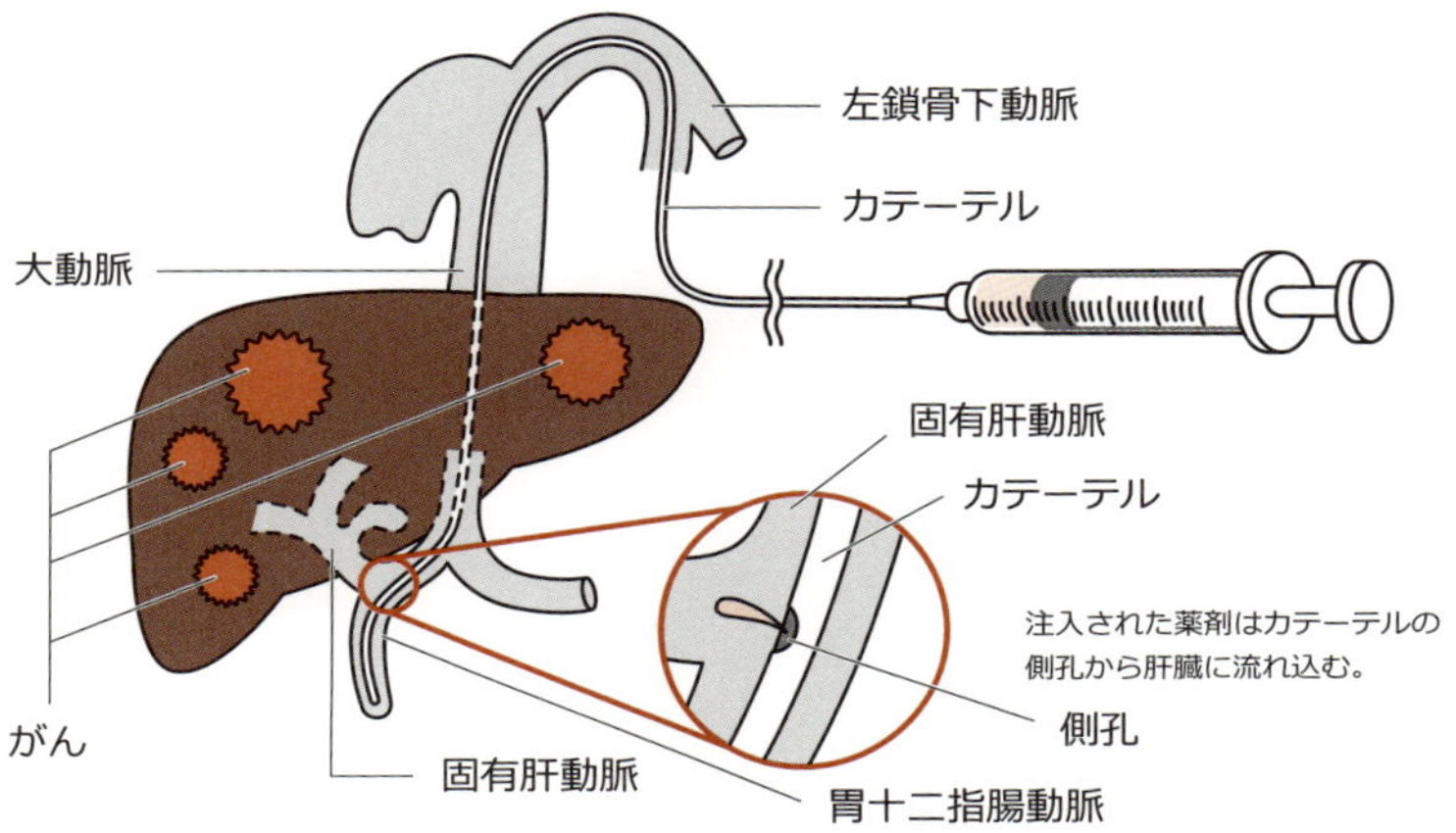

セカンドオピニオン
事例6

■肝転移で切除不能と診断。本当に手術は無理なのか？

質問 61歳、男性です。S状結腸がんを指摘されましたが、同時にCT検査で肝臓に8cm大と4cm大の肝転移を各1個ずつ指摘されました。最初の病院では切除不能であると言われましたが、本当に切除できないのでしょうか。

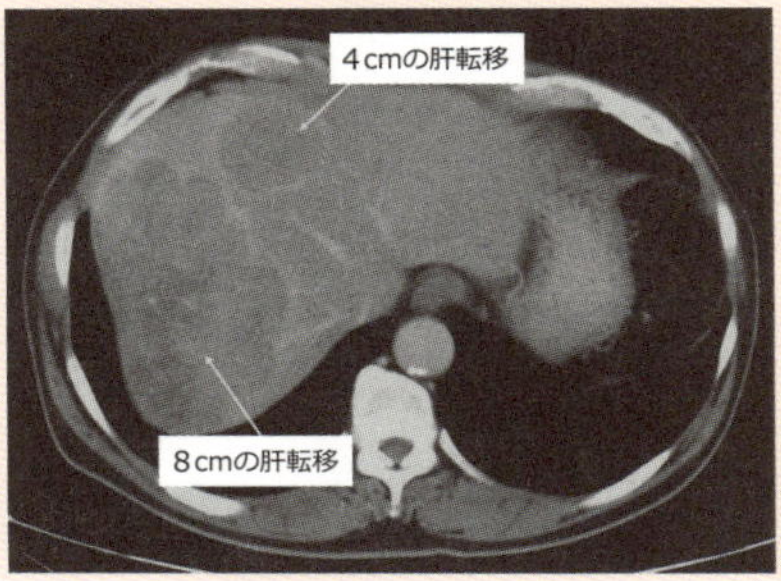

回答 CT検査では肝臓に8cmと4cmの大きな肝転移を2個認めました。MRI検査でより詳細に調べたところ、同様に肝転移は2個だけでした。肝臓の約半分を占める大きな転移でしたが、肝臓の右半分を切除（肝右葉切除）すれば、転移巣をすべて切除できる状態であると判断しました。このように肝転移に対しては、大きさだけではなく、転移の個数も大きな要素です。この患者さんでは肝臓の右半分を切除しても肝機能を維持できると考え、S状結腸がんの切除後に、時期をずらして肝切除も行うことができました。

（都立駒込病院外科部長・高橋慶一）

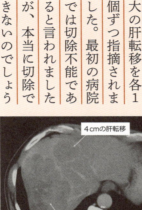

「肺転移」の治療は外科手術が第一選択

大腸がんの転移先の臓器として、肺転移も頻度が高いです。

肺の構造と肺転移で見られる症状

肺には肺胞という器官があります。息を吸うと、空気は気管を通って、肺のなかに送り込まれます。肺は気管支によって細かく分岐し、その先に肺胞があります。肺胞は、血液中の二酸化炭素を酸素に交換する働きをしています（図62）。

転移初期には症状はありません。しかし、転移が肺胞にまで及ぶと、症状として咳や痰が現れます。進行し、がんが肺の広範囲に及べば、断続的に咳や痰が続き、睡眠不足になるなど、日常生活に支障が出ることがあります。

がんが大きくなり気管を圧迫すれば、空気が肺に届きにくくなり、血中の酸素濃度が低下し

図62 肺の構造

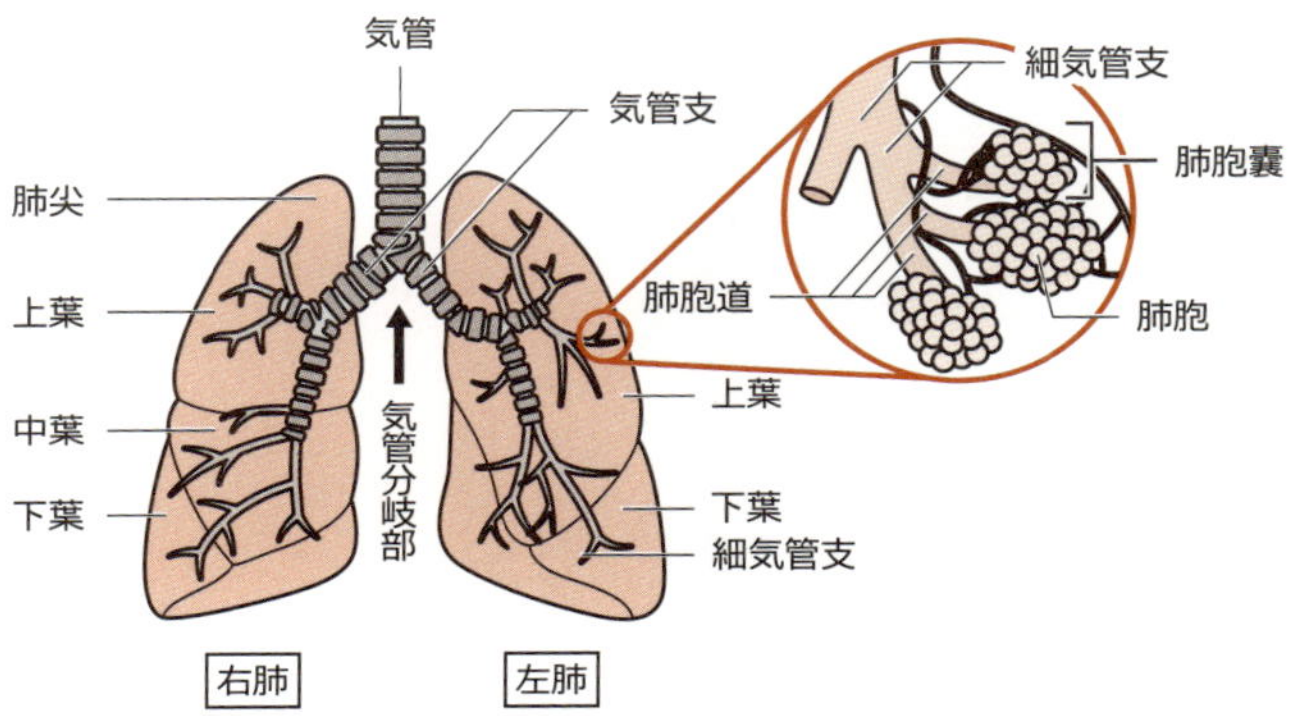

肺は気管支によって細かく枝分かれし、気管支の先端には肺胞がある。

て呼吸困難を起こすことがあります。また、がんが気管付近にまで及べば、血痰（痰に血が混じる）が出ることがあります。

肺転移の治療方針

肺転移治療の基本的な考え方は肝転移と同じです（図59、☞p.132参照）。

まずは外科的に切除可能かどうかが検討され、切除可能と判断される場合は、外科的切除が選択されます。一方で、切除不可能と判断される場合は、パフォーマンスステータス（☞p.133参照）をもとに、薬物療法、放射線治療または対症療法が選択されます。

肺切除

肺転移に対する治療は外科手術が最も有効な治療とされ、肺転移巣の外科切除後の5年生存率は30～68％と報告されています。外科的に切除可能かどうかは、表5に示す適応基準をもとに判断されます。

①は「手術に耐えられる体力があるか」、②は「原発巣である大腸がんを残すことなく手術で切除したか（手術で切除できるか）、切除し

表5　肺切除の適応基準

①	耐術可能。
②	原発巣が制御されているか、制御可能。
③	肺転移巣を遺残なく切除可能。
④	肺外転移巣がないか、制御可能。
⑤	十分な残肺機能。

（大腸癌治療ガイドライン 医師用 2019年版）

ていなくても症状の安定を保つことが可能か」ということです。③は「肺の転移巣を残すことなく手術で切除できるか」、④は「肺以外の臓器（肝臓、脳、骨、離れたリンパ節など）への転移はないか、あったとしても手術で切除できるか他の治療で病状の調節が可能」、⑤は「切除した後の肺で十分な呼吸機能を残せるか」ということです。

肺切除の方法には、部分切除（上葉部分切除、下葉部分切除）、一側肺全切除（右肺全切除、左肺全切除）、肺葉切除（上葉切除、下葉切除）などがあります（図63）。

肺切除の適応基準を満たしたうえで、転移巣の数、大きさ、位置、気管支内への進展具合などを確認し、がんからの距離が十分に確保できる手術方法が選択されます。

図63　肺切除の方法

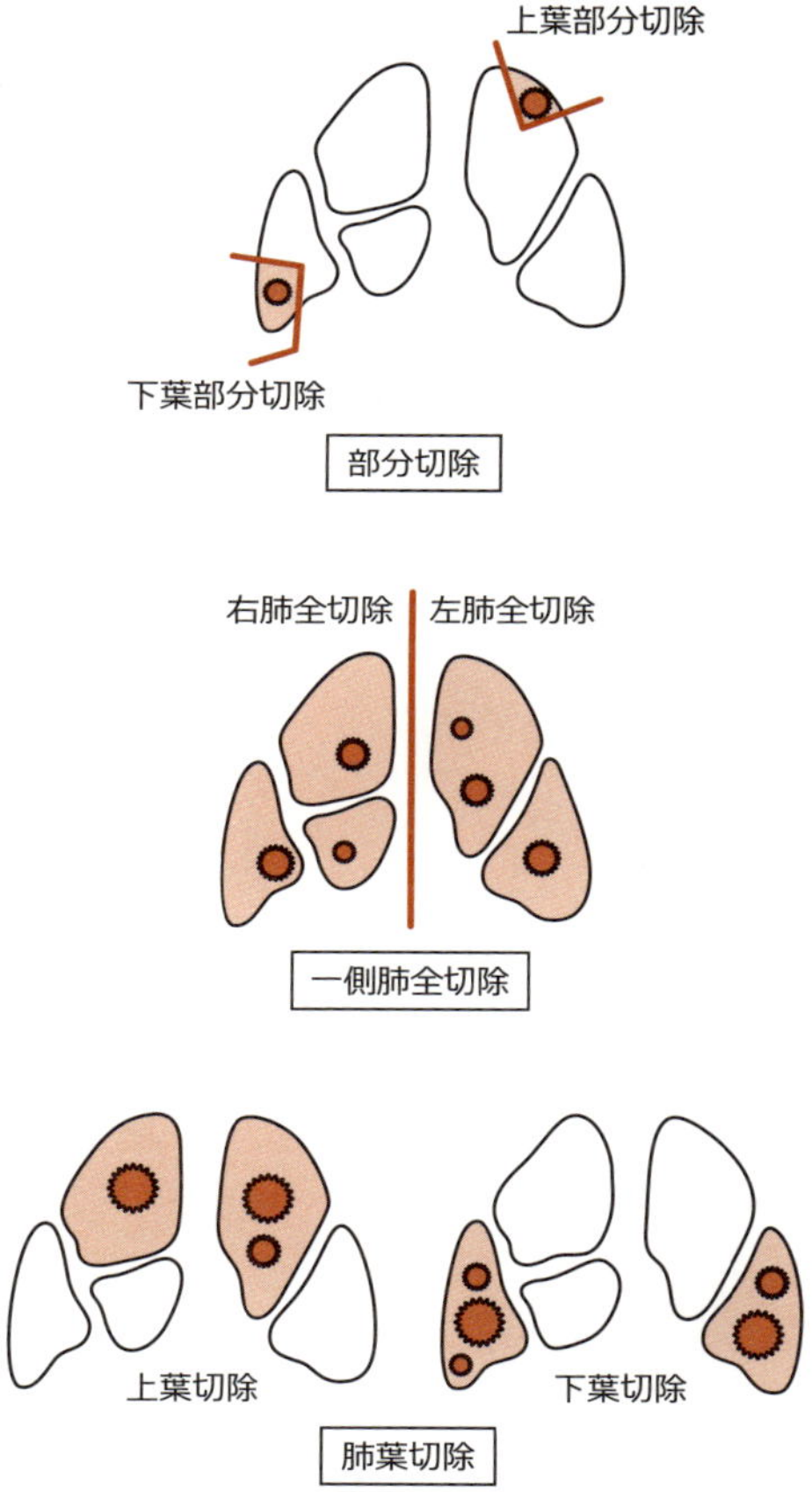

丸い部分が腫瘍。イラストの色のついている部分を切除する。

セカンドオピニオン
事例7

■肺と肝臓の両方に転移がある。両方の切除は不可能？

質問 72歳、女性です。S状結腸がんを指摘されました。CT検査で図のように肝転移と肺転移を各1個ずつ指摘されました。肝転移と肺転移を両方切除できませんでしょうか。

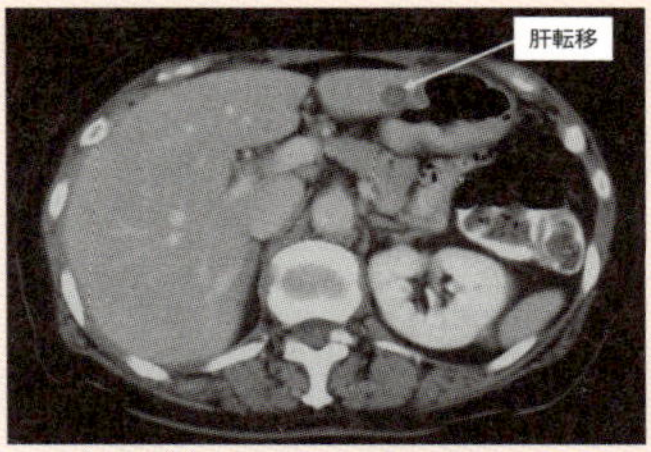

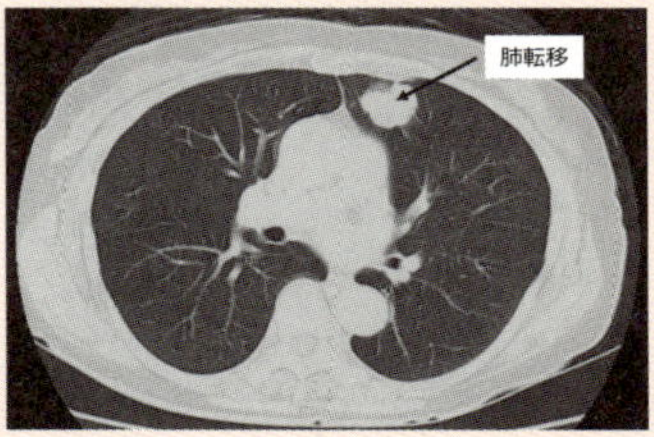

回答 S状結腸がんと同時期に肝・肺転移が見つかった場合は、画像上は肝転移も肺転移も1個ですが、真に肝・肺転移の個数が1個であるかどうかが問題になります。

転移があっても、切除可能なら切除を行いますが、転移巣すべてが切除できなければ、残った転移巣が悪化し、結局、転移巣を切除した効果が十分出ない結果となります。

この患者さんの場合、肝転移も肺転移も1個であり、それぞれ部分切除で転移巣を切除できる状態でした。しかし大腸がんと同時期に肝・肺転移が見つかった場合、微小な転移があってもCTでは指摘できない場合があります。そこで、S状結腸がんを切除後、4ヵ月ほど薬物療法を施行しました。薬物療法後の時点で、肝・肺転移はやや縮小しましたが、個数は各1個で変わらなかったため、肝部分切除、肺部分切除を行いました。転移巣切除後5年経過しておりますが、再発はありません。

このように、転移巣が複数臓器に起こっても、適応条件を厳密にして切除を行えば、治すことができます。

（都立駒込病院外科部長・高橋慶一）

内臓表面や腹壁内面を覆う膜に転移する「腹膜播種」

腹膜播種《ふくまくはしゅ》とは

腹膜は、肝臓、胃、腸などの内臓表面や腹壁の内面を覆っている膜のことです。

腹膜への転移（腹膜播種）は、肝転移に次いで多く4.5％の患者で見られます（☞p.71参照）。しかし、小さな腹膜播種は、画像検査で見つけることがきわめて難しく、CT検査で発見された時点では、かなり進行している場合があります。

腹膜播種が進行すると、腹水の貯留や腸閉塞によるおなかの張りが症状として現れます。転移が腹腔内に広く進展すると腸の蠕動《ぜんどう》も障害され、腸閉塞の症状が強くなり、腹壁全体が硬くなったり、腹痛や嘔吐が出現し、食事が困難になったりします。腹水を採取し、顕微鏡で調べる腹水細胞診という検査を行うことがあります。

腹膜播種の治療

腹膜播種の治療には、薬物療法や外科的切除、外科的切除と腹腔内温熱化学療法の併用などがあります。

腹膜播種は、程度によってP1～P3に分類されています。

ガイドラインでは、P1の腹膜播種に対し、「完全切除が強く推奨される」、P2の腹膜播種に対し、「容易に切除可能なものは完全切除を推奨する」としています（表6）。完全切除ができた症例では、切除により予後の改善が報告されています。

一方で、Ｐ３の腹膜播種に対しては、外科的な切除の有用性は確立されていません。

腹膜播種巣を腹膜と一緒に切除した後に、腹腔内温熱化学療法（HIPEC：hyperthermic intraperitoneal chemotherapy）を併用することがあります。腹腔内温熱化学療法とは、42・5～43℃の温かい生理食塩水と混合した抗がん剤を注入し、30分から1時間程度、腹腔内で撹拌させる治療法です。ただし、海外において限られた医療機関でのみ実施されており、日本ではほとんど実績はありません。現在のところ、一般の医療機関で実施可能な治療法ではありません。

表６　腹膜播種の分類と外科的切除の方針

分類 （大腸癌取扱い規約 第９版）		外科的切除の方針 （大腸癌治療ガイドライン 2019年版）
P1	近接腹膜にのみ播種性転移を認める	完全切除が強く推奨される。
P2	遠隔腹膜に少数の播種性転移を認める	容易に切除可能なものは完全切除を推奨する。
P3	遠隔腹膜に多数の播種性転移を認める	切除効果は確立されていない

近接腹膜：原発巣周辺の腹膜
遠隔腹膜：原発巣から離れたダグラス窩（腹膜反転部）や横隔膜下など、原発巣周囲ではない腹膜
Ｐ１～Ｐ２は原発巣がある場合の分類です。腹膜播種再発には適用されません。

6

再発した大腸がんの治療

再発しても治療法はある

再発とはどういうことか

手術でがんを取り除けたとしても、目には見えないくらいに小さながん細胞が残っていることがあります。これが時間とともに成長し、再び大きく増殖して現れることがあります。また、抗がん剤や放射線治療により縮小していたがんが再び大きくなったり、離れた臓器に転移してがんが現れることがあります。これが再発です。

再発と診断されると、初めてがんと診断されるよりも深刻に感じるかもしれません。しかし、大腸がんは他のがんに比べても多くの治療法が確立しています。納得した治療を選択するために、どんな状態か、どんな治療の選択肢があるのかを正しく理解することが大切です。たとえば、左記などを主治医に確認するとよいでしょう。

①再発・転移がどの臓器・どの部分にあるのか？
②がんはどの程度の大きさか？　数はいくつか？
③手術で切除は可能か？　手術後の生活に影響は出るか？
④手術ができない場合、どんな治療法があるのか？　その効果は？

再発の種類

再発にもさまざまあります。がんがもともとあった部位やその周辺で再発するのが局所再発です。手術した腸管のつなぎ目にがん細胞が残っていて、そこから再発することもあります。これを吻合《ふんごう》部再発と言います。そして、手術後に、もとのがんから離れた臓器に転移し、がんとして現れるのが遠隔再発です（図64）。また、腹膜に種を播いたようにがんが発生する腹膜播種（☞p.143参照）も再発として起こることがあります。

どのくらいの人が再発するのか

大腸がんの再発は全体の18・7％に起こります。がんのステージによってその割合は異なり、ステージが進むほどに高いことがわかっています。ステージⅠでは5.7％、ステージⅡでは15・0％、ステージⅢでは31・8％です（図65）。

そして、これら再発の80％以上が3年以内に、95％以上が5年以内に起こっています。5年を

図64 局所再発と遠隔再発

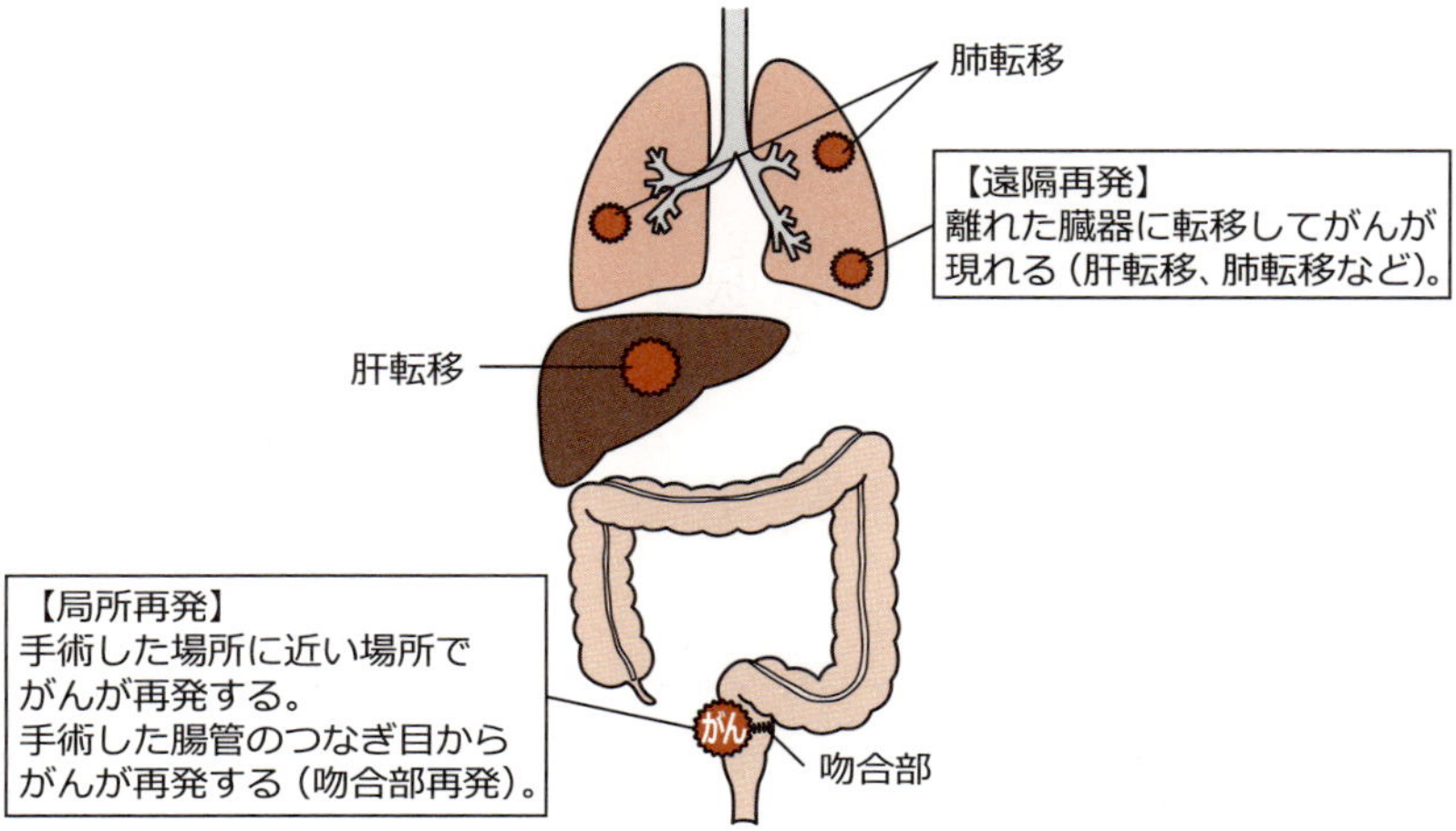

再発には主に局所再発と遠隔再発がある。

超えて再発するケースは非常にまれです。がん手術後の定期検査が5年を目安にされているのはこのためで、手術後5年間は、早期に再発を見つけるために定期的な検査が必要です。

直腸がんと結腸がんの再発の違い

再発の起こりやすさや場所は、直腸がんと結腸がんで異なっています。表7に結腸がん患者と直腸がん患者の再発割合を示します。

局所再発は、結腸がんでは0.7%、直腸がんでは4.1%であり、直腸がんで多い傾向です。これは、直腸は狭い骨盤の中に位置し、直腸周辺には排尿や性機能に関連する重要な臓器・神経があるため手術が困難であること、また、結腸に比べて直腸では余分に切除できる腸管の長さがないことなどによります（☞p.104参照）。

遠隔再発として多いのは肝臓、肺への転移です。結腸がんに比べて直腸がんでは肺への転移が多くなっています。

図65　治療切除後大腸がん患者の再発割合

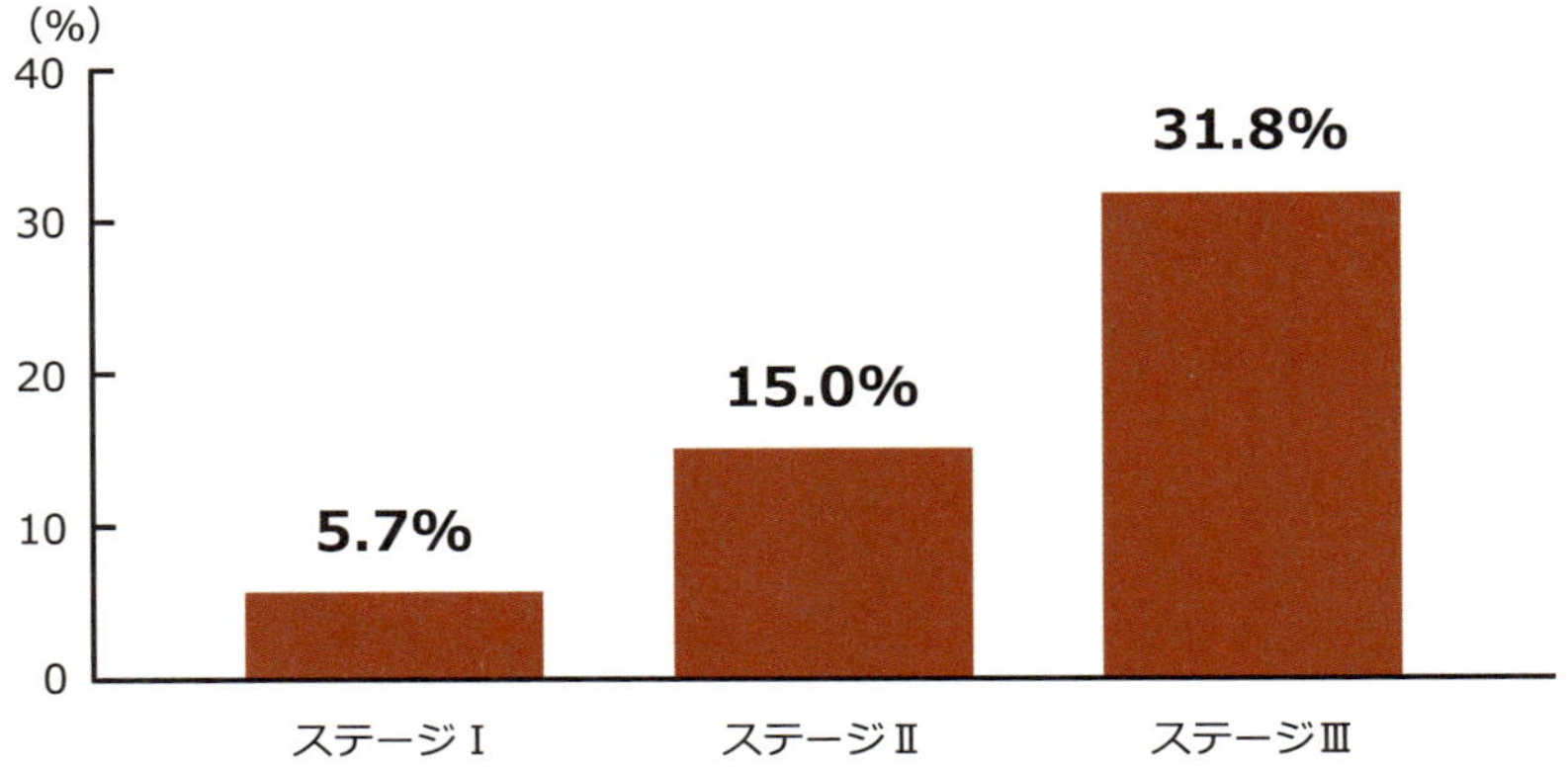

（大腸癌研究会, 全国登録 2007年症例）

ステージが進行するほど再発割合は高い。

再発した大腸がんの治療法

再発した大腸がんの治療方針

再発大腸がんの治療は、病状や進行に応じて、主に次の三つを目標に行われます。

①がんの根治を目指した治療
手術で再発した大腸がんを残すことなく取り除ける場合です。

②がんの進行を抑えるための治療
手術でがんを根治切除することは難しいが、放射線治療や薬物療法などでがんの進行を抑えることができる場合です。

③がんによる症状を和らげるための治療
症状の緩和を行う場合です。

表7　結腸がん、直腸がんの再発割合

再発部位	結腸がん（3,135例）	直腸がん（1,968例）
肝臓	7.2%	7.0%
肺	3.9%	8.1%
腹膜	2.5%	1.1%
局所	0.7%	4.1%
吻合部	1.0%	1.3%
その他	4.0%	6.1%
全体	16.0%	22.9%

（大腸癌研究会, 全国登録 2007年症例）

結腸がん、直腸がんで再発割合が異なる。

大腸がんが再発した場合には、図66の治療が検討されます。再発巣が切除可能であれば「外科的切除」を行います。切除が難しい場合は、パフォーマンスステータスなどを考慮し、「薬物療法」「放射線治療」「対症療法」を行います。また薬物療法では、がんが縮小し、切除が可能となる場合があります。

再発と診断された場合の治療として、まずは転移・再発巣を手術で取りきることができるかが検討されます。原則、一つの臓器で再発している場合に切除可能として外科的切除が推奨されますが、二つ以上の臓器で再発している場合でも、切除が可能な場合には外科的切除が行われることがあります。

切除可能かの判断は、画像診断、再発の形式や症状、身体的所見や患者さんの意向などにより総合的に判断されます。肝転移、肺転移の手術方法は、第5章を参考にしてください（☞p.125参照）。

図66　再発大腸がんの治療方針

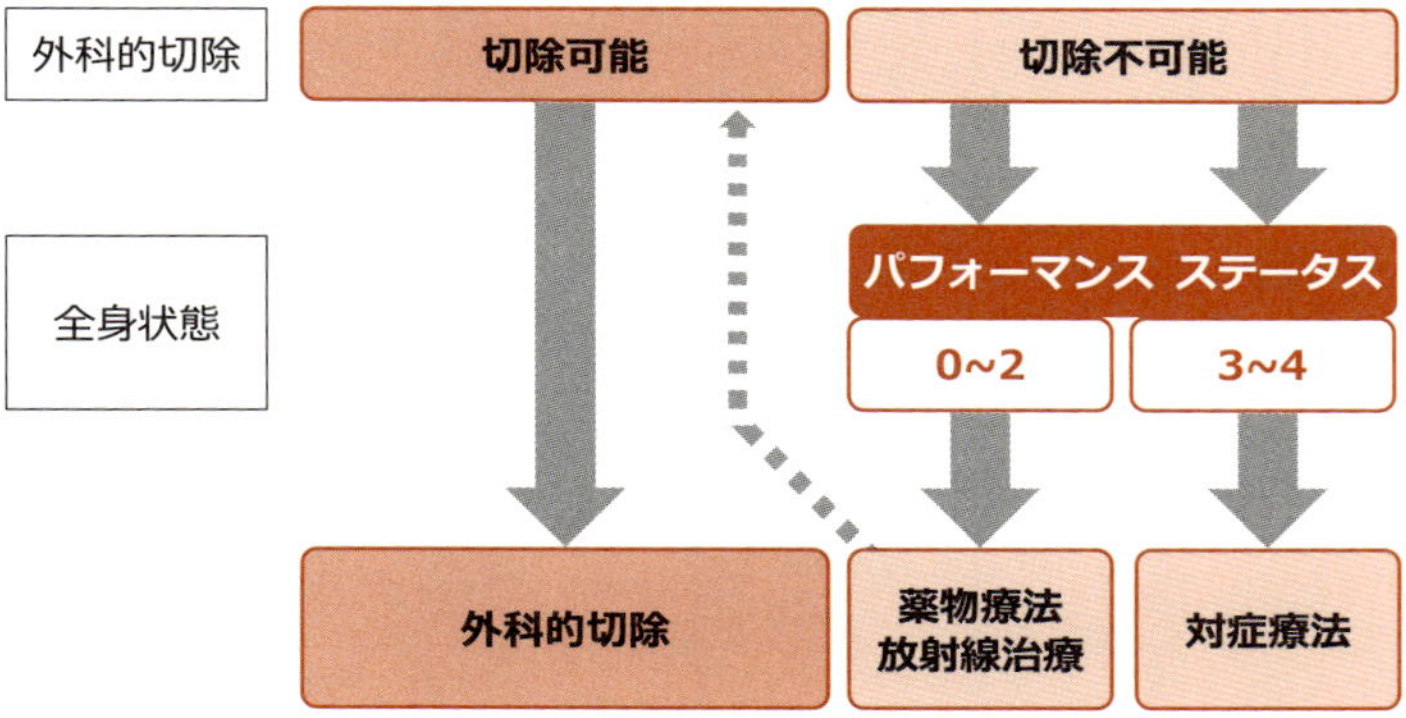

（大腸癌研究会編, 大腸癌治療ガイドライン医師用2019年版 を参考に作図）

再発では、まず切除の可能性が検討される。切除が不可能と判断された場合には、全身状態に応じた治療が選択される。

切除不可能と判断された場合、パフォーマンスステータスが良好（0～2）の場合には、薬物療法や放射線治療などが検討されます。

薬物療法は、抗がん剤などの薬剤を経口薬や注射薬として投与します。通常、複数の薬剤を組み合わせて用います。この薬剤の組み合わせをレジメンと言い、大腸がんではさまざまなレジメンがあり、患者さんの症状に合わせて選択されます。薬物療法については次章で詳しく述べます（☞p.157参照）。

放射線治療は、放射線を照射することで、がん細胞のDNAを傷つけて細胞分裂を抑制し、がんを縮小させる治療法です。放射線治療については第8章で詳しく述べたいと思います（☞p.196参照）。

パフォーマンスステータスが不良（3～4）で、薬物療法などの治療に耐えられないと判断される場合には、対症療法（症状緩和）が治療の中心になります（☞p.203参照）。

セカンドオピニオン 事例8

■放射線治療をすすめられたが「重粒子線治療」に興味がある

質問 70歳、女性です。4年前に直腸がんの手術を受けました。左骨盤壁に局所再発を指摘されました。外科的切除は困難で、放射線治療をすすめられました。重粒子線治療の話を聞いたことがあるのですが、その治療はどうでしょうか。

回答 重粒子線治療は新しい放射線治療ですが、ガイドラインで推奨されている治療ではありません。しかし、臨床試験の結果では、骨盤内再発に対して優れた治療効果を示しています。直腸がんの局所再発を外科的に完全切除できる例は限られています。重粒子線治療は他の放射線治療に比べ、ピンポイントで再発巣を治療することができ、がんを死滅させる効果は他の放射線治療よりも高いという成績が出ています。ガイドラインには多数の臨床試験で認められた治療法のみを推奨していますが、重粒子線治療のように現在、臨床試験が進行中の治療でも優れた治療効果を示す治療もあります。

（都立駒込病院外科部長・高橋慶一）

直腸がんの局所再発の治療

直腸がんの局所再発でも、結腸がんと同様に再発巣が切除可能であれば外科的切除、切除不可能と判断された場合には、放射線治療や薬物療法の単独または併用が考慮されます。

外科的切除の場合、治療法の選択に影響するのが再発の位置です。周辺には重要な臓器、筋肉、神経があり（☞p.102参照）、位置によって手術が困難な場合があるからです。

直腸がんの局所再発には、吻合部再発、骨盤内再発などがあります。

骨盤内再発は図67に示すように位置により前方再発、後方再発、側方再発に分けられます。前方再発は直腸より前側（腹側）の再発です。膀胱、男性では前立腺・精嚢、女性では子宮・腟までがんが進展することがあります。後方再発は仙骨～尾骨前面の再発です。側方再発は骨盤側壁への再発で、骨盤壁や大坐骨孔付近での坐骨神経にがんが進展していることがあります。

再発が吻合部（手術でつないだ腸管）周辺に留まっている場合や前方再発では、手術でがんを取り除ける場合があります。吻合部再発では低位前方切除術（☞p.106参照）、直腸切断術（☞p.110参照）、骨盤内臓全摘術などの手術が用いられます。前方再発では、転移のある周辺の臓器（腟や膀胱など）を合わせて切除することで、がんを取り除ける場合があります。後方再発では、仙骨・尾骨を合わせて切除することでがんを取り除ける場合がありますが、神経を切除することで歩行障害を生じる可能性がある場合には、手術をしないこともあります。側方再発は、骨盤壁にがんが深く浸潤している場合や、坐骨神経にがんが浸潤している場合が多く、完全切除が困難で手術の適応とならない場合があります。

図67　直腸がんの再発位置

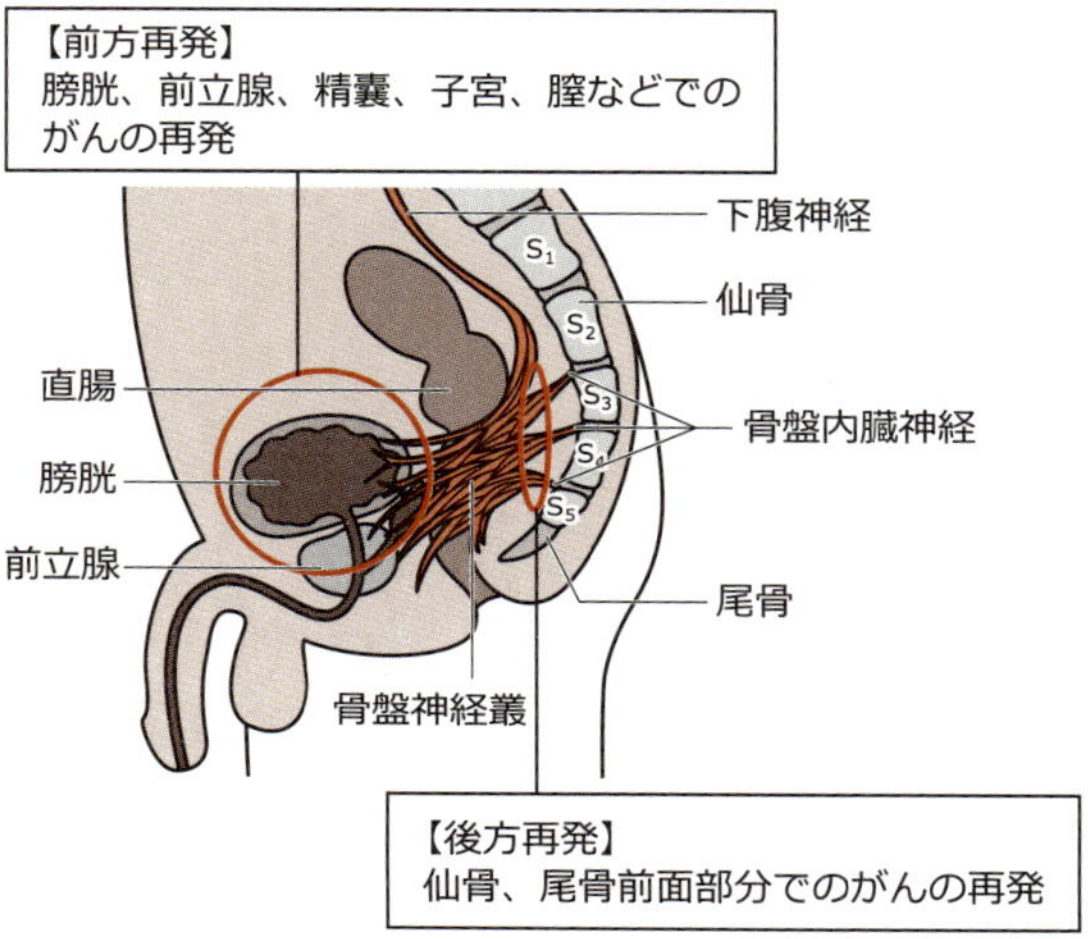

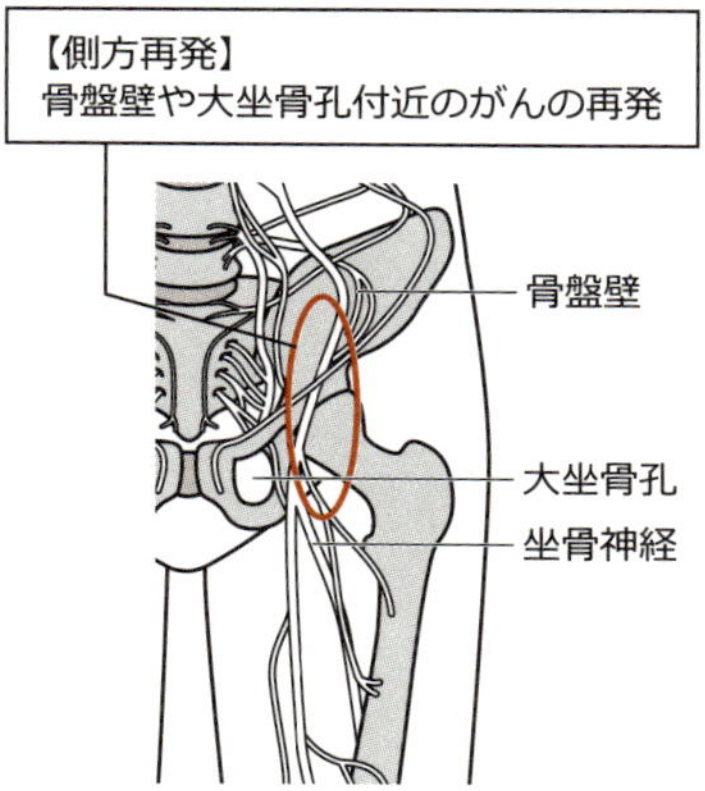

直腸での再発は位置により前方再発、後方再発、側方再発がある。

セカンドオピニオン
事例9

■直腸がんが再発して前立腺に浸潤。手術することは可能？

質問 53歳、男性です。3年前に他院で直腸がんの手術を受けました。前回の手術時の直腸吻合部の前壁に再発巣、前立腺に浸潤を認めました。手術は可能でしょうか。

回答 直腸がんの局所再発の患者さんです。局所再発の手術適応は、再発巣に切り込むことなく切除できることが前提となります。直腸吻合部と前立腺はくっついた状態にあり、この部分に局所再発を認めた事例です。さらに、前立腺に一部がんが広がっています。しかし、前立腺を合併切除すれば、がんはすべて取りきれる状態でした。このような場合は、膀胱前立腺を合併切除し、さらに残存直腸は肛門まで合併切除する骨盤内臓全摘術を施行すればがんに切り込むことなく切除ができると判断します。手術としては大きな手術になり、人工肛門および人工膀胱（回腸導管）をつける（パウチを二つつける）ことになりますが、このような手術を受けることで、局所再発の再燃を回避することができます。一方、合併切除をしてもがんを一部残す危険がある場合は、薬物療法や放射線治療を行うことになります。

（都立駒込病院外科部長・高橋慶一）

薬物療法

7

大腸がんの薬物療法

薬物療法の目的

さまざまな医薬品を用いる薬物療法は、目的によって主に二つに分けることができます。

一つは、手術後に行われる補助化学療法と呼ばれるもので、手術後に再発予防を目的として治療を行います（☞p．166参照）。

もう一つは、手術でがんを取り除くことができない場合に行う薬物療法です（☞p．179参照）。がんが進行し、がん細胞がリンパや血液を通して全身に広がれば、手術でがんを取り除くことが難しくなるため、全身療法として抗がん剤を用いて、がんの進行を抑え、延命や症状緩和を目的として治療を行います。

薬物療法の種類

大腸がんの薬物療法には、殺細胞性抗がん薬、分子標的治療薬、免疫チェックポイント阻害剤が用いられます（表8）。これらを単独または複数組み合わせたレジメン治療を行います。複数組み合わせる理由は、1種類の薬を大量に投与すれば、その薬の副作用が強く出すぎてしまうためです。副作用を許容範囲内にコントロールしつつ、より高い治療効果を目指します。

◎殺細胞性抗がん薬

がん細胞を直接障害し効果を発揮する医薬品です。ピリミジン代謝拮抗薬（フルオロウラシル、テガフール・ウラシル〔UFT〕、テガフール・ギメラシル・オテラシルカリウム〔S-1〕、カペシタビン、トリフルリジン・チピラシル）、トポイソメラーゼ阻害剤（イリノテカン）、白金誘導体（オキサリプラチン）

表8　大腸がん治療に使われる主な医薬品

種類		一般名	商品名	ガイドライン上の略称	投与方法
殺細胞性抗がん薬	ピリミジン代謝拮抗薬	フルオロウラシル	5-FU	5-FU	点滴
		テガフール・ウラシル	ユーエフティ®	UFT	内服
		テガフール・ギメラシル・オテラシルカリウム	ティーエスワン®	S-1	内服
		カペシタビン	ゼローダ®	Cape	内服
		トリフルリジン・チピラシル	ロンサーフ®	FTD/TPI	内服
	トポイソメラーゼ阻害剤	イリノテカン	カンプト®	IRI	点滴
	白金誘導体	オキサリプラチン	エルプラット®	OX	点滴
分子標的治療薬		ベバシズマブ	アバスチン®	BEV	点滴
		ラムシルマブ	サイラムザ®	RAM	点滴
		アフリベルセプト	ザルトラップ®	AFL	点滴
		セツキシマブ	アービタックス®	CET	点滴
		パニツムマブ	ベクティビックス®	PANI	点滴
		レゴラフェニブ	スチバーガ®	REG	内服
免疫チェックポイント阻害剤		ペムブロリズマブ	キイトルーダ®	Pembro	点滴

大腸がんの薬物療法では、殺細胞性抗がん薬、分子標的治療薬、免疫チェックポイント阻害剤が用いられる。

などの種類があります。さまざまな副作用が起こりますが、対処法も進歩しているため過度に不安になる必要はありません（☞p.163参照）。

〔ピリミジン代謝拮抗薬〕

フルオロウラシルはＤＮＡ合成に必要なチミンという物質の合成を抑えることで、がん細胞のＤＮＡ合成を阻害して、抗がん作用を発揮します。また、テガフールは体内でフルオロウラシルに変換されて抗がん作用を発揮します。テガフールの効果を高め、副作用を軽減する目的でウラシルを追加した合剤がＵＦＴ、ギメラシルとオテラシルカリウムを追加した合剤がＳ−１です。カペシタビンは腫瘍組織内でフルオロウラシルに変換されて抗がん作用を発揮します。トリフルリジン・チピラシルは、トリフルリジンとチピラシルからなる合剤です。トリフルリジンはＤＮＡ鎖に取り込まれて抗がん作用を発揮し、チピラシルはトリフルリジンが肝臓で分解されるのを阻害することでトリフルリジンの効果を高めます。

〔トポイソメラーゼ阻害剤〕

ＤＮＡはらせん構造をしており、細胞が増殖する（ＤＮＡが転写・複製する）ためには、らせん状態をもどす必要があります。この役目を果たすのがＤＮＡトポイソメラーゼという酵素です。イリノテカンはＤＮＡトポイソメラーゼの働きを抑えることで、抗がん作用を発揮します。

〔白金誘導体〕

オキサリプラチンの「プラ」とはプラチナのことで、化学構造にプラチナが含まれるため白金誘導体と呼ばれます。オキサリプラチンは細胞内のＤＮＡに架橋を形成することで、がん細胞のＤＮＡ合成を阻害して、抗がん作用を発揮します。

◎**分子標的治療薬**

がん細胞は通常の細胞と異なり、どんどん成長・増殖・転移していきます。がん細胞の成長・増殖・転移に関わる細胞内分子を標的とする薬剤が分子標的治療薬です。ベバシズマブ、ラムシルマブ、アフリベルセプト、セツキシマブ、パニツムマブ、レゴラフェニブがあります。特定の分子を標的とするため、殺細胞性抗がん薬とは異なる、特徴的な副作用が起こります（表9）。

〔ベバシズマブ、ラムシルマブ、アフリベルセプト〕

がん細胞が成長・増殖・転移するとき、たくさんの酸素や栄養を必要とします。がん細胞はＶＥＧＦ（血管内皮細胞増殖因子）という物質を産生することで、新しく血管を作って酸素や栄養を補給しようとします。ベバシズマブやラムシルマブ、アフリベルセプトは、ＶＥＧＦやその受容体であるＶＥＧＦＲ（血管内皮細胞増殖因子受容体）に作用し、血管新生を抑えることで、がん細胞への酸素や栄養の供給をストップします。

〔セツキシマブ、パニツムマブ〕

通常、細胞の表面には、ＥＧＦＲ（上皮細胞増殖因子受容体）があり、細胞増殖のスイッチとして機能しています。がん細胞では、このＥＧＦＲが過剰に発現し、細胞増殖のシグナルが送り続けられています。セツキシマブ、パニツムマブはがん細胞のＥＧＦＲに結合し、細胞増殖のスイッチをオフにします。

〔レゴラフェニブ〕

レゴラフェニブは、ＶＥＧＦＲ（血管内皮細胞増殖因子受容体）の他に、ＦＧＦＲ（線維芽細胞増殖因子受容体）、ＰＤＧＦＲ（血小板由来増殖因子受容体）などの働きを抑えることで効果を発揮します。複数の細胞内分子を標的とするため、「マルチキナーゼ阻害剤」とも言われる医薬品です。

表9　分子標的治療薬の副作用

一般名	主な副作用	重大な副作用
ベバシズマブ	神経毒性、疲労・倦怠感、食欲減退、悪心、口内炎、脱毛症、血小板減少、尿蛋白陽性、感染症など	ショック、アナフィラキシー、インフュージョンリアクション（点滴時に生じる急性のアレルギー症状）、消化管穿孔、瘻孔、創傷治癒遅延、出血（腫瘍関連出血、消化管出血、吐血・下血、肺出血、喀血、血痰、鼻出血、歯肉出血、膣出血など）、血栓塞栓症、高血圧性脳症、高血圧性クリーゼ、可逆性後白質脳症症候群、ネフローゼ症候群、骨髄抑制、感染症、うっ血性心不全、間質性肺炎、血栓性微小血管症
ラムシルマブ	好中球減少症、鼻出血、口内炎、血小板減少症、高血圧など（FOLFIRI併用時）	動脈血栓塞栓症、静脈血栓塞栓症、インフュージョンリアクション、消化管穿孔、出血、好中球減少症、白血球減少症、発熱性好中球減少症、うっ血性心不全、創傷治癒遅延、瘻孔、ネフローゼ症候群、間質性肺疾患
アフリベルセプト	下痢、悪心、口内炎、疲労、好中球減少症など（FOLFIRI併用時・海外第Ⅲ相試験）	出血、消化管穿孔、瘻孔、高血圧、高血圧クリーゼ、ネフローゼ症候群、蛋白尿、好中球減少症、発熱性好中球減少症、重度の下痢、インフュージョンリアクション、創傷治癒遅延、可逆性後白質脳症症候群、動脈血栓塞栓症、静脈血栓塞栓症、血栓性微小血管症
セツキシマブ	ざ瘡、皮膚乾燥、発疹、爪囲炎、下痢、そう痒症など（国内使用成績調査）	重度のインフュージョンリアクション、重度の皮膚症状、間質性肺疾患、心不全、重度の下痢、血栓塞栓症、感染症
パニツムマブ	ざ瘡様皮膚炎、爪囲炎、皮膚乾燥、低マグネシウム血症、口内炎など（国内使用成績調査）	重度の皮膚障害、間質性肺疾患（間質性肺炎、肺線維症、肺臓炎、肺浸潤）、重度のインフュージョンリアクション、重度の下痢、低マグネシウム血症、中毒性表皮壊死融解症、皮膚粘膜眼症候群／スティーブンス・ジョンソン症候群
レゴラフェニブ	手足症候群、下痢、食欲減退、疲労、発声障害、高血圧、発疹など（国際共同第Ⅲ相試験）	手足症候群、中毒性表皮壊死融解症、皮膚粘膜眼症候群／スティーブンス・ジョンソン症候群、多形紅斑、劇症肝炎、肝不全、肝機能障害、黄疸、出血、間質性肺疾患、血栓塞栓症、高血圧、高血圧クリーゼ、可逆性後白質脳症、消化管穿孔、消化管瘻、血小板減少

さまざまな副作用が起こるが、対処法はある。ふだんと異なる症状が見られた場合には、すぐに主治医・看護師に連絡する。

（2019年3月時点における各製品添付文書より作成）

◎免疫チェックポイント阻害剤

体には、細菌やウイルスなどの異物から体を防御する〝免疫〟が備わっています。免疫は、細菌やウイルスだけでなく、体内に発生したがん細胞にも働きますが、ときに、がん細胞は免疫の働きをかわす能力を獲得することがあります。免疫チェックポイント阻害剤は、がん細胞の免疫をかわす能力を抑えることで効果を発揮する医薬品です。大腸がんではペムブロリズマブが使われます（☞p.190参照）。

抗がん剤の副作用と対処法

殺細胞性抗がん薬（いわゆる抗がん剤）はがん細胞だけでなく、正常な細胞にも影響するため、さまざまな副作用が生じます。しかし、現在では対処法も進歩し、かなりコントロールできるようになっていますので、過度に不安になる必要はありません。ここでは、殺細胞性抗がん薬の主な副作用と対処法を説明します。

◎吐き気・嘔吐、食欲不振

多くの抗がん剤では、副作用として吐き気・嘔吐が起こりますが、制吐剤（セロトニン受容体拮抗薬など）で症状をかなり抑えられます。食事は無理のないよう、食べられるものを、食べられる範囲で摂ります。

◎下痢

フルオロウラシルやカペシタビン、イリノテカンなどでは下痢を高頻度に起こします。重度の場合には、脱水症状を起こすことがあるため注意が必要です。整腸剤や下痢止めの処方、輸液による水分補給などが行われます。ふだんの生活では、こまめな水分補給と消化のよい食事を心がけます。

◎口内炎

薬物療法の作用や感染によって、口内炎ができることがあります。予防のために、ふだんから口内を清潔に保つ必要があります。できれば、虫歯や歯周病は治療前に治しておきます。アルコールや辛い食べ物などの刺激の強いものはなるべく控えましょう。口内炎ができた場合は、塗り薬や痛み止めなどが処方されます。

◎骨髄抑制（白血球減少、赤血球減少、血小板減少）

骨髄では血液の成分である白血球や赤血球、血小板などが作られます。細胞分裂が盛んであるため、骨髄は抗がん剤の影響を受けやすく、白血球や赤血球、血小板が減少することで、さまざまな症状が起こります。

免疫に関わる白血球が減少すると、感染症にかかりやすくなります。抗生物質や、白血球の一種である好中球を増やすための顆粒球コロニー刺激因子（G–CSF）製剤、発熱時には解熱剤が処方されます。手洗いやうがいを心がけ、外出時は人ごみを避けるようにします。

赤血球が減少すると貧血を起こし、だるさや疲れやすさ、めまいなどを感じることがあります。貧血の原因が出血であれば止血を行います。赤血球輸血を行う場合もあります。

血を固める作用を持つ血小板が減少すると、出血が起きやすくなります。鼻血や歯茎から出血を起こしたり、皮下に出血斑を生じたりします。ケガをすると血が止まりにくくなるため、激しい運動は避けましょう。また、柔らかい毛の歯ブラシを使うなど、歯茎からの出血を予防します。出血症状が強い場合には、血小板輸血を行うことがあります。

◎末梢神経障害

オキサリプラチンでは、末梢神経障害という副作用が起こります。末梢神経障害には、投与直後の1〜2日以内に発現する急性のものと、治療を継続することで発現する慢性のものがあります。主に指先や足先のしびれ、咽頭・喉頭あたりの感覚異常、知覚異常などを生じ、冷感刺激により悪化することがあります。いったん症状が出れば回復に時間がかかります。確立した対処法はありませんが、冷感刺激を避け、マッサージや指先、足先の運動をすると改善する場合があります。

◎手足症候群

カペシタビン、フルオロウラシル、UFT、S-1の副作用として手足症候群が起こることがあります。手足症候群では、手や足がヒリヒリ・チクチクする、赤く腫れる、皮膚のひび割れや水疱などによる痛み、皮膚の色素沈着、爪の色や形の変化などの症状が現れます。症状が軽い初期のうちに対処すれば良くなるため、治療中は症状を注意深く観察し、異常があれば主治医に伝えるようにします。日常生活では、長時間の歩行や立ち続けることを避け、靴は柔らかい材質で足に合ったものを選ぶなど、足に刺激がかからないようにします。また、保湿クリームなどで手足の乾燥を防ぎます。

◎脱毛

抗がん剤の副作用として脱毛があり、特にイリノテカンで高頻度に起こります。程度には個人差があり、頭髪だけでなく、眉毛やひげ、体毛にも脱毛が起こることがあります。脱毛が気になる場合には医療用かつらや帽子を利用します。脱毛は一時的なもので、投与を中止すれば髪は再び生え始めます。

再発予防のための「術後補助化学療法」

術後補助化学療法とは？

術後補助化学療法は、再発を予防し、予後を改善するために行われる薬物療法です。外科的にがんを切除した後も、目に見えないくらいに小さながん細胞が残っていて、再発する可能性があるからです。

ステージが進行するほど再発の可能性は高くなることがわかっており（☞p.148参照）、ステージⅢの患者さんでは術後補助化学療法がすすめられます。また、ステージⅡの患者さんでも再発の可能性が高いと判断される場合には術後補助化学療法がすすめられます。

どんな患者に実施されるか

術後補助化学療法は、どのような患者さんに行われるのでしょうか。術後補助化学療法の適応の原則として、ガイドラインでは表10のように記載されています。

表10　大腸がん術後補助化学療法の適応の原則

①	R0切除が行われた Stage Ⅲ 大腸がん（結腸がん・直腸がん）。
②	術後合併症から回復している。
③	パフォーマンスステータス（PS）が 0～1 である。
④	主要臓器機能が保たれている。
⑤	重篤な術後合併症（感染症、縫合不全など）がない。

（大腸癌治療ガイドライン 医師用 2019年版）

①について、R0切除とは、手術でがんを残すことなく切除できた、という意味です。手術でがんを切除できない場合には、後述する「切除不能な進行再発大腸がんの薬物療法」に準じた治療を行うことになります（☞p.179参照）。

②〜⑤の適応の原則については、治療に体が耐えられるかを、術後合併症の状態、パフォーマンスステータス（☞p.133参照）、主要な臓器（肝臓や腎臓、骨髄）の機能から総合的に判断します。

術後補助化学療法の種類

術後補助化学療法は、通常は手術後4〜8週ごろまでに開始し、約半年間を目安に治療を行います。用いるレジメン（医薬品の組み合わせ）には、CAPOX、FOLFOX、カペシタビン、5-FU＋l-LV、UFT＋LV、S-1があります。なお、分子標的治療薬や免疫チェックポイント阻害剤の術後補助化学療法としての有効性は確立されておらず、標準治療としては用いられません。

◎CAPOX《カポックス》（図68）

内服のカペシタビンと点滴静注（点滴で静脈内に投与する）のオキサリプラチンを併用するレジメンです。XELOX《ゼロックス》とも呼ばれます。投与初日に、オキサリプラチンを2時間かけて点滴静注します。カペシタビンは、朝食後・夕食後30分以内の1日2回を14日間連日服用します。その後7日間休薬し、これを1サイクルとして、約半年間継続します（再発の可能性が低いと判断される場合は、3ヵ月投与とすることもあります）。

◎FOLFOX《フォルフォックス》（図69）

フルオロウラシル、レボホリナート、オキサリプラチンの3種類の薬剤を、いずれも点滴静注で投与

図68　CAPOX

・カペシタビン（商品名：ゼローダ®、略称：Cape）
・オキサリプラチン（商品名：エルプラット®、略称：OX）

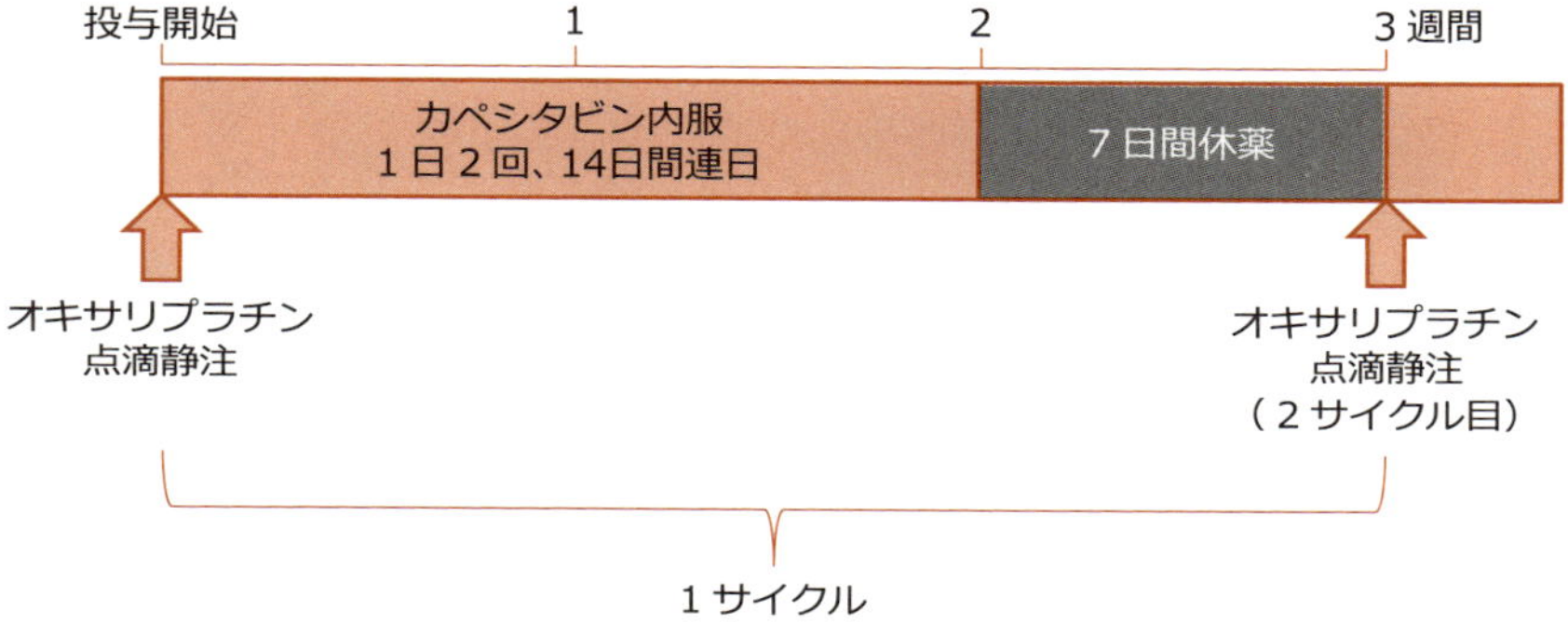

3 週間を 1 サイクルとし、半年（約 6 ヵ月）を目安に治療を実施する。

図69　mFOLFOX6

・フルオロウラシル（商品名・略称：5-FU）
・レボホリナート（商品名：アイソボリン®、略称：l-LV）
・オキサリプラチン（商品名：エルプラット®、略称：OX）

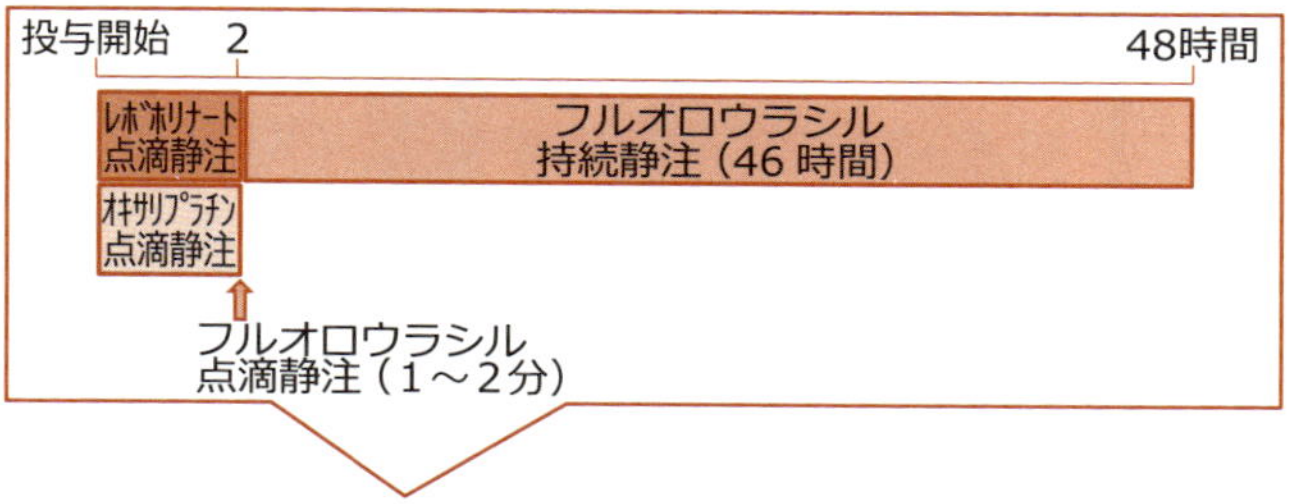

投与日	1	2	3	4	・・・	14	15	16	17	18	・・・	28
レボホリナート	●	–	–				●	–	–			
オキサリプラチン	●	–	–		休薬		●	–	–		休薬	
フルオロウラシル	●	●	●				●	●	●			

1サイクル

14日（２週間）を 1 サイクルとし、半年（約 6 ヵ月）を目安に治療を実施する。

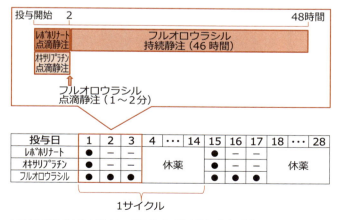

するレジメンです。レボホリナートはフルオロウラシルの効果を高める目的で投与します。FOLFOXにはいくつか種類がありますが、日本では保険適用の関係からmFOLFOX6と呼ばれる方法がよく用いられます。mFOLFOX6では、投与初日にレボホリナート、オキサリプラチンを2時間かけて点滴静注します。この後、フルオロウラシルを1～2分程度で点滴静注し、さらに同剤を46時間（約2日間）かけて持続静注します。携帯用ポンプを使用するため、自宅での治療が可能です。投与終了後の4～14日目は休薬です。この2週間を1サイクルとし、約半年間継続します。

なお、約2日間にわたる持続静注のため、皮下埋め込み式の中心静脈ポート（薬剤の投入口）を造る手術が必要になります（☞p.174参照）。

◎カペシタビン（図70）

カペシタビンという内服の薬剤を単剤で用います。カペシタビンは、朝食後と夕食後30分以内に1日2回、14日間連日服用します。その後

図70 カペシタビン

・カペシタビン（商品名：ゼローダ®、略称：Cape）

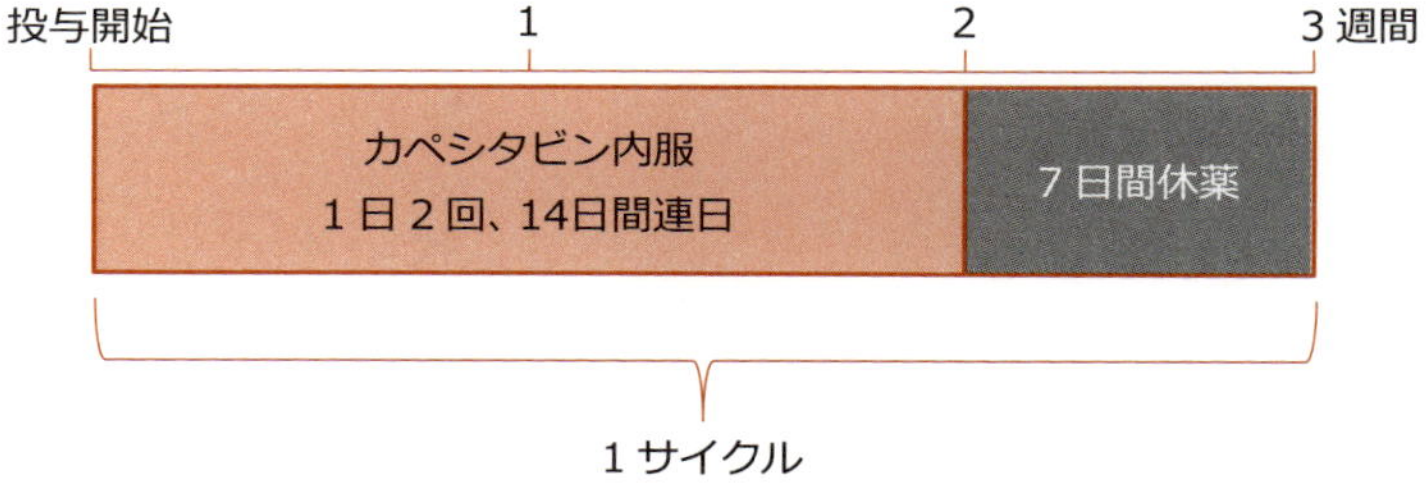

8サイクル（約6ヵ月）を目安に治療を実施する。

7日間休薬し、これを1サイクルとし、約半年間継続します。

◎5-FU+l-LV（図71）

フルオロウラシルとレボホリナートを組み合わせたレジメンです。レボホリナートはフルオロウラシルの効果を高める目的で投与します。1週間に1回、レボホリナートを2時間かけて点滴し、レボホリナートの投与開始から1時間後にフルオロウラシルを1～2分かけて点滴します。これを6週間繰り返した後、2週間休薬します。この8週間を1サイクルとし、約半年間継続します。

◎UFT+LV（図72）

テガフール・ウラシルとホリナートを併用するレジメンです。どちらも内服の医薬品で、1日に3回、食事前後1時間を避けて服用します。28日間連続で服用した後、1週間休薬する5週間を1サイクルとし、約半年間継続します。

図71　5-FU+l-LV

・フルオロウラシル（商品名・略称：5-FU）
・レボホリナート（商品名：アイソボリン®、略称：l-LV）

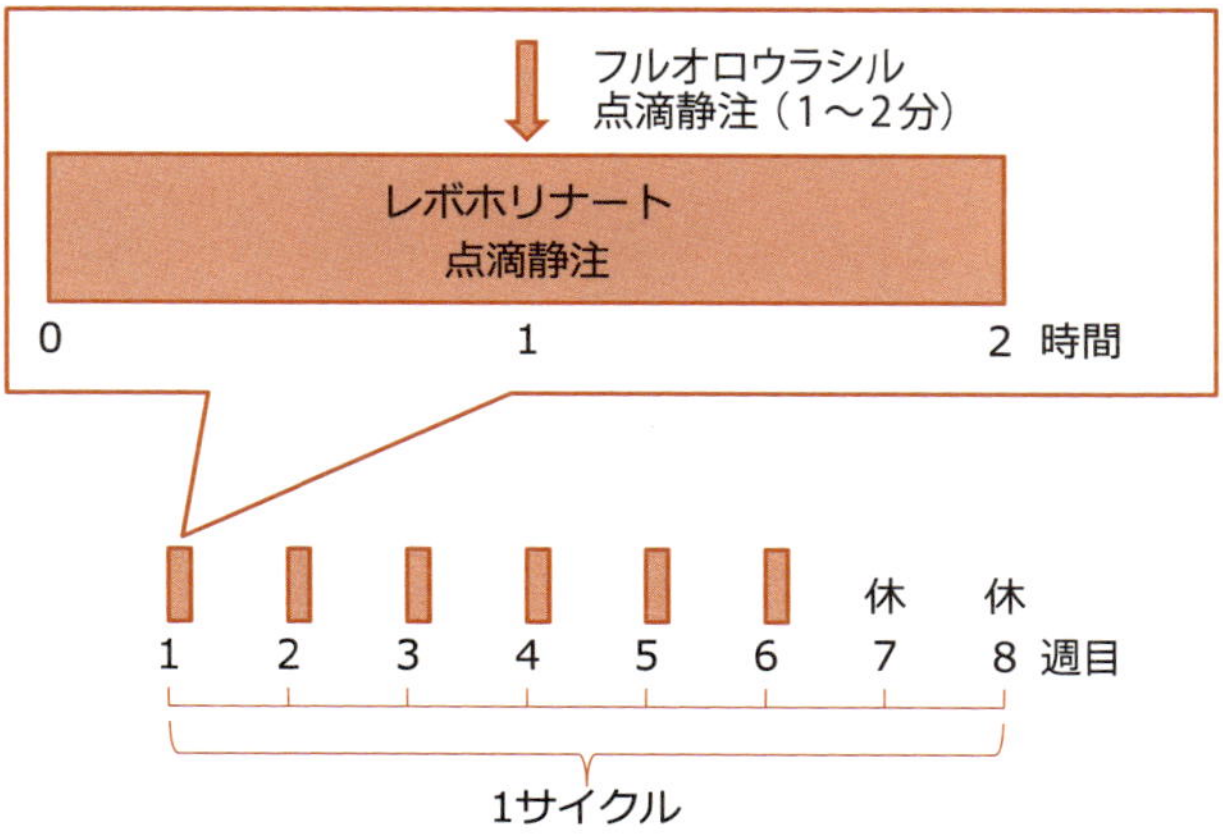

3サイクル（約6ヵ月間）を目安に治療を実施する。

◎**S−1**（図73）

テガフール・ギメラシル・オテラシルカリウム（3種類の薬剤の合剤）を内服します。朝食後・夕食後の1日2回を28日間連日服用し、14日間休薬します。これを1サイクルとし、約半年間継続します。

術後補助化学療法をどう選ぶべきか

術後補助化学療法で用いるレジメンをどのように選べばよいのでしょうか。有効性だけでなく、副作用や投与方法などにより総合的に判断し選択する必要があります。

◎**有効性**

術後補助化学療法の臨床試験では、OS（overall survival／全生存率）やDFS（disease free survival／無病生存率）などのものさしで評価しています。OSは治療のなかで生存している人の割合、DFSは治療を受けた患者さんのなかで生存し、かつ再発していない人の割合です。代表的な臨床試験から、

図72 UFT+LV

・テガフール・ウラシル（商品名：ユーエフティ®、略称：UFT）
・ホリナート（商品名：ロイコボリン®、略称：LV）

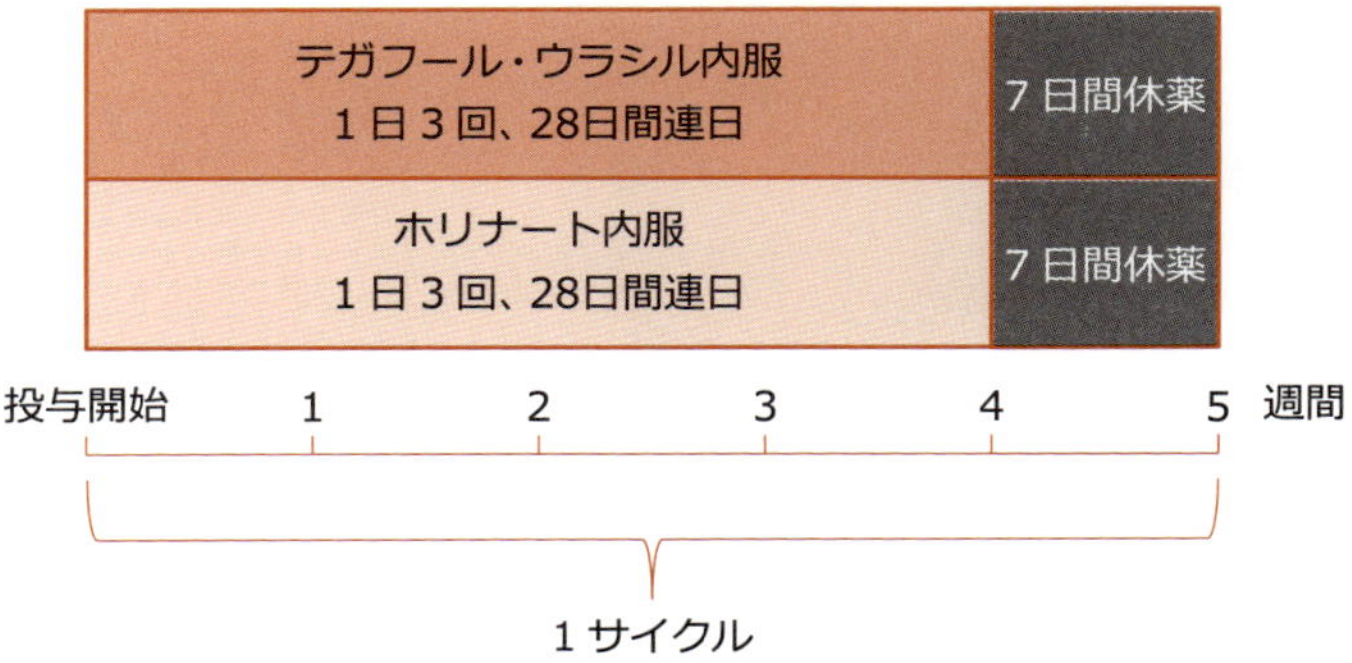

5サイクル（約6ヵ月間）を目安に治療を実施する。

図73　S-1

・テガフール・ギメラシル・オテラシルカリウム
（商品名：ティーエスワン®、略称：S-1）

投与日	1	2	・・・	28	29	・・・	42	43	・・・
S-1（朝食後・夕食後に内服）	●	●	●	●	休薬			●	●

1サイクル（1〜42日）　2サイクル（43日〜）

42日（6週間）を1サイクルとし、半年（約6ヵ月）を目安に治療を実施する。

表11　術後補助化学療法の治療成績

	CAPOX[1)]（海外データ）	FOLFOX[2)]（海外データ）	カペシタビン[3)]（海外データ）	5-FU+l-LV[4)]（日本人データ）	UFT+LV[4)]（日本人データ）	S-1[5)]（日本人データ）
対象患者	ステージⅢの結腸がん患者	ステージⅡ、Ⅲの結腸がん患者	ステージⅢの結腸がん患者	ステージⅢの結腸・直腸がん患者		ステージⅢの結腸がん患者
5年OS	77.6%	–	–	88.4%	87.5%	–
3年OS	–	–	81.3%	94.5%	93.9%	93.6%
5年DFS	66.1%	–	–	74.3%	73.6%	–
3年DFS	70.9%	75.5%	64.2%	79.3%	77.8%	75.5%

引用
1）Haller DG et al: J Clin Oncol. 2011 Apr 10;29(11):1465-71.
2) Allegra CJ et al: J Clin Oncol. 2011 Jan 1;29(1):11-6.
3) Twelves C et al. N Engl J Med. 2005 Jun 30;352(26):2696-704.
4) Shimada Y et al: Eur J Cancer. 2014 Sep;50(13):2231-40.
5) Yoshida M et al: Ann Oncol. 2014 Sep;25(9):1743-9.

臨床試験の成績だけでは単純に治療の良し悪しは判断できない。

治療開始から3年時点、5年時点のOSとDFSを表11に示します。

ただし、この結果を単純に比較することはできません。それぞれが別の臨床試験であり、含まれる患者さんの特徴が異なるからです。有効性を比較するには、比較するグループに含まれる患者さんの特徴をそろえる必要があり、その方法の一つであるRCT（randomized controlled trial／無作為化比較試験）では、患者さんをランダムに振り分けることで、グループごとの患者さんの特徴をそろえることが可能です。

このRCTによって、ステージⅢ結腸がんの患者さんでは、5-FU＋l-LVやカペシタビン単独に比べて、オキサリプラチンを含むCAPOX、FOLFOXでDFSやOSが統計学的に有意に高いことが示されました。また、5-FU＋l-LVがUFT＋LVやカペシタビン単独と同等、S-1がUFT＋LVと同等であることが報告されています（正しくは、非劣性［劣らないこと］を検証した試験ですが、わかりやすさを優先し同等としています）。

このことから、ガイドラインでは、再発リスクが高い患者さんへの術後補助化学療法としてオキサリプラチンを含むCAPOX、FOLFOXをすすめています。一方で、カペシタビン、5-FU＋l-LV、UFT＋LV、S-1についても、日本人を対象とした臨床試験で良好な結果が得られているため、再発リスクの低い患者さんに対する治療選択肢としています。

◎**副作用**

CAPOX、FOLFOXに含まれるオキサリプラチンでは、副作用として末梢神経障害が起こります（☞p.165参照）。末梢神経障害では手足のしびれなどの症状が長く続くことから、手先を使う職業の患者さんでは避けることがあります。副作用は、日常生活にも影響するため、どのような副作用が起こるかを知っておくことは重要です（☞p.163参照）。

◎投与方法

治療に用いる医薬品には、さまざまな投与方法があります。術後補助化学療法は約半年間続くため、患者さんの生活に合う投与方法のレジメンを選択することも重要です。

ＦＯＬＦＯＸ（ｍＦＯＬＦＯＸ６）では、フルオロウラシルを46時間持続的に点滴静注します。46時間の持続静注は基本的に在宅で行うため、皮下埋め込み式の中心静脈ポート（薬剤の投入口、図74）を造設する手術が必要です。

中心静脈ポートは、血管内に管（カテーテル）を通して、抗がん剤の投与経路にします。薬剤の投与口になるポートは、局所麻酔下で手術し、皮膚の下に埋め込みます。

図74　中心静脈ポート

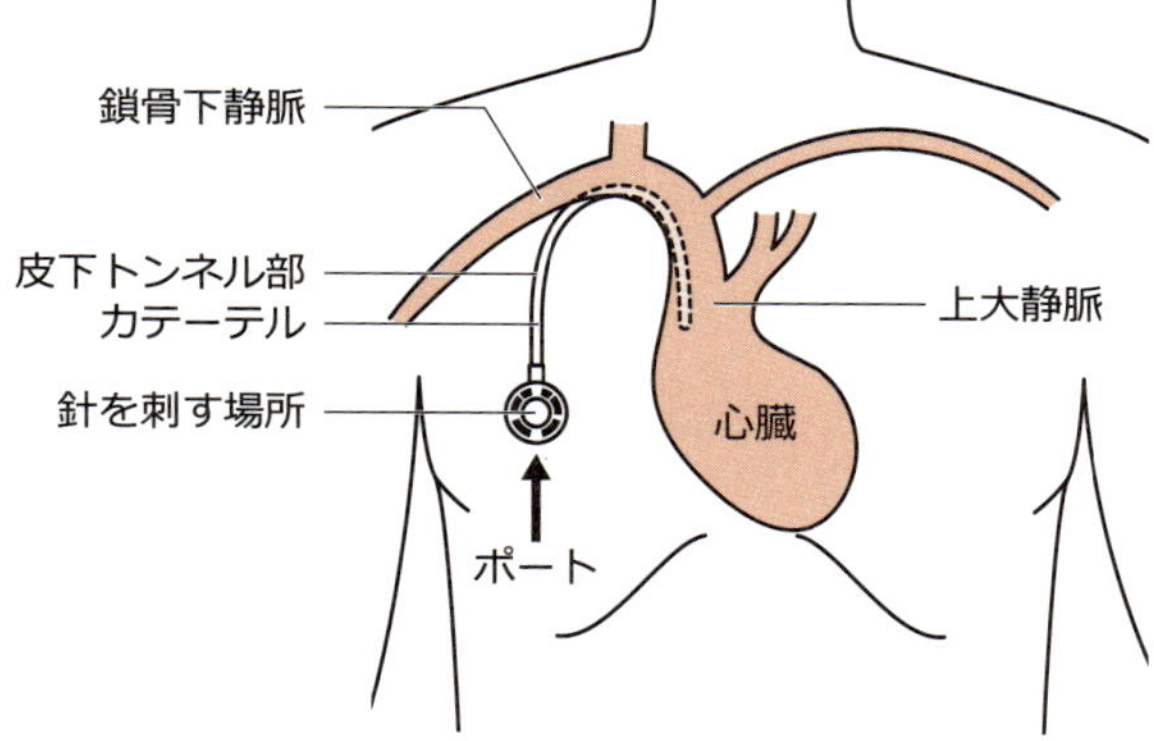

皮下に埋め込んだポートから薬剤を投与する。薬剤の長時間投与の自宅での治療が可能となる。

ＵＦＴ＋ＬＶは内服による治療であり、比較的簡易に受けられます。毎日３回、食事の前後１時間を避けて４週間服用し１週間休薬を繰り返します。カペシタビンも同様に内服であり、１日２回２週間連日服用し、１週間休薬を繰り返します。5-ＦＵ＋l-ＬＶは、フルオロウラシルとレボホリナートの点滴（フルオロウラシルは１〜２分程度、レボホリナートは２時間）を週１回の通院で投与します。治療を受けるのは週１日のみで、残り週６日は休薬です（☞p.170参照）。

内服薬は点滴に比べて簡易であるため、好む人が多いかもしれません。しかし、内服薬は患者さんご自身で飲み忘れないよう管理する必要があります。飲み忘れると、十分な効果が得られないことがあります。休薬期間があるため、薬の管理が苦手な人には向かないかもしれません。

抗がん剤が臨床試験で どう評価されるのか

抗がん剤に限らずすべての医薬品は、臨床試験で有効性や安全性を確認した後、厚生労働省の承認を得てから、病院で用いられています。この臨床試験では、個人差などの要因から誤差を生じる可能性があるため、結果を科学的に正しく解釈するために統計学が用いられます。ここでは、がんの臨床試験でよく用いられる生存時間解析という統計方法について説明します。やや専門的な内容です。医学論文の原著を参考にしたいとお考えの患者さんにお読みいただければと思います。

生存時間解析では、次ページのようなグラフで結果が表現されます（筆者が仮想データをもとに解析したもの）。縦軸は患者の割合を、横軸は治療開始からの時間を示しています。具体的には、縦軸にはOS（overall survival／全生存率）、DFS（disease free survival／無病生存率）などが入ります（☞p.171参照）。患者の割合が50％の時点でラインを引き、グラフと交わる点の期間が中央値です。臨床試験に組み入れられた被験者の真ん中の値、ということです。OSの場合は生存期間中央値ということになります。また、横軸の3年で縦にラインを引き、グラフと交わる点の患者割合が、3年生存率です。詳細は他書に譲りますが、A治療とB治療のそれぞれのグラフを、ログランク検定という方法を用いて比較し、統計学的に差があるかどうかをp値を用いて判断します。p値はprobability（確率）の略です。一般的にはp値が0・05を下回れば、得られた結果が間違っている確率は5％以下（95％以上の確率で正しい）と解釈でき、治療した群間に差があると判断されます。

生存時間曲線

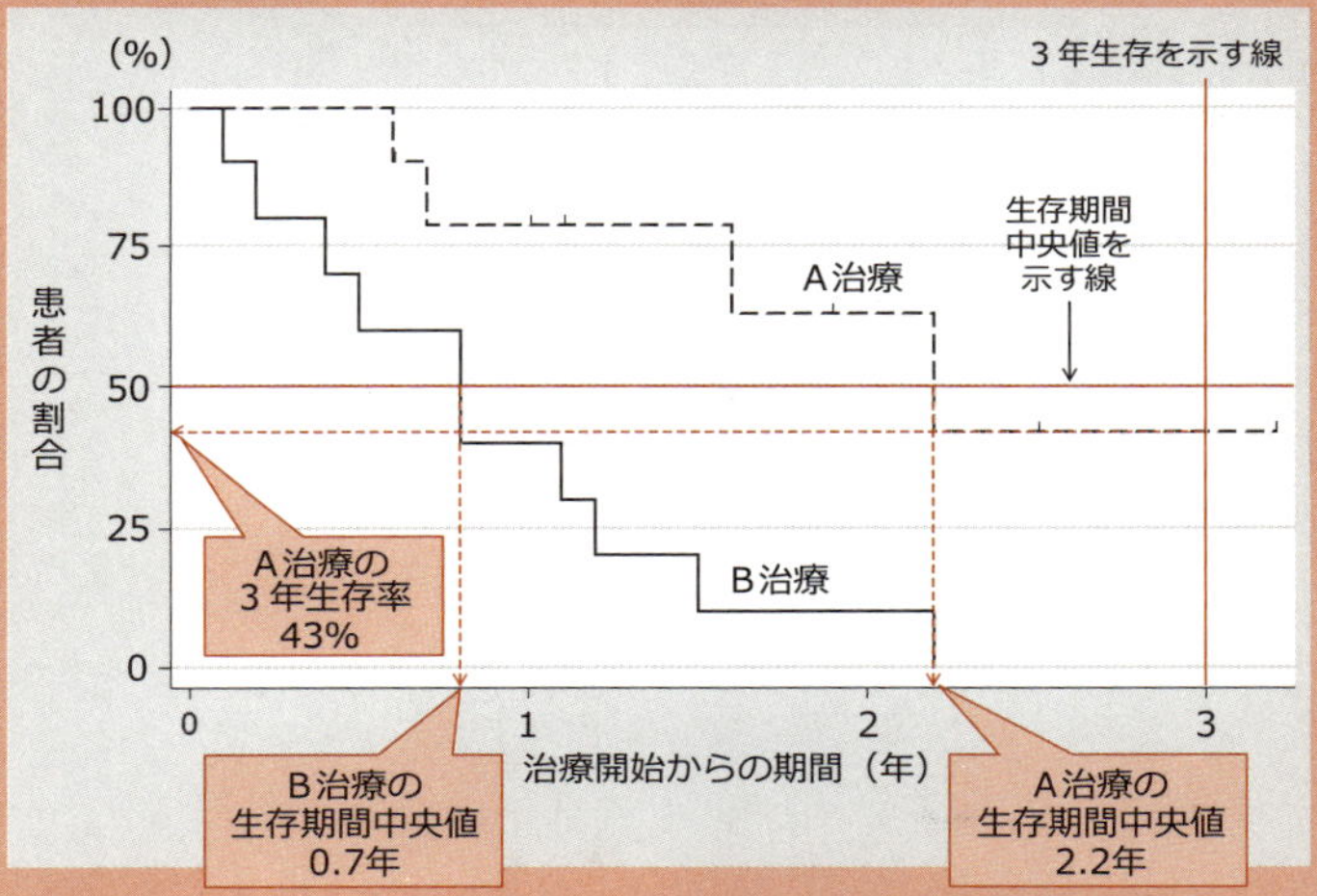

(Saika T. Estrela 2017 (284)：10-16)

生存時間曲線から、3年生存率、5年生存率が算出できる。

セカンドオピニオン 事例10

■再発リスクがあると言われたが、抗がん剤はできれば避けたい

質問 48歳、女性です。S状結腸がんで手術を受けました。病理結果はステージⅢbで、主治医から再発の危険性が高いので、術後補助化学療法を受けることをすすめられました。副作用を考慮すると、補助化学療法は受けたくないのですが、本当に必要でしょうか。

回答 ステージⅢbのS状結腸がん術後の患者さんです。一般的に再発率は30％程度であり、再発リスクが高い状態であると考えます。通常、術後1ヵ月後から6ヵ月間の術後補助化学療法を行うことが推奨されています。再発の危険性を10％程度低減できると考えられています。このような治療結果は世界規模の臨床試験でも示されており、術後補助化学療法の再発予防効果が確認されています。

通常はステージⅢbの患者さんには術後補助化学療法を受けることを強くすすめますが、全身状態が不良である場合や85歳以上の高齢者には推奨しません。また、患者さんの希望でどうしても術後補助化学療法を受けたくない場合には、術後再発の早期発見を企図して、術後補助化学療法を受けた患者さんと同様に、3ヵ月ごとの腫瘍マーカーのチェックと6ヵ月ごとのCT検査を最低3年間は行い、その後、徐々に検査間隔を延ばして、術後5年間はしっかり経過を見ていくことになります。

（都立駒込病院外科部長・高橋慶一）

切除不能な進行・再発大腸がんに対する薬物療法

治療の目的

進行・再発した大腸がんでは、血液やリンパを通してがん細胞が全身に広がっている可能性があるため、手術でがんを取り除くことは難しい（切除不能）と判断されます。この場合、可能な限り症状をコントロールし、生活の質を維持しつつ、延命を目的とした薬物療法を行います。

残念ながら現在の医療では、手術を行わずに薬物療法のみで治癒を目指すことは困難です。しかし、薬物療法による治療成績は日々進歩し、長期の生存が可能になってきています。延命は目標の一つですが、長期生存が実現しつつある現在では、延命だけでなく、生活の質や副作用管理などを含め、患者さんの価値観に合わせた目標設定が重要だと考えられています。

どんな患者に実施されるか

「切除不能な進行・再発大腸がんに対する薬物療法」はどのような患者さんに用いられるのでしょうか。ガイドラインには、適応の原則として表12のように記載されています。

①については、がんが大腸（結腸・直腸）由来のものである（大腸以外の他の臓器が原発ではない）ということです。これは、大腸がんの薬物療法は「大腸がんに対して効果が検証されたもの」であり、「他のがんに対して効果が検証されたものではない」ということです（コラム☞p.128参照）。

②については、治癒切除が可能であれば、通常は外科手術が優先されるということです。

③の適応の原則については、治療に体が耐えられるかを、全身状態や主要臓器機能、重篤な併存疾患の有無などから総合的に判断します。

治療に用いるレジメン

切除不能な進行・再発大腸がんに対する薬物療法では、表8（☞p.159参照）に示した薬剤を組み合わせて、図75に示す一次治療、二次治療、三次治療…の流れで段階的に治療を行います。いずれの治療も臨床試験で効果が検証されているものです。一次治療の薬剤で効果がない場合、副作用などで継続できない場合に、次の二次治療を行い、二次治療でだめなら三次治療…という具合に治療をつなげていきます。

一次治療はどう選ぶのか

一次治療には、基本的にはオキサリプラチンを含むレジメンのFOLFOX、CAPOX、SOX、もしくはイリノテカンを含むレジメンのFOLFIRI、S−1＋IRI、もしくはオキサリプラチンとイリノテカンの両方を含むレジメンのFOLFOXIRIなどに、分子標的治療薬のベバシズマブ、セツキシマブ、パニツムマブのいずれかを組み合わせます（図76）。これらのなかから、遺伝子検査により効果が期待されるレジメンを選択します。

表12　切除不能な進行・再発大腸がんに対する薬物療法の適応の原則

①	病理組織診断にて結腸または直腸の腺がんであることが確認されている。
②	治癒切除不能と診断されている。
③	全身状態や、主要臓器機能、重篤な併存疾患の有無により薬物療法の適応がある、または薬物療法の適応に問題がある、と判断される（図77参照）。

（大腸癌治療ガイドライン 医師用 2019年版）

詳しくは、図77に示すフローで選択されます。まず、表12にも示した薬物療法の適応を判断し、「薬物療法の適応となる患者」には遺伝子検査を行います。*RAS*遺伝子に変異があれば（*RAS*変異型）分子標的治療薬としてベバシズマブを併用します（図75・77-A・B・E）。*RAS*変異型の患者はセツキシマブ、パニツムマブに効果がないことがわかっているからです。また、*BRAF*遺伝子に変異がある（*BRAF*変異型）患者では比較的予後が悪いことがわかっているため、オキサリプラチンとイリノテカンの両方を含む強力なFOLFOXIRIが選択されます（図75・77-E）。*RAS*遺伝子と*BRAF*遺伝子の両方に変異がない場合（*RAS*/*BRAF*野生型）には、大腸がんの発生場所により分子標的治療薬の効果に少し差があることがわかり、原発巣の大腸がんが大腸の左側（下行結腸、S状結腸、直腸）ではセツキシマブまたはパニツムマブを併用し（図75・77-C・D）、原発巣が大腸の右側（盲腸、上行結腸、横行結腸）ではベバシズマブを併用することが病状や全身状態によりすすめられます（図75・77-A・B・E）。

図77の「薬物療法の適応に問題がある患者」では、副作用の比較的強いオキサリプラチンやイリノテカンを含まないレジメンとして、5-FU＋l-LV＋ベバシズマブ、カペシタビン＋ベバシズマブ、UFT＋LV＋ベバシズマブ、S-1＋ベバシズマブ、セツキシマブ単独、パニツムマブ単独のいずれかが選択されます（図75・77-F）。セツキシマブ、パニツムマブは、全身状態が不良の患者さんに選択されます。同様に遺伝子検査を行い、*RAS*遺伝子の状態により投与可否を判断します。

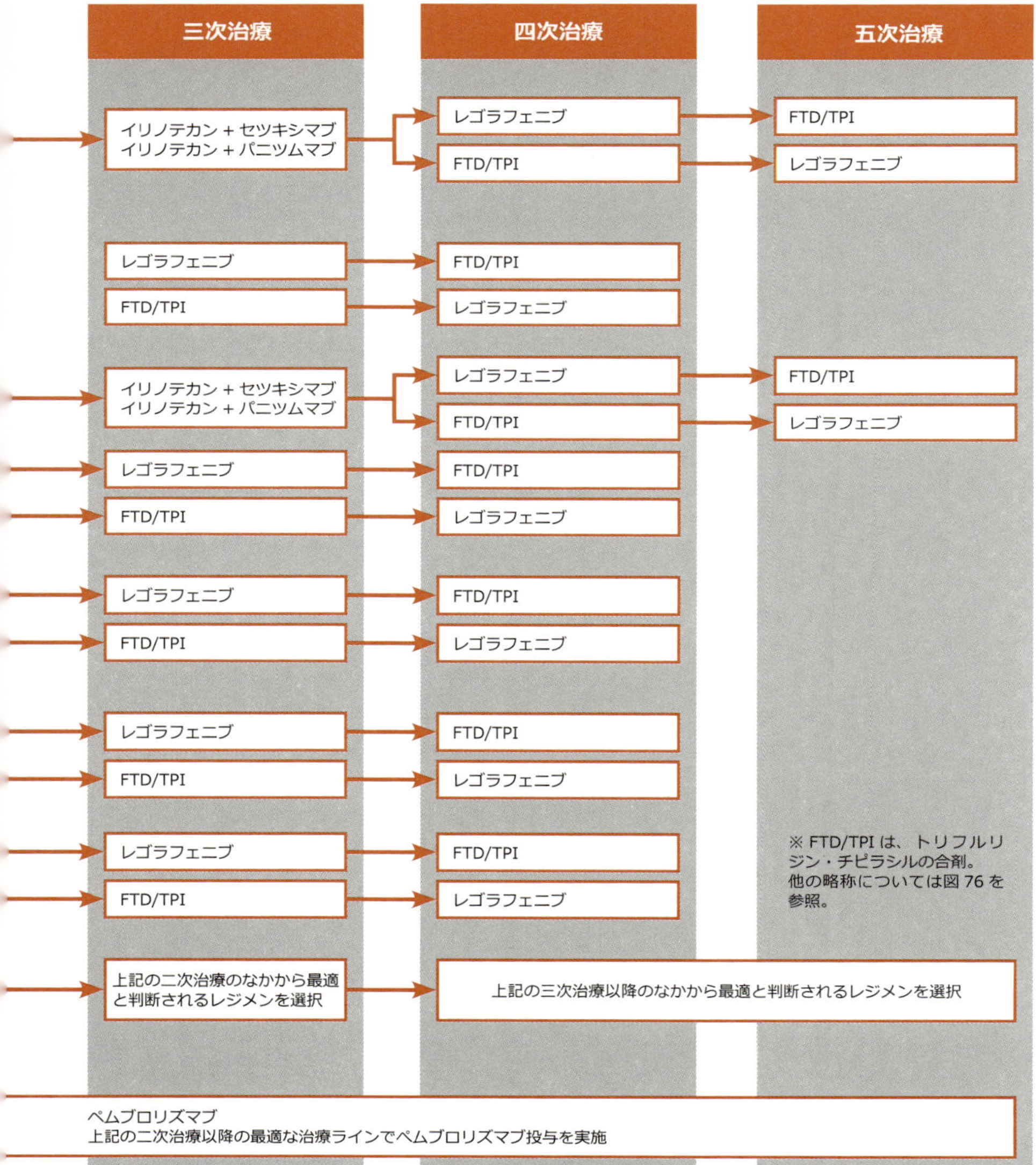

（大腸癌研究会編，大腸癌治療ガイドライン医師用2019年版，金原出版より転載）

図75 薬物療法のフロー

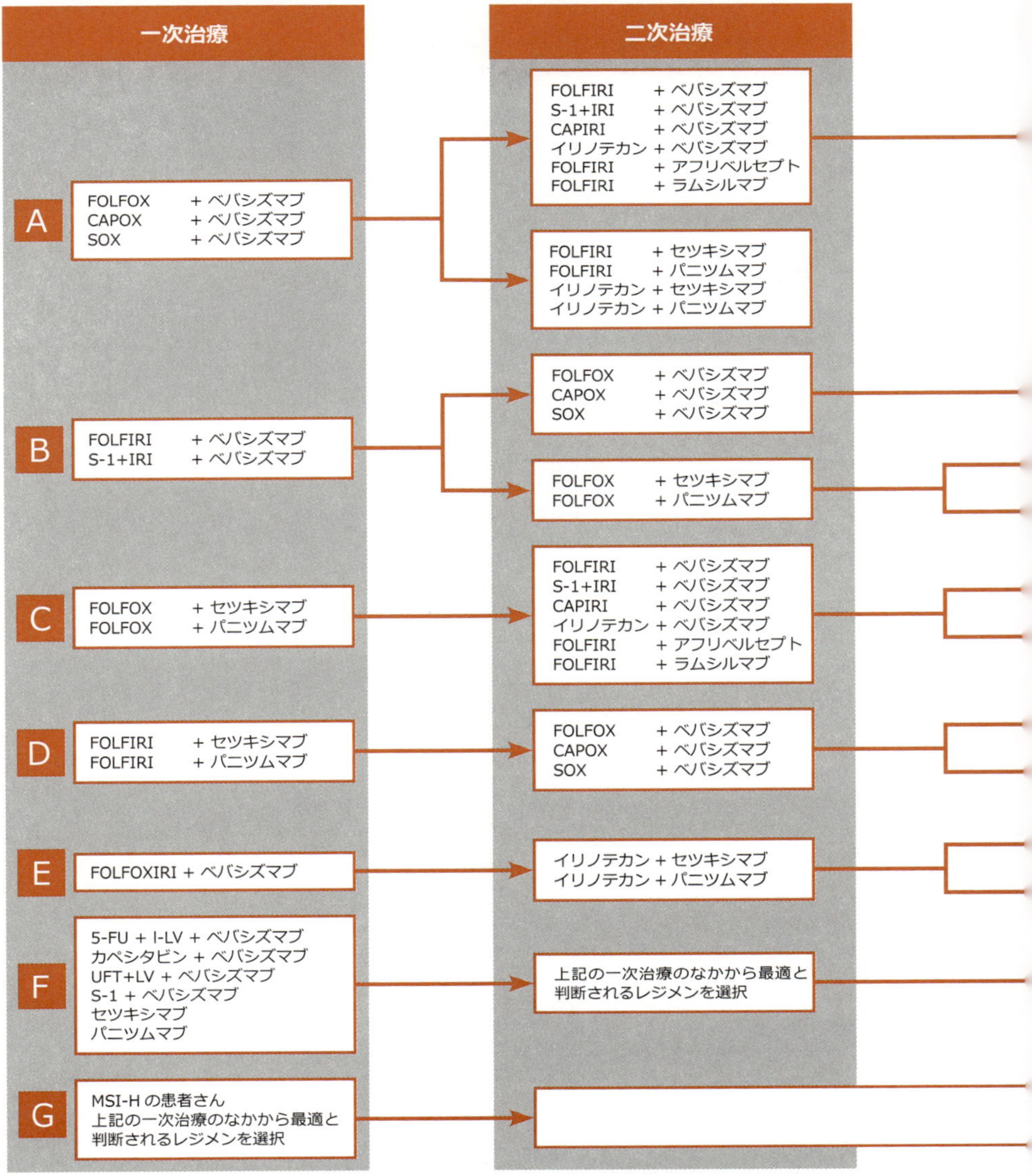

標準的治療として、有効性と安全性が確認されている薬剤である。

図76　殺細胞性抗がん薬と分子標的治療薬の代表的な組み合わせ（一次治療）

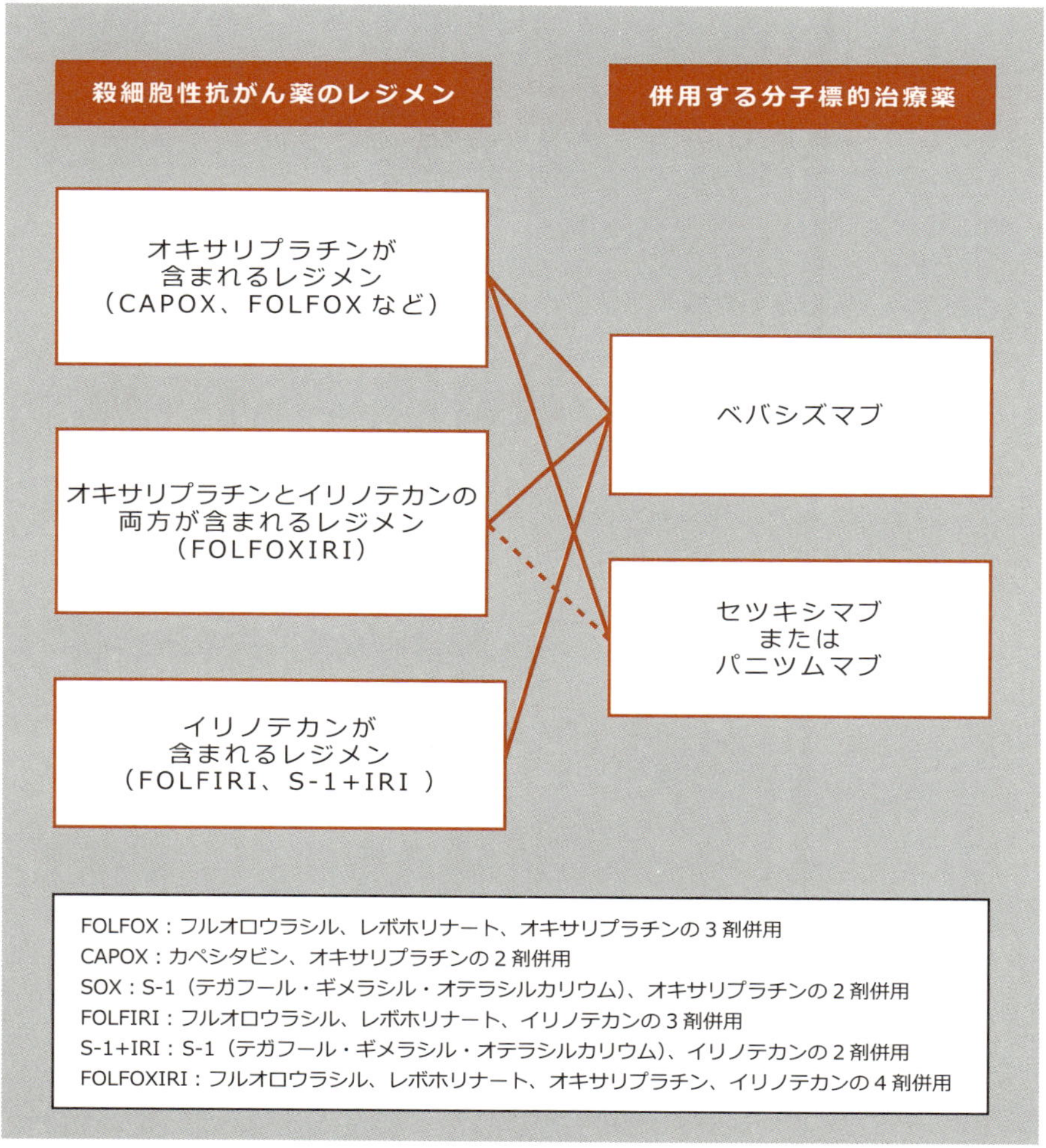

FOLFOX：フルオロウラシル、レボホリナート、オキサリプラチンの 3 剤併用
CAPOX：カペシタビン、オキサリプラチンの 2 剤併用
SOX：S-1（テガフール・ギメラシル・オテラシルカリウム）、オキサリプラチンの 2 剤併用
FOLFIRI：フルオロウラシル、レボホリナート、イリノテカンの 3 剤併用
S-1+IRI：S-1（テガフール・ギメラシル・オテラシルカリウム）、イリノテカンの 2 剤併用
FOLFOXIRI：フルオロウラシル、レボホリナート、オキサリプラチン、イリノテカンの 4 剤併用

ガイドラインでは殺細胞性抗がん薬への分子標的治療薬の上乗せを推奨している。

破線は、現時点でエビデンスが不十分であり、ガイドラインでは標準治療としていない。

図77　一次治療の選択

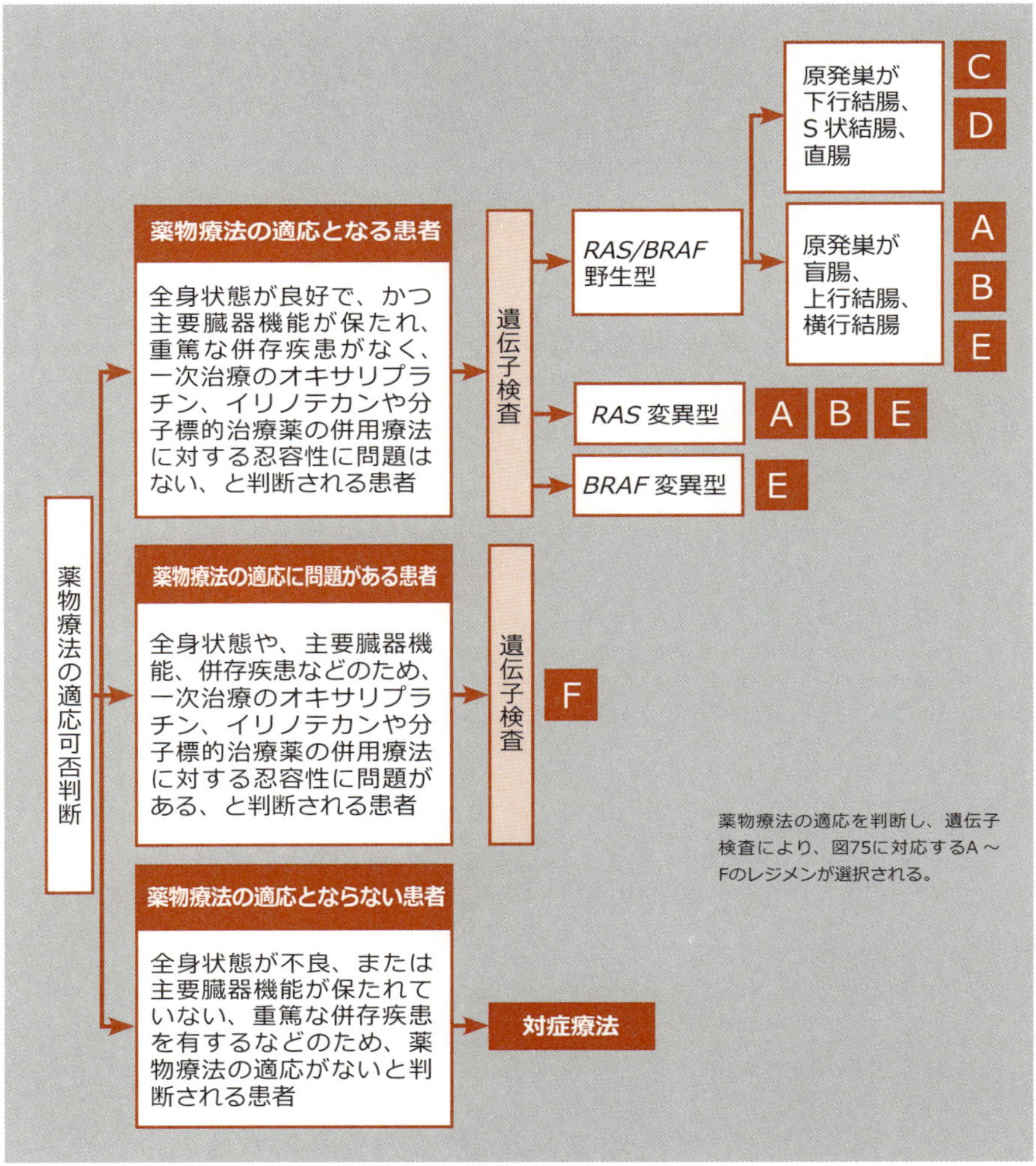

（大腸癌研究会，大腸癌治療ガイドライン医師用2019年版 を参考に作図）

二次治療以降の薬剤選択

二次治療で用いるレジメンには、FOLFOX、CAPOX、SOX、FOLFIRI、S-1+IRIなどがあります。併用する分子標的治療薬には、セツキシマブ、パニツムマブ、ベバシズマブに加えて、アフリベルセプトやラムシルマブを用いることができます。一次治療でオキサリプラチンを含むレジメンを用いた場合はイリノテカンを含むレジメンを、一次治療でイリノテカンを含むレジメンを用いた場合はオキサリプラチンを含むレジメンを選択します。また、セツキシマブ、パニツムマブについては、一次治療でベバシズマブを使用し、腫瘍の縮小が得られなかった場合や病勢により三次治療まで進めないと判断される場合に使用を考慮します。

このほか、遺伝子検査でがんが「高頻度マイクロサテライト不安定性（MSI-H）」であることが確認できた患者さんでは、二次治療以降に、ペムブロリズマブを用いることができます（図75-G）。MSI-Hとペムブロリズマブについては後述します（☞p.190参照）。

三次治療では、イリノテカンとセツキシマブまたはパニツムマブの併用のほか、レゴラフェニブ単独、トリフルリジン・チピラシル（FTD／TPI）単独による治療が選択されます。

代表的なレジメン

切除不能な進行・再発大腸がんに対する薬物療法の代表的なレジメンとして、FOLFOX（mFOLFOX6）、CAPOX、SOX、FOLFIRI、FOLFOXIRIと分子標的治療薬の投与例を示します。ガイドラインでは分子標的治療薬の上乗せが推奨されていますが、副作用などで分子標的治療薬の併用が困難な場合には、殺細胞性抗がん薬のみのレジメンで治療が行われます。

◎FOLFOX（mFOLFOX6）と分子標的治療薬の組み合わせ（図78）

ＦＯＬＦＯＸ（ｍＦＯＬＦＯＸ６）は、フルオロウラシル、レボホリナート、オキサリプラチンの３剤を併用するレジメンです。フルオロウラシルを46時間かけて持続静注する必要があるため、投与口となる中心静脈ポートの造設が必要となります（☞p.174参照）。このレジメンは術後補助化学療法と同様です。加えて、分子標的治療薬としてベバシズマブ、セツキシマブ、パニツムマブのいずれかの投与が検討されます。いずれも初日に点滴静注し、以降、ベバシズマブとパニツムマブは隔週で、セツキシマブは毎週投与します。

◎CAPOXと分子標的治療薬の組み合わせ（図79）

ＣＡＰＯＸも術後補助化学療法で用いられるのと同様で（☞p.167参照）、カペシタビンとオキサリプラチンを併用するレジメンです。ここでは、ベバシズマブの追加投与が検討されます。

図78　mFOLFOX6＋分子標的治療薬

・フルオロウラシル（商品名・略称：5-FU）・レボホリナート（商品名：アイソボリン®、略称：l-LV）
・オキサリプラチン（商品名：エルプラット®、略称：OX）
・併用可能な分子標的治療薬（いずれか一つ）
　ベバシズマブ（商品名：アバスチン®、略称：BEV）、 セツキシマブ（商品名：アービタックス®、略称：CET）
　パニツムマブ（商品名：ベクティビックス®、略称：PANI）

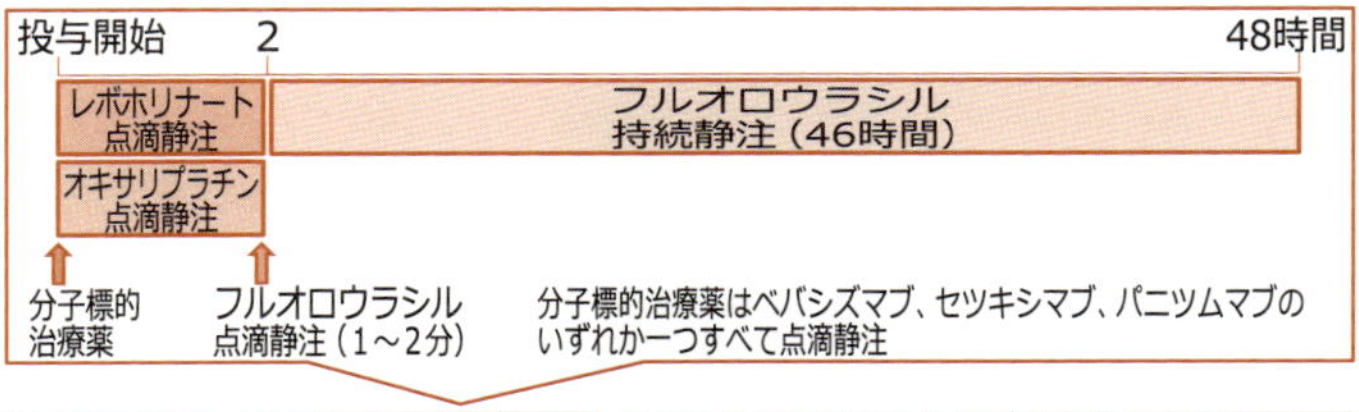

投与日		1	2	3	4 … 14	15	16	17	18 … 28
レボホリナート		●	−	−	休薬	●	−	−	休薬
オキサリプラチン		●	−	−		●	−	−	
フルオロウラシル		●	●	●		●	●	●	
分子標的治療薬	ベバシズマブ	●	−	−		●	−	−	
	セツキシマブ	●	−	−	●（8日目）	●	−	−	●（22日目）
	パニツムマブ	●	−	−	休薬	●	−	−	休薬

1サイクル（1～14日）

14日（２週間）を１サイクルとし、治療を継続する。

◎SOXと分子標的治療薬の組み合わせ

SOXは、オキサリプラチンとテガフール・ギメラシル・オテラシルカリウム（S−1）を併用するレジメンです。オキサリプラチンは初日に病院で点滴静注します。ベバシズマブを併用する場合は、ベバシズマブの点滴静注後にオキサリプラチンを投与します。S−1は初日の夕食後から15日目の朝食後まで毎日服用し、その後1週間は休薬です。休薬を含めて3週間を1サイクルとして治療を繰り返します。

◎FOLFIRIと分子標的治療薬の組み合わせ（図80）

イリノテカンを含むレジメンには、FOLFIRIと分子標的治療薬の組み合わせがあります。FOLFIRIはフルオロウラシル、レボホリナート、イリノテカンの3剤を併用するレジメンです。フルオロウラシルを46時間かけて持続静注する必要があるため、FOLFOX同様、投与口となる中心静脈ポートの造設が必要となります。併用する分子標的治療薬はベバシ

図79　CAPOX＋分子標的治療薬

・カペシタビン（商品名：ゼローダ®、略称：Cape）
・オキサリプラチン（商品名：エルプラット®、略称：OX）
・併用可能な分子標的治療薬
　ベバシズマブ（商品名：アバスチン®、略称：BEV）

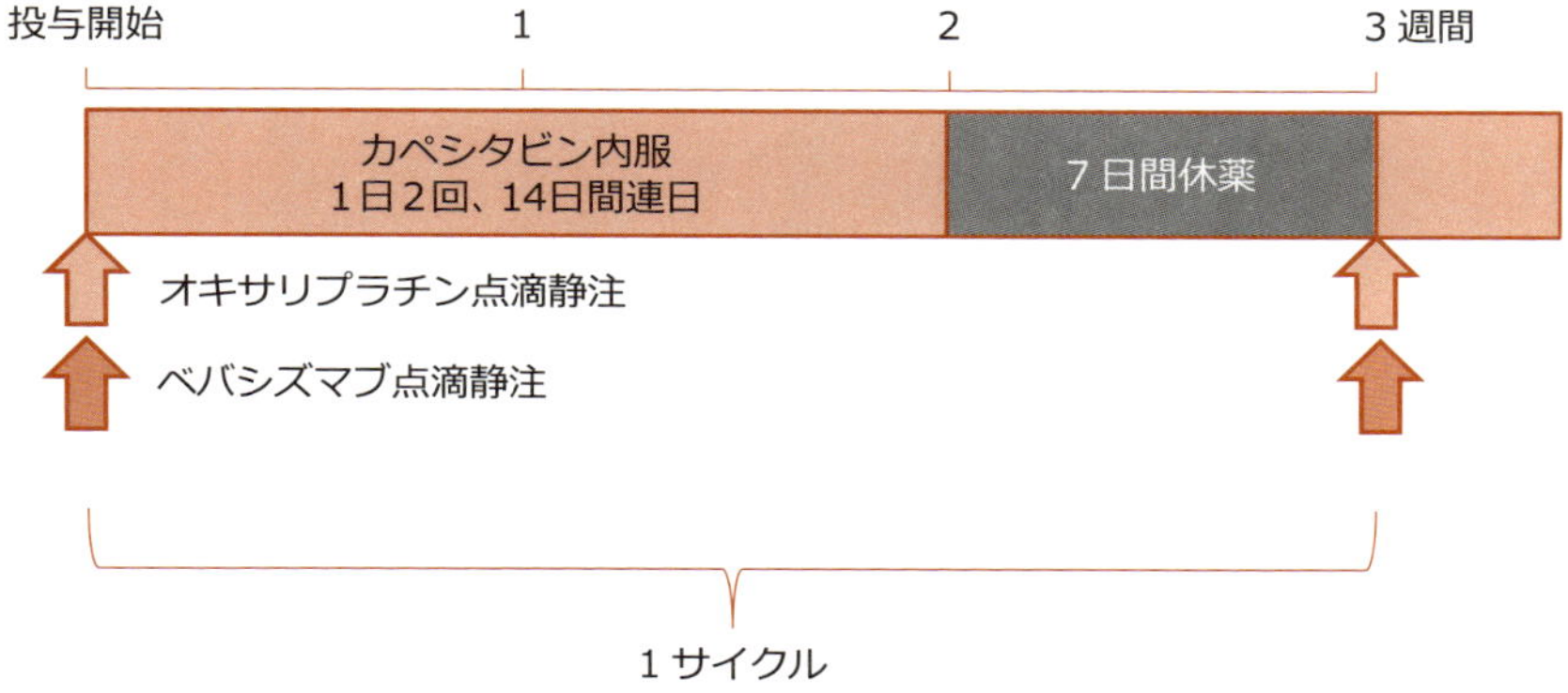

3週間を1サイクルとし、治療を継続する。

ズマブ、セツキシマブ、パニツムマブに加え、二次治療以降ではラムシルマブ、アフリベルセプトが併用可能です。

図80　FOLFIRI＋分子標的治療薬

・フルオロウラシル（商品名・略称：5-FU）
・レボホリナート（商品名：アイソボリン®、略称：l-LV）
・イリノテカン（商品名：カンプト®、略称IRI）
・併用可能な分子標的治療薬（いずれか一つ）
　ベバシズマブ（商品名：アバスチン®、略称：BEV）
　セツキシマブ（商品名：アービタックス®、略称：CET）
　パニツムマブ（商品名：ベクティビックス®、略称：PANI）
　ラムシルマブ（商品名：サイラムザ®、略称：RAM）
　アフリベルセプト（商品名：ザルトラップ®、略称：AFL）

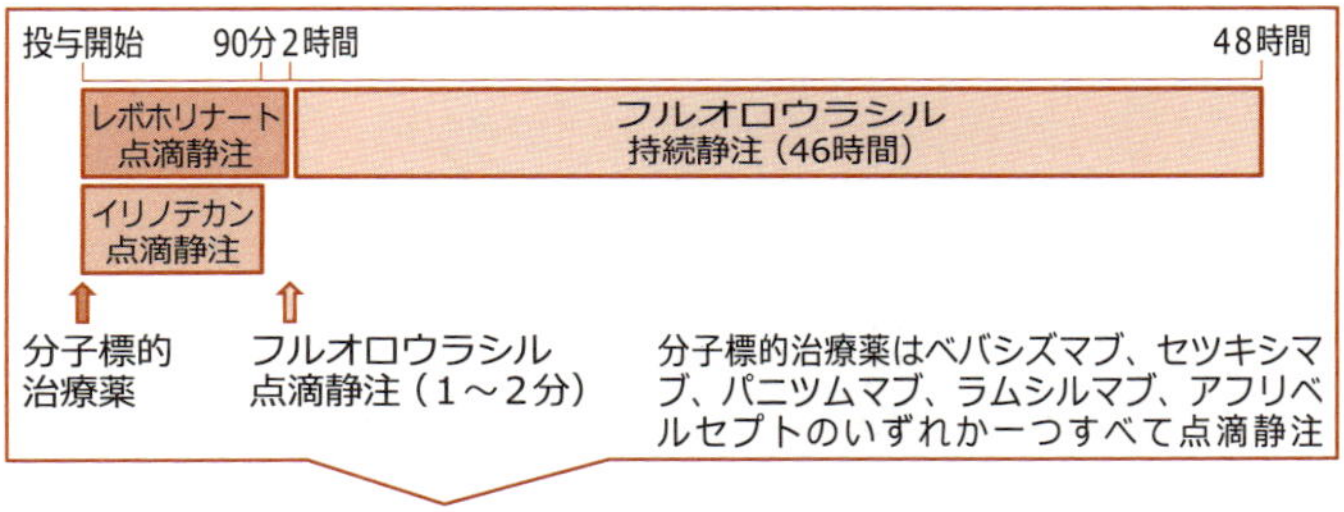

投与日		1	2	3	4 ・・・ 14	15	16	17	18 ・・・ 28
レボホリナート		●	−	−	休薬	●	−	−	休薬
イリノテカン		●	−	−		●	−	−	
フルオロウラシル		●	●	●		●	●	●	
分子標的治療薬	ベバシズマブ	●	−	−		●	−	−	
	セツキシマブ	●	−	−	●（8日目）	●	−	−	●（22日目）
	パニツムマブ	●	−	−	休薬	●	−	−	休薬
	ラムシルマブ	●	−	−		●	−	−	
	アフリベルセプト	●	−	−		●	−	−	

1サイクル（1～14日）

2週間を1サイクルとし、治療を継続する。

◎ＦＯＬＦＯＸＩＲＩと分子標的治療薬の組み合わせ

ＦＯＬＦＯＸＩＲＩはフルオロウラシル、レボホリナート、オキサリプラチン、イリノテカンの4剤併用レジメンです。ＦＯＬＦＯＸＩＲＩは非常に効果の強いレジメンですが、ＦＯＬＦＯＸとＦＯＬＦＩＲＩの両方の副作用が発現する可能性があるため、より注意が必要です。分子標的治療薬はベバシズマブのみ併用可能です。

ペムブロリズマブ

ペムブロリズマブは、免疫チェックポイント阻害剤という新しいタイプの医薬品です。２０１８年12月に大腸がんでも使えるようになりました。しかし、すべての患者さんで使えるわけではありません。どんな薬なのか、そして、どんな患者さんに投与できるのかを説明します。

◎作用のしくみ

体には、侵入したウイルスや細菌などから身を守る〝免疫〟が備わっています。免疫は、がん細胞に対しても働き、異物として認識し排除します。しかし、がん細胞のなかには、生き残るために性質を変化させ、免疫を逃れるものがあります。そもそも免疫には、働き過ぎを抑えるブレーキとしての機能が備わっています。免疫が働き過ぎるとアレルギーなどの不都合な症状が起こるためです。がん細胞は、この機能を巧みに利用し、免疫にブレーキをかけることで、免疫による排除を逃れようとします。

免疫のブレーキの役割をするのがＰＤ-１というタンパクです。ＰＤ-１は免疫を担うＴ細胞の表面にあり、がん細胞はＰＤ-Ｌ１というタンパクでＰＤ-１に作用し、免疫にブレーキをかけます。ペムブロリズマブはＴ細胞のＰＤ-１に結合することで、がん細胞のブレーキ信号をストップし、免疫が再びがん細胞を攻撃できるように働きかけます。

◎投与可能な患者さんは

高頻度マイクロサテライト不安定性（ＭＳＩ-Ｈ）のがんであることが確認できた患者さんです。ＭＳＩ-Ｈとは、ＤＮＡ複製時のミスを修復する機能（ＭＭＲ）が低下している状態を言います。ＭＳＩ-Ｈのがんでは、ＤＮＡ配列のミスが積み重なり、細胞ががん化すると考えられています。ＭＳＩ-Ｈはさまざまながんで見られますが、大腸がんでは、６～13％がＭＳＩ-Ｈであると報告されています。

ＭＳＩ-Ｈの患者さんでは、免疫チェックポイント阻害剤による良好な結果を得られたことが臨床試験で報告されているため、事前にＭＳＩ検査を受け、投与可否を検討します。検査では手術や内視鏡検査により得られたがんの組織を用いて、ＭＳＩ-Ｈの判定をします。

◎投与方法

ペムブロリズマブは、１回30分の点滴静注を３週間間隔で繰り返します。

◎副作用

ペムブロリズマブ投与により、がん細胞に抑えられていた免疫が活性化し、免疫の働き過ぎによる副作用が現れる可能性があります。ペムブロリズマブの注意すべき副作用を表13に示します。症状には個人差がありますが、あらかじめ可能性のある副作用を知っておけば、早めの対処が可能です。投与中に気になる症状が現れた場合には、早めに主治医や看護師に伝えます。

表13　ペムブロリズマブの副作用

間質性肺疾患
肺胞などに炎症が生じる。呼吸困難を生じ、ときに生命にかかわる。

大腸炎・重度の下痢
大腸の粘膜に炎症を生じ、出血や重度の下痢が現れることがある。

重度の皮膚障害
全身がはれたり、発疹、水ぶくれ、ひどい口内炎、くちびるのただれなどが起こる。

神経障害（ギラン・バレー症候群等）
手足に力が入らない。しびれ感、疲れやすい、だるい、食べ物が飲み込みにくい、呼吸が苦しい、めまいや頭痛などの症状が起こる。

肝機能障害・肝炎・硬化性胆管炎
自覚症状は少なく、検査値異常により発見されることが多い。疲れやすい、だるい、発熱、黄疸、発疹、かゆみ等の症状が見られることもある。

内分泌障害
内分泌（ホルモン分泌）に影響する。障害するホルモンにより甲状腺機能障害、下垂体機能障害、副腎機能障害などがある。

１型糖尿病
インスリン分泌（血糖値を下げるホルモン）がなくなり、慢性的に血糖値が上昇する。

腎機能障害
腎機能が低下し、むくみ、発熱、尿量の減少などが起こる。

膵炎
膵臓に炎症が生じ、腹痛、背中の痛みなどが起こる。

筋炎・横紋筋融解症
筋肉に炎症が生じ、筋力が低下する。

重症筋無力症
筋力が低下し、眼瞼下垂（まぶたの垂れ下がり）、食べ物が飲み込みにくい、ろれつがまわらない、呼吸困難などが起こる。

心筋炎
心筋に炎症が生じ、発熱や咳などのかぜのような症状が起こる。

脳炎・髄膜炎・免疫性血小板減少性紫斑病
頭痛や嘔吐、意識障害、けいれんなどが起こる。

貧血（溶血性貧血・赤《せき》芽《が》球癆《きゅうろう》）
赤血球が減少し、貧血症状が起こる。

点滴時の過敏症反応（インフュージョンリアクション）
点滴中や点滴直後に急性のアレルギー症状（皮膚のかゆみ、蕁麻疹、のどのかゆみなど）が起こる。

ぶどう膜炎
感染により眼のなかに炎症を生じる。

（キイトルーダ® 治療ハンドブックを参考に作成）

セカンドオピニオン 事例11

■ステージⅣだが、髪の毛が抜ける薬物療法は受けたくない

質問 52歳、女性です。ステージⅣの上行結腸がんで、肝転移と腹膜播種があり、主治医からは薬物療法をすすめられました。しかし、髪の毛が抜けたり、顔面にぶつぶつが出たりなどの副作用を考えると薬物療法は受けたくありません。どうしたらよいでしょうか。

回答 大腸がんの薬物療法は最近、著しく進歩しました。分子標的治療薬を併用した多剤併用の薬物療法が開発され、きわめて高い治療効果が得られるようになりました。多数の薬剤が出現し、さらに複数の薬剤が使用されることで、副作用もさまざまです。しかし、副作用を軽減する薬剤を併用することで、少ない副作用で治療を継続できるようになりました。副作用以上に優れた治療効果が得られるようになったことも事実です。

副作用対策は治療センターの薬剤師、看護師、皮膚科、歯科口腔外科や眼科の協力も得ながら、サポートしていく体制ができています。薬剤の選択を工夫することで副作用を低減することもできます。安心して、薬物療法を受けてください。

（都立駒込病院外科部長・高橋慶一）

放射線治療・緩和ケア

8

放射線治療のメリット・デメリット

手術、薬物療法に並ぶ「がん三大治療」の一つ

放射線治療は、手術、薬物療法に並ぶがん三大治療の一つです（図81）。

X線などの放射線をがんの病巣部に照射し、がん細胞の分裂を抑えてがんを小さくします。手術とは違って切らずに治療できるため、治療後の体への負担は比較的少なく、手術を受けられない患者さんでも治療できる場合があります。

放射線治療のしくみ

細胞が分裂するときに、細胞内の核にあるDNAが使われます。

図81　がんの三大治療

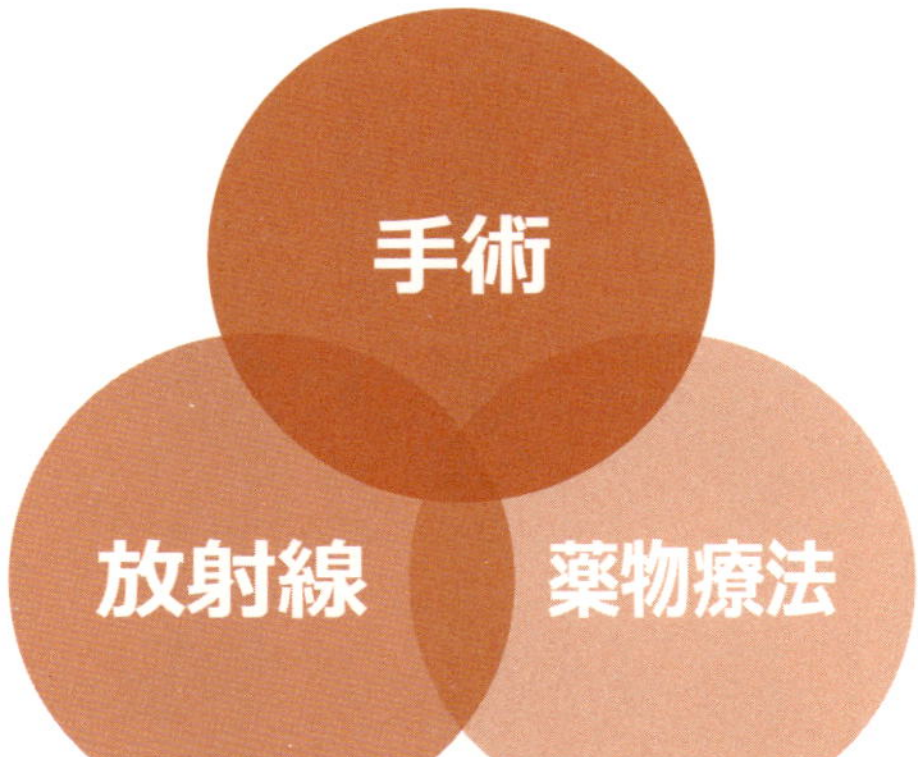

放射線治療は、手術、薬物療法に並ぶがん治療の三大柱である。

放射線がＤＮＡに到達するとＤＮＡの鎖が切断されてしまい、細胞が分裂できなくなります。この結果、細胞が破壊されてしまうのです。放射線治療では、このしくみによりがん細胞の分裂を抑えて、がんを小さくします。

もちろん、放射線による影響は、がん細胞だけではなく正常細胞にも起こります。ただし、正常細胞とがん細胞では放射線に対する反応性が異なります。正常細胞では、放射線照射を受けてダメージを負っても、がん細胞に比べて早く回復するのです。放射線治療では、正常細胞とがん細胞の回復力の差を利用して、毎日少量の放射線を分割して照射することで、正常細胞に回復する時間を与えつつ、がん細胞を死滅させるのです（図82）。

図82　放射線治療の原理

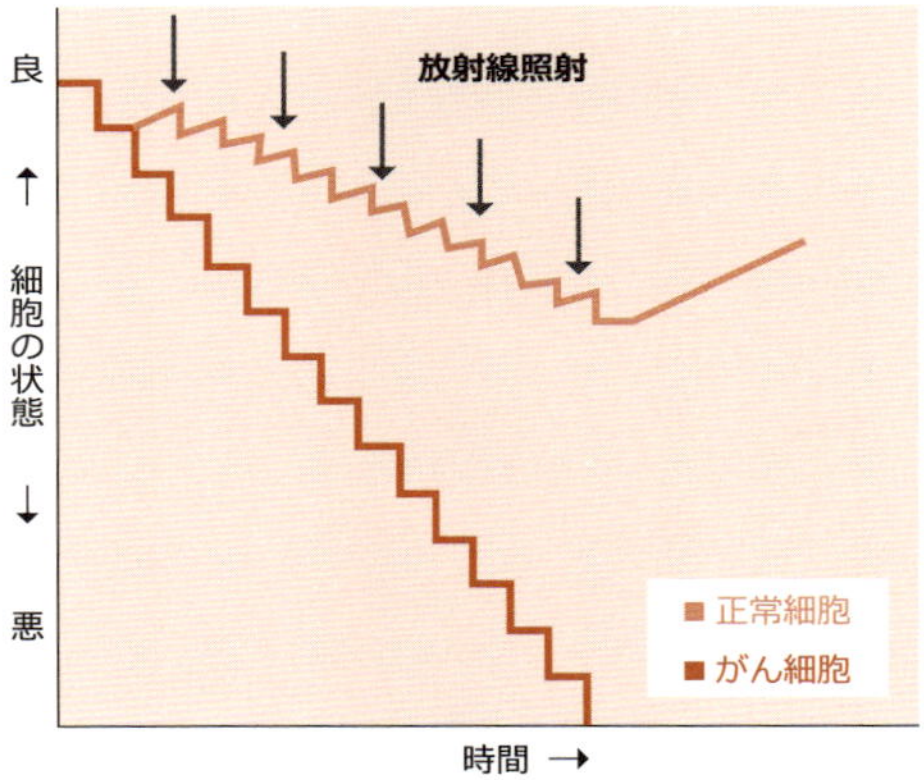

正常細胞はがん細胞に比べて放射線によるダメージから早く回復する。
放射線治療は、この回復力の差を利用した治療である。

放射線治療の目的

放射線治療は治療の目的から、補助放射線療法と緩和的放射線療法に分けられます。

補助放射線療法は、直腸がんの手術の補助として行います。結腸がんでは一般的には補助放射線療法を行いません。

直腸がんでは、骨盤内の再発が多く、下部直腸がんでは、人工肛門の造設が必要となる可能性があります。このため、再発や人工肛門の造設を避けることを目的に補助放射線療法を行います。抗がん剤と放射線治療を併用する場合もあります（化学放射線療法）。

緩和的放射線療法は、がんによる痛みの緩和を目的に行われる放射線治療です。放射線照射により、がんによる痛み、出血、神経症状を改善します。

具体的には、がんが骨盤内にある場合の疼痛や出血、便通障害の緩和です。

図83　定位放射線照射

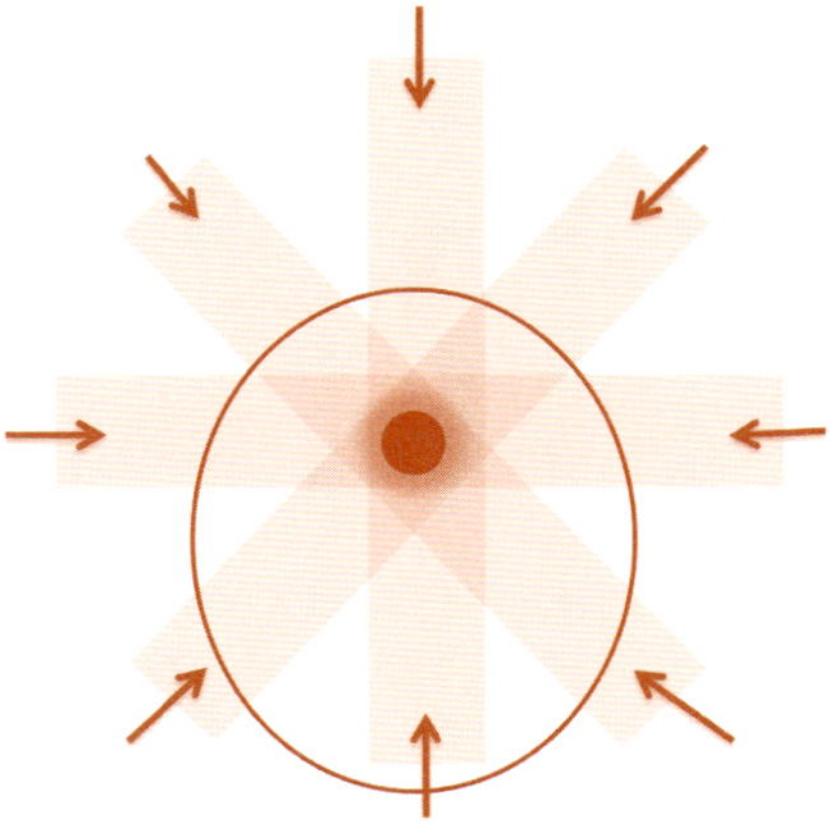

弱い放射線を多方向から照射し、がん細胞に集中させる。

骨盤外では転移による疼痛の緩和、脳転移に対しては脳への神経症状と頭蓋内圧亢進症による症状の緩和と延命が目的となります。脳への照射には「定位放射線照射」という方法が用いられます。これは、正常細胞へのダメージを抑えるため、弱い放射線を多方向からがん細胞に集中させる方法です（図83）。

実際の治療の流れ（補助放射線療法の例）

直腸がんに対する補助放射線療法の流れを紹介します（図84）。

放射線治療は、専門の医師（腫瘍放射線医師）により行われます。

まず、あらためてCT検査を実施し、がんの大きさや他の臓器との位置関係を確認します。

その後、綿密な治療計画が立てられ、放射線照射の位置や範囲、回数、量、期間などをコンピューターで計算します。

決定した放射線の照射位置の皮膚に、皮膚用

図84　放射線治療の流れ

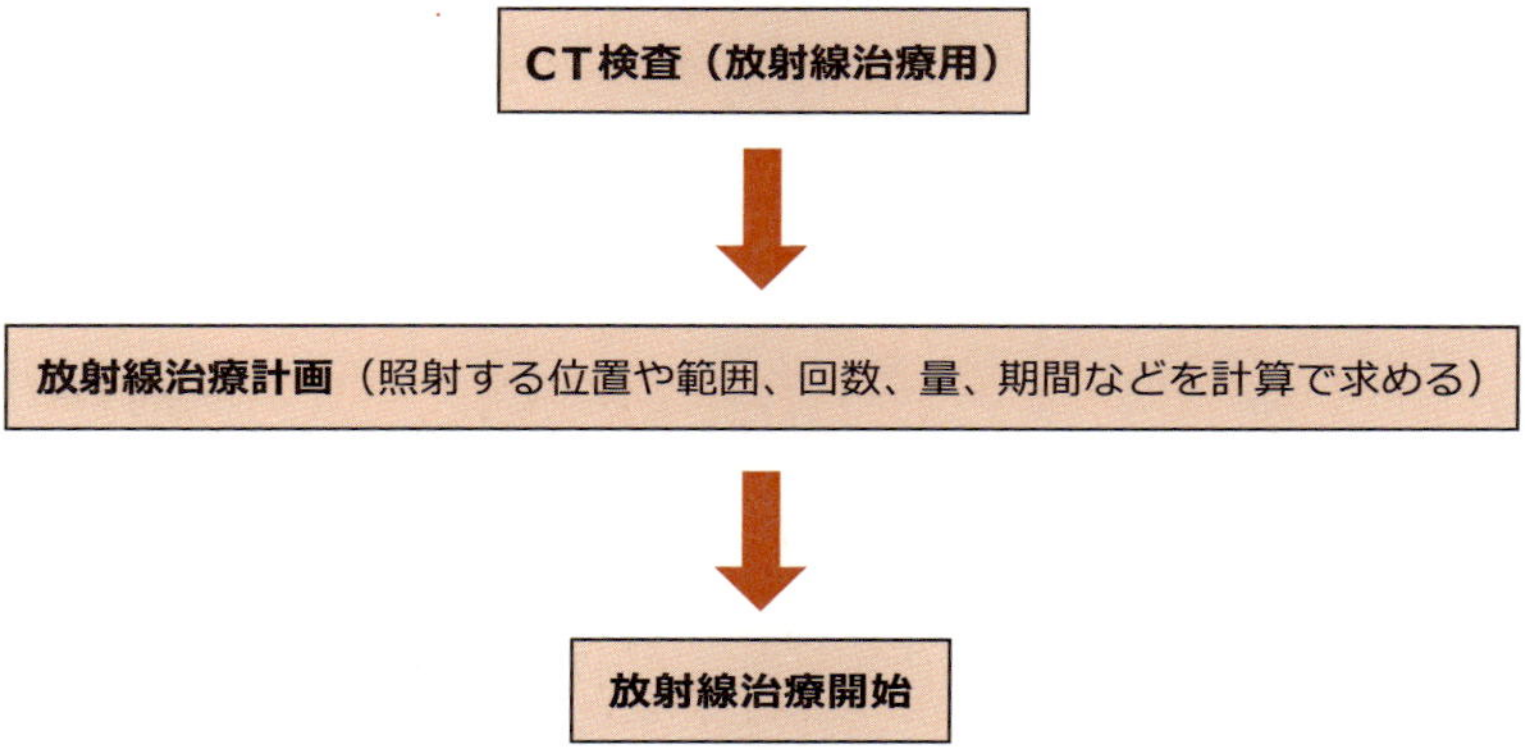

治療の実施前には、CT検査を行い、綿密な治療計画が立てられる。

のマーカーで目印が付けられ、ここをめがけてリニアックという装置を用いて放射線を照射します（図85）。時間は1回あたり5分程度です。治療の目的やがんの位置、周辺臓器との関係によってさまざまですが、一般的には週5日照射し、術前照射（手術の前に照射する）の場合では合計で20〜28回、術後照射（手術の後に照射する）の場合では合計で25〜28回照射します。

図85　放射線治療のイメージ

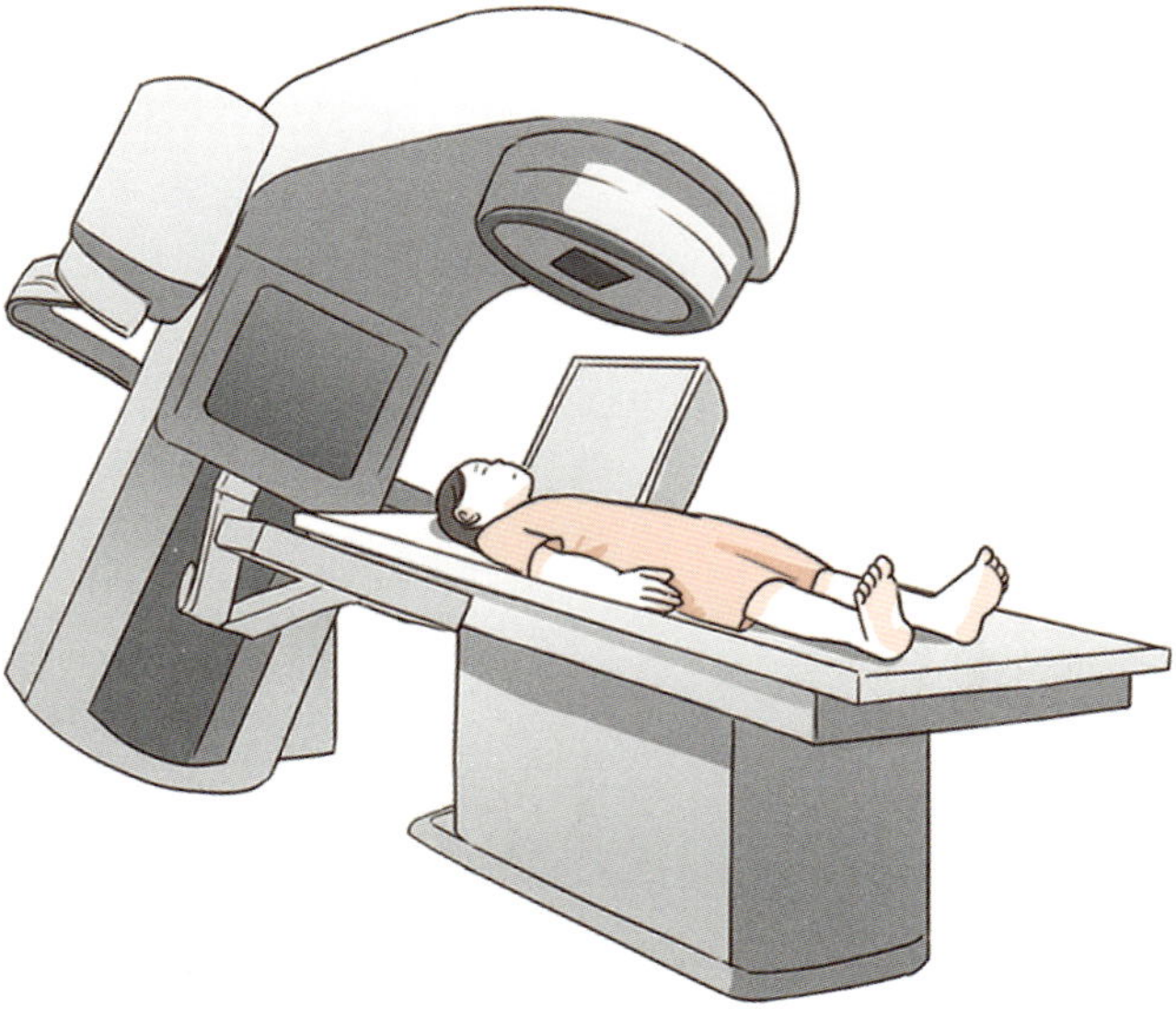

リニアックという大型の装置を用いて放射線を照射する。

放射線治療の副作用

放射線治療にも副作用はあります。放射線はがん細胞だけではなく、正常細胞にもダメージを与えてしまうからです。

放射線は細胞分裂が盛んな細胞に作用しやすいことから、細胞分裂が盛んな造血細胞（血液を作る細胞）に影響を及ぼす可能性があり、貧血や倦怠感などが症状として起こります。また、皮膚障害、腸管への症状として頻便、便意切迫、排便困難感、便失禁、肛門の異常感覚などの症状が現れることがあります（図86）。

図86　放射線治療による主な副作用

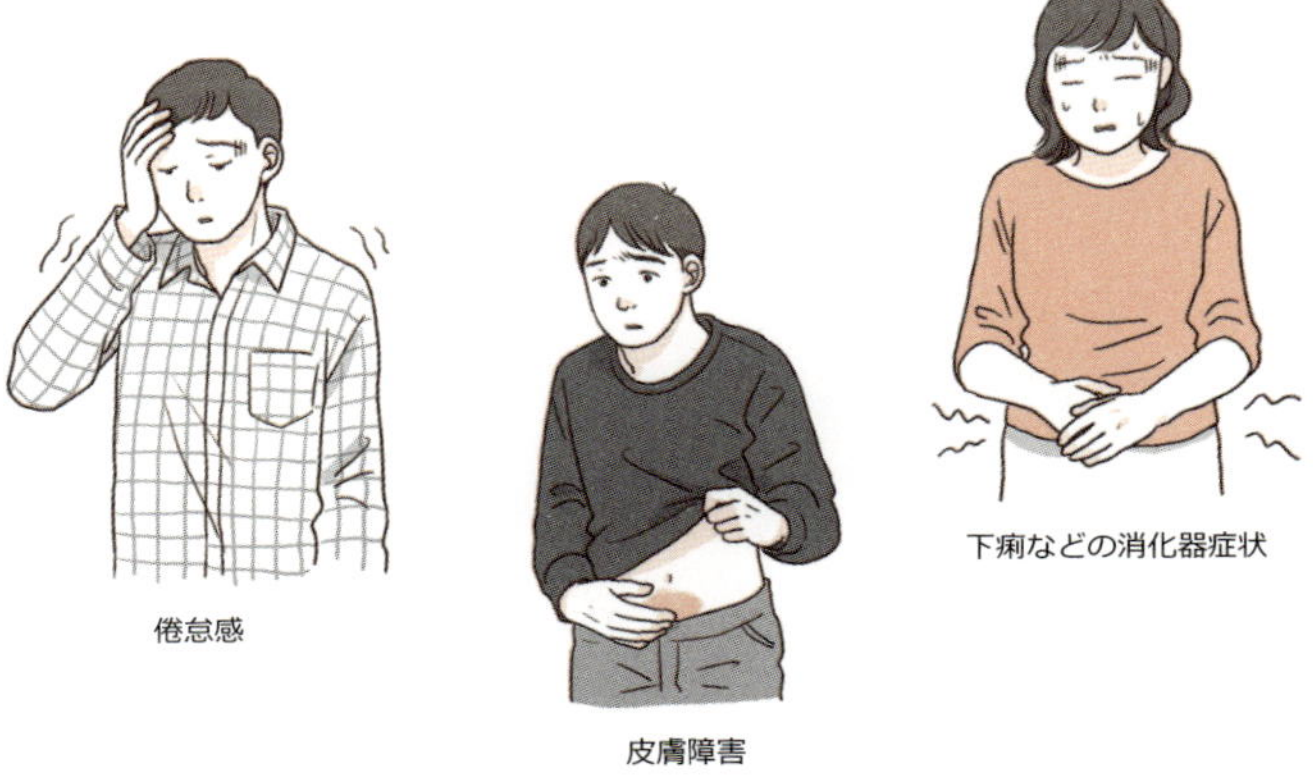

セカンドオピニオン 事例12

■薬物療法を施行中に多発性骨転移との診断。どうすればいい？

質問 56歳、男性です。直腸がん手術後の肺転移で薬物療法を施行中でした。右肩と腰に痛みがあり、骨シンチグラフィー※の検査を受けたところ、右肩、第1腰椎、右肋骨に集積があり、多発性骨転移と診断されました。治療はどうしたらよいでしょうか。

回答 骨転移に対しては通常は根治的照射（治癒を目指した放射線照射）を行います。

今回は、複数部位に転移を有する多発性骨転移であるため、がんによる症状を緩和する緩和的放射線照射を行います。

根治的照射では総線量が50Gy※以上になるように照射をしますが、緩和的照射では30Gy程度の照射を行うのが一般的です。緩和的照射で疼痛は80〜90％緩和または消失するとされています。

この患者さんは肋骨にも転移がありましたが、痛みの訴えがないため、右肩甲骨と第1腰椎にそれぞれ30Gyの照射を行い、痛みは消失しました。

（都立駒込病院外科部長・高橋慶一）

※骨転移の検索に用いられる画像検査
※Gy（グレイ）…放射線によって受けるエネルギー量を示す単位

緩和ケアの目的

緩和ケアに対する誤解

緩和ケアのことを「治療法がないときの最後の手段」や「終末期のケア」と考えている患者さんがいると思います。そのような患者さんでは、緩和ケアをすすめられることで「見放された」と感じる方もいます。

これは、緩和ケアに対する大きな誤解です。ここでは、そのような緩和ケアに対する誤解を解いていきたいと思います。

緩和ケアの定義

WHOは緩和ケアを表14のように定義しています。

緩和ケアとは、終末期に限らず「がんと診断された早期から取り組むべきケア」ということです。

そして、がん患者が感じる苦痛は、身体的な

表14　WHO（世界保健機関）の定義

緩和ケアとは、生命を脅かす疾患による問題に直面している患者とその家族に対して、痛みやその他の身体的な問題、心理社会的な問題、スピリチュアルな問題を早期に発見し、的確なアセスメントと対処（治療・処置）を行うことによって、苦しみを予防し、和らげることでクオリティ・オブ・ライフ（生活の質）を改善するアプローチである。

Palliative care is an approach that improves the quality of life of patients and their families facing the problem associated with life-threatening illness, through the prevention and relief of suffering by means of early identification and impeccable assessment and treatment of pain and other problems, physical, psychosocial and spiritual.

WHOホームページより
http://www.who.int/cancer/palliative/definition/en/（2019年3月アクセス）

ものだけに限りません。精神的苦痛、社会的苦痛、スピリチュアルな苦痛が存在し、互いに影響し合っています。これらの苦痛をすべて合わせて「全人的苦痛（トータルペイン）」と呼んでいます（図87）。緩和ケアは、トータルペインを緩和することで、クオリティ・オブ・ライフ（生活の質）を改善、維持し、自分らしい生活を送ることを目的としています。

緩和ケアをいつから受けるべきか

緩和ケアをいつから受ければよいのでしょうか。「がんと診断された早期から取り組むべきケア」と前述しましたが、かつては、症状が進行し治療手段がない場合の身体的苦痛に対するケアと考えられてきました。現在では、がんと診断された早期から行うべきものと考え方が変わってきています（図88）。がんと診断されたときから、治療に並行して緩和ケアが行われます。

厚生労働省が進めている「がん対策推進基本計画（平成24年6月閣議決定）」でも、「がんと

図87　全人的苦痛（トータルペイン）

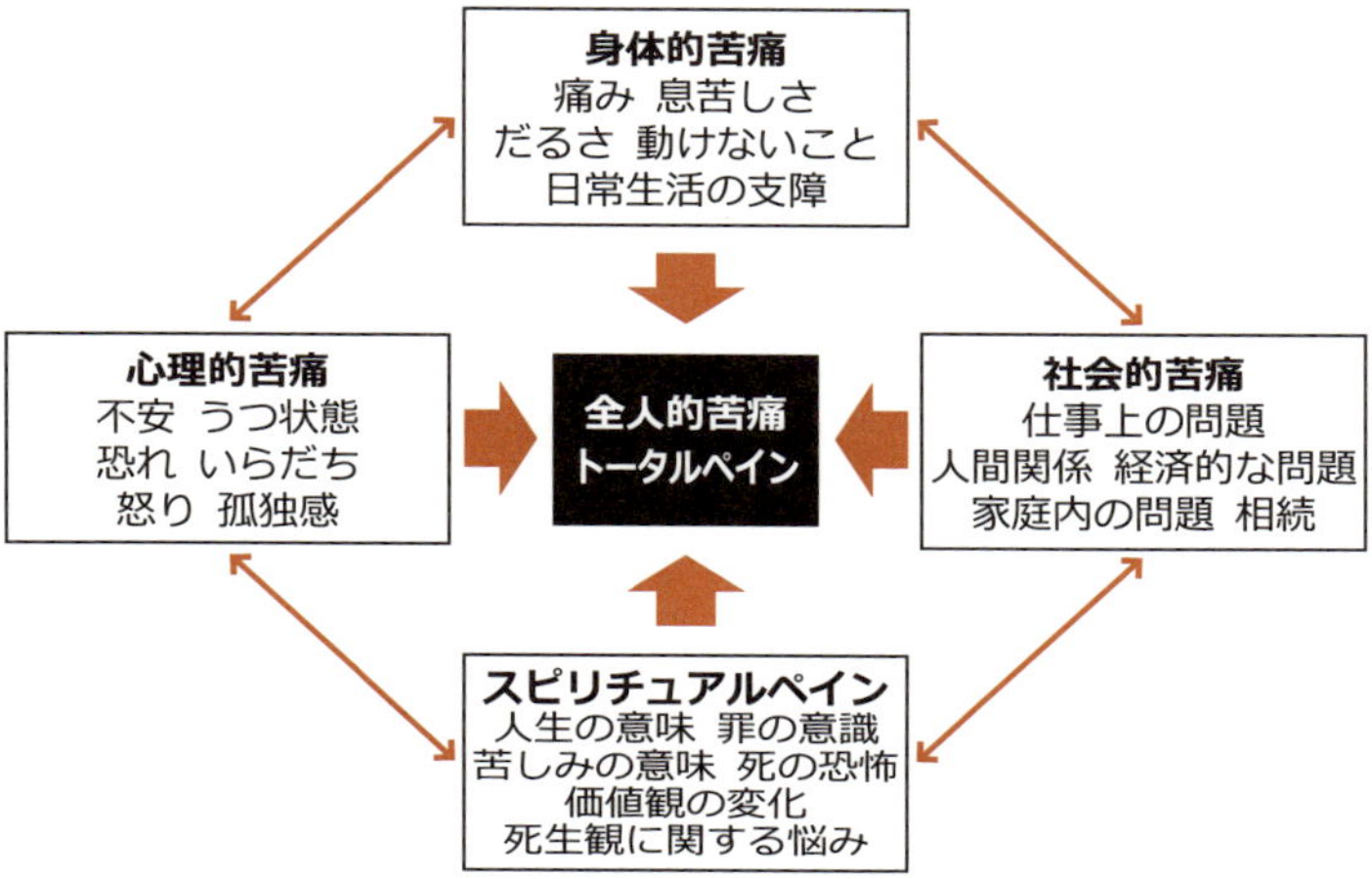

身体的苦痛、社会的苦痛、心理的苦痛、スピリチュアルペインは、互いに影響し合っている。

診断されたときからの緩和ケアの推進」が重点的に取り組むべき課題として位置付けられています。

図88 がんの治療と緩和ケアの関係

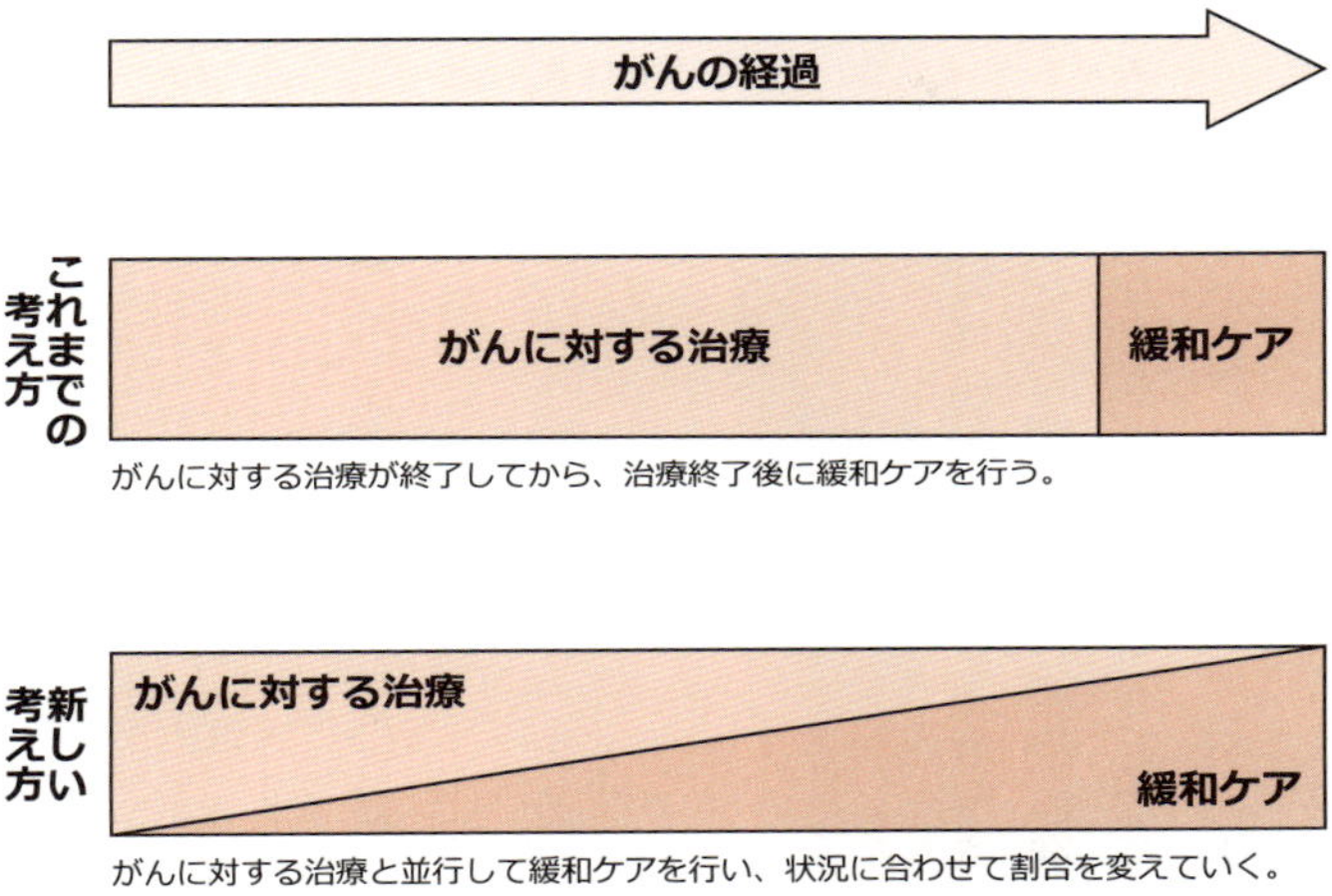
がんの経過
これまでの考え方
がんに対する治療
緩和ケア
がんに対する治療が終了してから、治療終了後に緩和ケアを行う。
新しい考え方
がんに対する治療
緩和ケア
がんに対する治療と並行して緩和ケアを行い、状況に合わせて割合を変えていく。

身体的苦痛に対するケア

身体的苦痛には、痛み、しびれ、吐き気、息苦しさ、眠気などがあり、鎮痛薬や吐き気止めを投与するなどの適切な対処が行われます。

痛みは、「がんが直接の原因である痛み（がん疼痛）」、「がんに関連する痛み（筋肉のつり、手足のむくみ、便秘など）」、「治療に関連する痛み（術後の痛み、抗がん剤による副作用）」などに分けられます。がん疼痛に対しては、次の5原則で示される「ＷＨＯ方式がん疼痛治療法」に準じて治療が行われます。9割以上の患者さんで痛みが消え、残りの患者さんでも痛みが軽減したという研究結果が報告されています。

1．経口的に

患者さんがご自身で痛みをコントロールできるように、できるかぎり飲み薬で治療を行います。悪心や嘔吐、嚥下困難などで服薬が難しい場合には、坐剤、持続皮下注（携帯型のポンプを用いて一定の流速で皮下に薬剤を注入する）、持続静注、貼付剤などを用います。

2．時刻を決めて規則正しく

通常、がんの痛みは持続的であり、薬の効き目が切れるころに痛みが強くなります。このため、痛みが出たときに薬を使うのではなく、毎日決められた時間に、決められた薬を、決められた量使用して痛みをコントロールします。なお、持続的な痛みがコントロールできていても、ときに突出痛という急な痛みが起こることがあります。この場合は、定期的な鎮痛薬に加えて、レスキュー薬（対処的に用いる鎮痛薬）を使うことがあります。

3. 除痛ラダーに沿って効力の順に

鎮痛薬の種類は、痛みの強さに応じて決められます。この基準に3段階除痛ラダーがあります（図89）。ラダーは梯子《はしご》という意味です。痛みが軽いとき（1段階目）では非オピオイド鎮痛薬（医療用麻薬ではない鎮痛薬）を用います。痛みが残ったり、強くなる場合には2段階目として、弱オピオイド（医療用麻薬による鎮痛薬）を用い、必要に応じて非オピオイド鎮痛薬を併用します。2段階目でも痛みが残ったり、強くなる場合には3段階目として、強オピオイドを用います。ときに鎮痛薬が効きにくい痛みの場合には、すべての段階で鎮痛補助薬の併用が検討されます。なお、がん疼痛の治療に対しては、どの段階から治療を始めてもよいとされています。

4. 患者ごとの個別的な量で

がん疼痛に対する鎮痛薬は、患者さんごとに適量が異なります。適量とは、痛みが消え、眠気などの副作用が問題とならない量です。痛み

図89　3段階除痛ラダーと対応する鎮痛薬

がん疼痛に対しては、どの段階から治療を開始してもよいとされている。

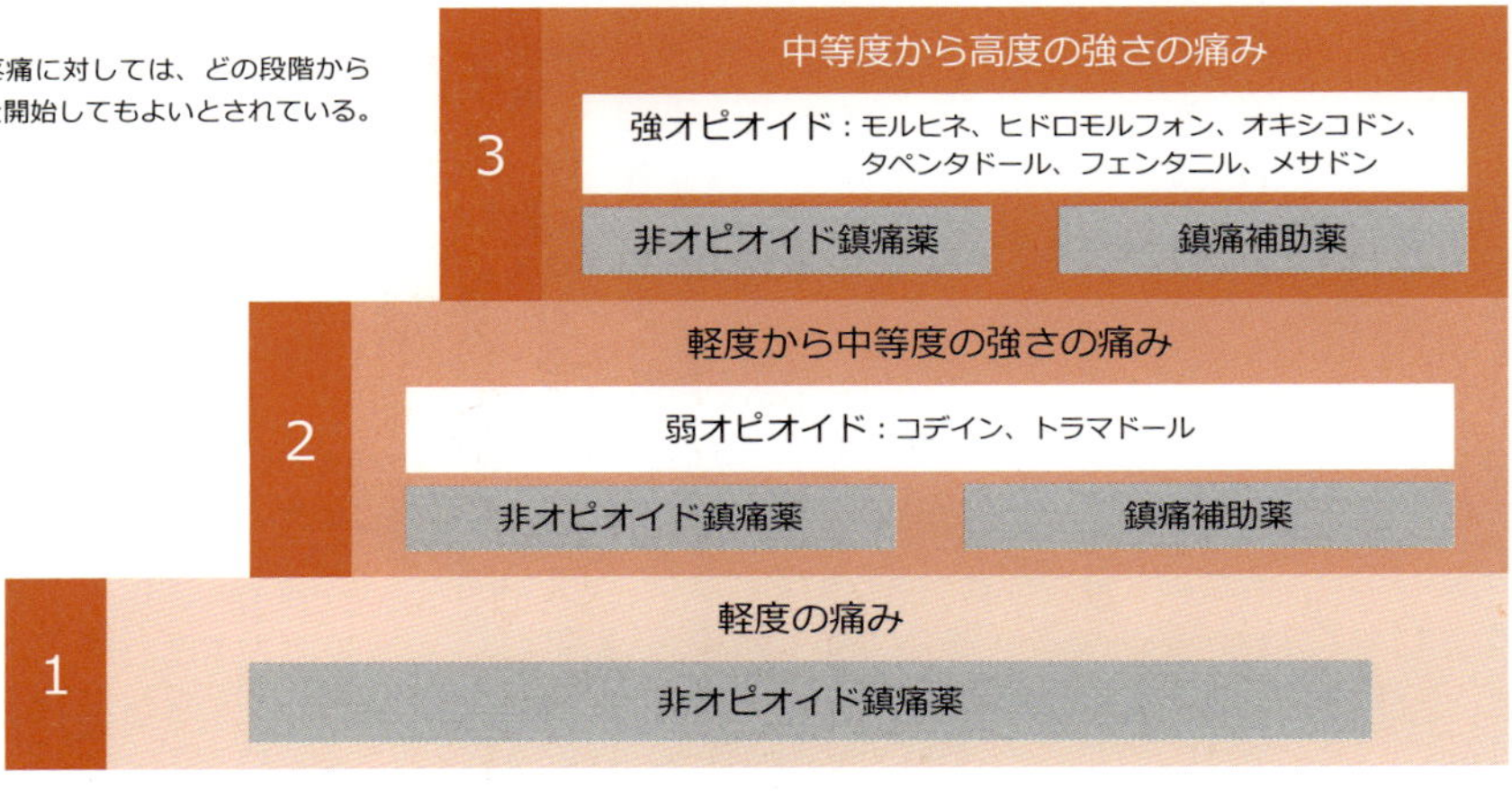

※非オピオイド鎮痛薬：アスピリン、アセトアミノフェン、ロキソニンなど
鎮痛補助薬：アミトリプチリン（抗うつ薬）、カルバマゼピン（抗けいれん薬）など

が消えるまで投与量を徐々に増やしていきます。患者さんごとに鎮痛薬の適量を求めるために、効果判定を繰り返しつつ、調整します。

痛みは主観的なものであるため、患者さん本人にしかわかりません。効果判定には、いつ痛むのか、どこが痛むのか、どのくらい痛むのか、鎮痛薬は効いているのか、などの情報が欠かせません。できるかぎり詳しく医師や看護師に伝えるようにします。なお、患者さんが感じる痛みを聴取するために質問表を活用したアンケートを行うことがあります（☞p.215参照）。

5．そのうえで細かい配慮を

疼痛治療を適切に続けるために、治療による痛みの変化を継続して観察し、変化や異なる原因の痛みが出現してくる場合には、薬の種類や飲み方を変更するなどの調整をします。

適切に使えば、中毒や依存の心配はない

医療用麻薬と聞けば、中毒や依存が起こるのではないかと心配かもしれません。しかし、がん疼痛のために適切に用いた医療用麻薬では、中毒や依存をほとんど起こさないことが知られています。さらに、２０１０年の米国の研究では、医療用麻薬で痛みを適切に治療することで、生活の質を改善し、不安や抑うつなどの症状を抑え、生存期間が延長することが報告されています。

痛みに対するその他のケア

痛みに対するケアは、鎮痛薬の他にも、神経ブロック注射、緩和的放射線療法、経《けい》皮《ひ》的《てき》椎体《ついたい》形成術などがあります。

神経ブロック注射	局所麻酔薬などを用いて、痛みを伝える神経の伝達を抑制・遮断する方法です。神経ブロックは即時的に効果が現れるというメリットがありますが、全身状態や疼痛の部位などにより、使える場面は限定されています。
緩和的放射線療法	がんの痛みに対して行う放射線治療です（☞p.198参照）。
経皮的椎体形成術	椎体とは、脊椎の骨のことです。がんが椎体に転移した場合、圧迫骨折を起こすことがあります。経皮的椎体形成術は、椎体の圧迫骨折による痛みを緩和し、安定させるために、骨セメント（PMMA：polymethyl methacrylate）を注入する方法です。

社会的苦痛に対するケア

誰もが社会の一員として日々を暮らしています。この日々の暮らしは、がんと診断されたからといって止まるわけではありません。がんにかかることで、当然日々の暮らしは影響を受けます。仕事は続けられるのか、治療費・生活費は大丈夫なのか、育児や介護は今まで通りできるのか、など患者さんの社会生活にもさまざまな問題が生じると考えられます。

このような社会とのかかわりによって生ずる苦痛が社会的苦痛です。社会的苦痛に対して、医療者にできることは少ないかもしれません。しかし、全国にあるがん診療拠点病院には、「がん相談支援センター」が設置されており、がんに関するさまざまな相談を受け付けています。病気や治療についてだけでなく、療養生活のこと、心の問題、医療費・生活費、就労、家族とのかかわりなどについても相談することができます。

相談内容の例

医療費・生活費に関すること	さまざまな助成・支援制度や介護・福祉サービスに関する手続きなどの情報を提供しています。
就労に関すること	仕事と治療の両立の仕方、仕事の復帰に向けた準備、職場への伝え方などの相談を受けています。
家族とのかかわりに関すること	がんと診断されたこと、がんが再発したことを家族にどう打ち明けたらよいかや相続問題などについて相談できます。

心理的苦痛に対するケア

がんになったという事実は、患者さんにとって非常にショックな出来事です。また、治療による影響、たとえば手術の合併症、薬物療法による副作用、加えて再発への不安など、さまざまなストレスがあります。このようなストレスによって、不安、不眠、うつなどを引き起こし、心身に大きな影響を及ぼし、場合によっては精神的なケアを必要とする患者さんもいます。精神的なケアを専門にするのが、精神科医、精神腫瘍医、心療内科医などの医師です。

精神腫瘍医は、聞き馴染みがないかもしれません。日本サイコオンコロジー学会は、精神腫瘍医を次のように定義し、一定の基準を満たす精神腫瘍医を「登録精神腫瘍医」として認定しています。

> 精神腫瘍医とは、がん患者およびその家族の精神心理的な苦痛の軽減および療養生活の質の向上を目的とし、薬物療法のみならず、がんに関連する苦悩などに耳を傾ける等、専門的知識、技能、態度を用いて、誠意をもった診療に積極的にあたる意思を有した精神科医・心療内科医のことを指します。
>
> 日本サイコオンコロジー学会　ホームページ（http://jpos-society.org/）

スピリチュアルな苦痛に対するケア

終末期の患者さんでは、「なぜこんなに苦しいのか」「自分の人生は意味あるものだったのか」「何か罪を犯してこうなったのか」「死んだらどうなるのか」といった、死生観に関するさまざまな悩み（スピリチュアルペイン）を抱えることがあります。

スピリチュアルペインに対するケアをスピリチュアルケアといいます。緩和ケアでは、スピリチュアルペインを持つ患者さんに寄り添い、傾聴し、患者さんご自身が納得できる答えを見つけるお手伝いをします。スピリチュアルケアを専門とするのがチャプレンという専門職です。

チャプレンは、人生や生きる意味について語らい、患者さんが希望を持って生きていけるようサポートする訓練された宗教家です。チャプレンは主にキリスト教系の病院に在籍していますが、仏教を背景とするビハーラ僧（臨床宗教師）という専門職もあります。

セカンドオピニオン
事例13

■もう治療法がないと言われた。本当に何もできないのか？

質問 56歳、男性です。直腸がん手術後、多発性肝肺転移、リンパ節転移でこれまで5年間薬物療法を受けて、できる治療がもうないと言われました。本当に治療方法はないのでしょうか。不安でしょうがありません。

回答 これまで治療を受けてきて、積極的な治療がなくなった状態です。このような場合、これまで受けてきた治療について、効果がなかったと否定するのではなく、むしろ肯定します。治療を受けてきたことが無駄であったわけではなく、最善の治療を受けてきたことを十分に肯定すると同時に、命には限りがあることをお伝えします。

そのなかで、何のために生きるのか、生きるための目標を失わせないように、患者さんとお話をします。そのためにこれからできること、病気とどんなふうにうまく付き合っていくべきかを話し合い、意思決定ができるように支援していきます。生きていくことは自分だけではなく、家族も含めて病気と向き合っていくことであることを再認識していただきます。家族を含めて対話していくことを心がけます。

（都立駒込病院外科部長・高橋慶一）

緩和ケア医の視点
Perspectives of palliative care physician

鄭　陽先生 都立駒込病院　緩和ケア科 医長

■ホスピスと緩和ケアの違いを教えてください。

一般的には、治療の時期にかかわらずに提供されるのが緩和ケア、余命の短い患者さん（終末期）のケアにフォーカスして提供されるのがホスピスです。ただし、ホスピスと名乗っている緩和ケア病棟もあります。病棟を運用する方針が病院によってさまざまということだと思います。

さまざまながん患者さんがいる現状では、終末期だけではなく、余命に余裕がある人の症状コントロールという役割が緩和ケアにはあります。つまり、亡くなるまでの数日間だけではなく、「一時的な症状をコントロールして退院、地域に帰る」という役割も緩和ケアは担っているのです。

■2002年にホスピスを取材しました。当時の日本の緩和ケアは遅れていて、緩和ケアの知識を持った医療従事者がいない病院も多く、がん患者さんが痛みに耐えながら亡くなる現状に驚いたのを記憶しています。今の状況はどうですか？

がん対策基本法が2006年に制定され、緩和ケアの普及が国策として示されました。また、がん対策基本法に基づき策定される「がん対策推進基本計画」では、緩和ケアについて、患者さんへの啓発だけでなく、がんにかかわるすべての医療従事者が基本的な緩和ケアを理解し、知識と技術を習得することを目標としています。その成果もあって緩和ケアはずいぶんと広まりました。

■大腸がんの患者さんは、どのような状況で緩和ケアを利用されるのでしょうか？

緩和ケア=終末期と思いがちですが、今の苦痛を減らし、治療のサポートをするのが本来の役割です。

私が所属する緩和ケアチームでは、他科の医師からの相談を受けています。最も多い相談が「痛み」です。たとえば大腸がん患者さんで、骨盤内に進行した場合、骨盤内には神経が集中しているために、痛みが問題になります。ステージⅢ～Ⅳの患者さんが多いです。

■がんの痛みは薬でどのくらい取ることができますか?

8～9割の痛みは薬で取り除くことができます。しかし、残りの1～2割の痛みは薬で取り除くことはできません。この場合、神経ブロック、緩和的放射線療法、手術などの薬以外の手段を用いることになります。

■ステージⅢ～Ⅳの患者さんのほとんどが、緩和ケアを利用しているのですか?

緩和ケアを利用するかどうかは、患者さんが困っているかどうかによります。

緩和ケア医がかかわるのは、「痛みをどうにかしてほしい」という患者さんの希望があった場合、「いろいろやったが、これ以上アイデアがないので緩和ケアがかかわってほしい」と主治医から相談があった場合です。

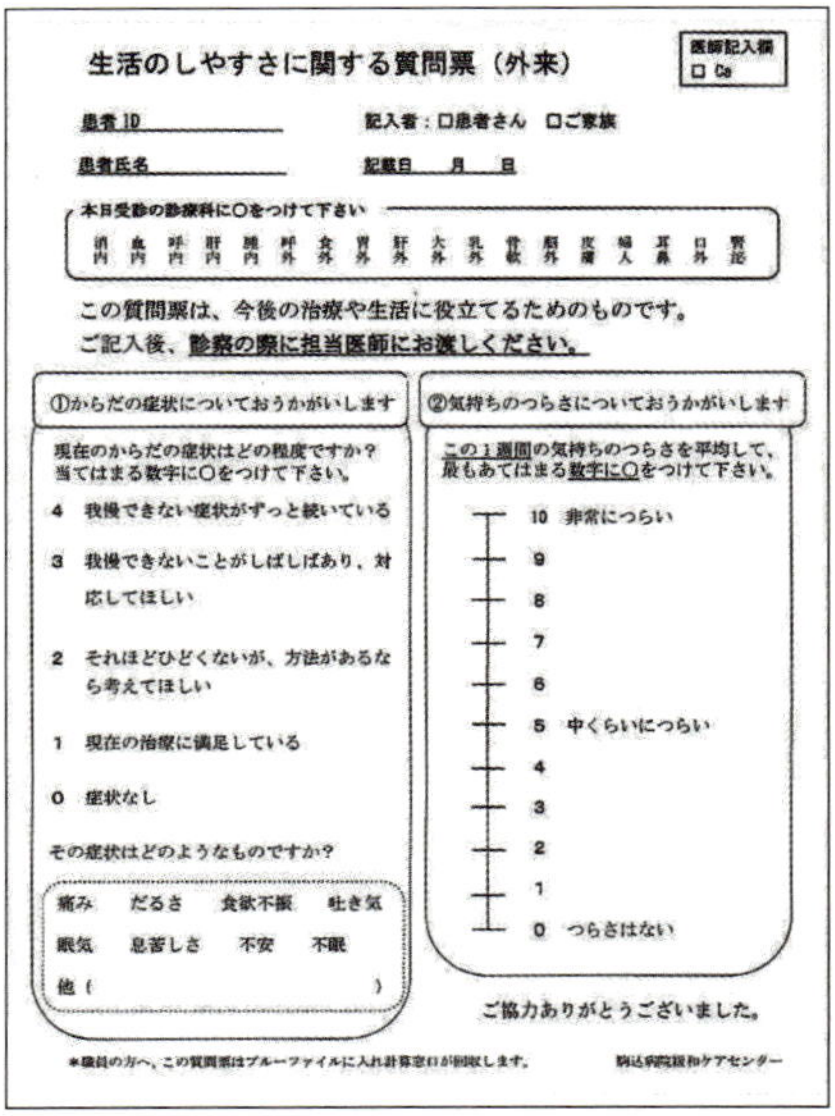
生活のしやすさに関する質問票（外来）

医師記入欄
□ Ca

患者ID

記入者：□患者さん　□ご家族

患者氏名

記載日　月　日

本日受診の診療科に○をつけて下さい

この質問票は、今後の治療や生活に役立てるためのものです。
ご記入後、診察の際に担当医師にお渡しください。

①からだの症状についておうかがいします

現在のからだの症状はどの程度ですか？
当てはまる数字に○をつけて下さい。

4　我慢できない症状がずっと続いている
3　我慢できないことがしばしばあり，対応してほしい
2　それほどひどくないが、方法があるなら考えてほしい
1　現在の治療に満足している
0　症状なし

その症状はどのようなものですか？

痛み　だるさ　食欲不振　吐き気
眠気　息苦しさ　不安　不眠
他（　）

②気持ちのつらさについておうかがいします

この1週間の気持ちのつらさを平均して、最もあてはまる数字に○をつけて下さい。

10　非常につらい
9
8
7
6
5　中くらいにつらい
4
3
2
1
0　つらさはない

ご協力ありがとうございました。

＊職員の方へ、この質問票はブルーファイルに入れ計算窓口が回収します。

駒込病院緩和ケアセンター

緩和ケアでは、患者さんのつらさを把握することが重要です。最近の取り組みとして、患者さんのつらさを客観的にすくい上げる（スクリーニングする）ために、生活のしやすさに関する質問票を活用しています（前ページの図）。

■緩和ケアを利用する患者さんは増えていますか？

増えていると思います。しかし、すべての患者さんが利用するわけではありません。緩和ケアを利用できることを知らない患者さんもいます。また、緩和ケアに抵抗がある人もいます。

■緩和ケアをすすめると、「これ以上やることがない」「見捨てられた」と考える患者さんがいるということでしょうか？

そのような患者さんはまだ多くいます。緩和ケア＝終末期というイメージが拭いきれていないのだと思います。そのような患者さんには、緩和ケアの意味を丁寧に説明します。緩和ケアには、終末期だけでなく「今の苦痛にどう対応するか」、痛みを和らげるだけではなく「どう過ごしやすくするか」、そして、苦痛を減らし「治療を円滑に進めるためのサポートになる」という意味があることをお話ししています。

■緩和ケアで判断に迷うケースはありますか？

これまでにかかわった患者さんで、「治療に耐えられるのか」と感じることはときどきあります。しかし、重要なのは、患者さんご自身がどんな認識を持っていて、何を治療の目標にしているのかを医療を提供する側が理解することです。それにより、「その人らしい治療」が変わってきます。もし、患者さんの思い描く希望や目標と現実の治療にギャップがあれば、そのギャップに問題がないかを主治医のチームに確認する必要があります。

■主治医と緩和ケア医で意見が対立することはありますか？

正しいとか正しくない、という話ではありません。主治医と緩和ケア医でバックグラウンドが違うために、目線が違うことはあります。違いをすり合わせる作業はもちろん必要です。最終的に「患者さんがどうしたいのか」「患者さんの求めているものは何か」を考え、落としどころを決める必要があります。患者さんが中心にいて、主治医を中心としたチームが医療をしています。患者さんとご家族、そして主治医が納得できるサポートを緩和ケアではできればいいと思います。

■モルヒネなどの医療用麻薬には、意識がぼんやりする印象があります。自分らしくあるためには、飲まないほうがいいのでしょうか？

モルヒネ以外にもさまざまな医療用麻薬があります。一般的に、使いはじめのタイミング、もしくは増量時に、数パーセントから30％の患者さんで意識障害が起きたとする研究結果があります。

ただし、そのような副作用の原因が薬であれば、薬をやめれば戻るので問題にはなりません。にもかかわらず、患者さんやご家族には、医療用麻薬にネガティブな印象を持つ方が少なからずいらっしゃいます。たとえば「麻薬中毒や依存性になる」「余命が短くなる」などです。そして、「医療用麻薬は、なるべく使わないほうがいい」

と考え、苦しい状況に耐える患者さんもいます。

しかし、がんの痛みに対して医療用麻薬を適切に使用すれば、麻薬中毒や薬物依存にはならないということがわかっています。また、医療用麻薬を多く使うかどうかで、生命予後に変わりがないとする研究報告もあります。患者さんには、これらのデータを示しながら説明しています。

かつて、亡くなる直前まで医療用麻薬は使われませんでした。つまり、医療用麻薬を使い始めてすぐに、病気そのものによって容体が急変し亡くなったのです。このような事情から、医療用麻薬を使うと余命が短くなるという印象ができたのかもしれません。

■緩和ケアがない病院に通っている患者さんが、緩和ケアのセカンドオピニオンを聞きに来るケースはありますか？

通っている病院に緩和ケア専門医がおらず、主治医がいろいろ治療をしたが症状が和らがないということで、当院の外来に来ていただくこともあります。この場合、当院で薬を処方したり、「こんなやり方ではどうですか？」と主治医に伝え、調整してもらったりすることもあります。

■緩和ケア医が専門とするのは、痛みを取ることなのでしょうか。

実は、緩和ケアはとても広い領域なのです。痛みだけに限りません。身体症状、精神症状、家族ケアなどにもかかわります。家族の体調をねぎらうとか、患者さん自身と他愛ない話をしたり、ちょっとした声かけをしたりするのも緩和ケアです。

基本的な緩和ケアは、がんにかかわるすべての医療者が対応できるべきだと思います。だからこそ、厚生労働省が緩和ケア研修を実施し、普及に努めているわけです。そして、より専門的で高度な緩和ケアをサポートすることが緩和ケア専門医の役割だと思います。

■それはスピリチュアルな面も含めてですね。スピリチュアルな緩和ケアについて教えてください。たとえば、「生きていても仕方がない」などの想いに対して、どのように対応しているのでしょうか。

感情を出したいときに出せる場が大事だと考えています。しかし、感情をうまく出せない患者さんは大勢います。特に日本人は遠慮して感情を出したがりません。ですが、違う相手には感情を出しやすいという患者さんもいらっしゃいます。主治医ではなく、緩和ケア医がかかわる意味がそこにあるのだと思います。

緩和ケア医は、患者さんご自身が感情を言語化できるようにサポートします。言語化することで、患者さんは現状を客観的に見ることができます。それがケアになるのです。重要なのは、患者さんの想いをまず聞くことです。

■終末期、余命の告知はどのようにされていますか。

余命の告知は主治医が行います。主治医ではない緩和ケア医が告知することは基本的にありません。患者さんやご家族が状況を理解していて、余命や死期について知りたいかどうかが前提にあります。当然、知りたくない患者さんには告知はしません。

知りたい患者さんに対しては、どんな意図で知りたいのか、本心で知りたいのかを会話のなかで探ります。「あとどのくらいかな…?」と漠然と聞く患者さんのなかには、本心で知りたいわけではなく、不安のなかから出た言葉という場合があるのです。

■最期に向けて、患者さん自身が準備しておくことはありますか?

よく家族が「こんなに早いと思わなかった」と言うのを聞いたりします。がんは老衰と違い、変化が早いのです。知りたい患者さんには、「がんは変化しだしたら早い」ということを伝えたいと思っています。こんなはずじゃなかったとか、もっとこうしたかった…と悔いが残る場合があるからです。

誰かに何かを伝えられる時間は、命の長さよりも短いのです。「話せるうちに」「何かできるうちに」ということを頭に置いておいてほしいと思います。

■在宅医療の緩和ケアも進んできていますか?

診療報酬の改定で、在宅医療の緩和ケアが手厚くなっています。緩和ケアの病床は数が限られているため、がんで亡くなる患者さんのうち、緩和ケア病棟に入れるのはごく一部だけです。がんで亡くなる人は増えていますので、緩和ケア病棟だけでなく、看取れる環境を強化するという意味で、在宅の緩和ケアの普及は重要なのです。

■緩和ケア医は増えていますか?

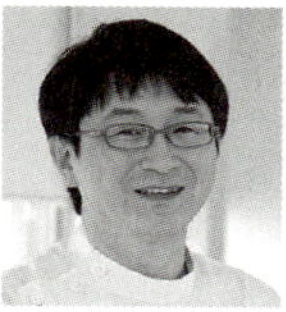

鄭　陽　ていよう
山形大学医学部卒業後、社会福祉法人聖隷福祉事業団総合病院聖隷三方原病院を経て、
2014年から都立駒込病院緩和ケア科医長。
専門は緩和医療学全般。日本緩和医療学会専門医、日本ペインクリニック学会専門医。

増えてはいますが、まだ十分ではありません。ただ緩和ケア医が増えればいいというわけではありません。専門的な緩和ケアを担う人材も必要ですが、基本的な緩和ケアを多くの医療関係者ができて、看取りもできるという裾野を広げていくことが大事です。緩和ケア医の役割は、そのような医療関係者の啓発や教育、地域連携のなかでの普及だと思います。

■緩和ケアについて、患者さんへのアドバイスはありますか?

緩和ケアは終末期だけのものではありません。緩和ケアには死を待つようなイメージがありますが、正しくはそうではありません。その人がその人らしく過ごせるように、生き抜けるように支えるというのが、緩和ケア関係者の気持ちです。緩和ケアは、生き抜くための医療だと思ってもらえると嬉しいです。

セカンドオピニオン
モデルケース

セカンドオピニオンモデルケース

本書編集者の場合

直腸カルチノイドを内視鏡で切除。リンパ管は大丈夫だったが静脈管に侵襲ありとの病理診断。再発率が20%あるからと、手術をすすめられたが…。

本書の編集者（弘中）は２０１５年に直腸のカルチノイドと診断され、あるがん診療拠点病院の消化器内科で外科手術をすすめられた経験があります。本人の意向で手術を回避し、現在経過観察中ですが、当時は手術をするかしないか、ずいぶん迷ったそうです。あのときセカンドオピニオンを聞いたらどんな助言をされたのか、当時の状況に立ち戻り、患者の立場で監修の高橋慶一先生にセカンドオピニオンを尋ねてみました。

カルチノイドとは？

カルチノイドは正式には神経内分泌腫瘍（NET：neuroendocrine tumor）と呼ばれます。ホルモンを分泌する細胞である神経内分泌細胞に発生し、消化管、大腸、膵臓などさまざまな臓器で見られます。ＮＥＴは、ＮＥＴ Ｇ１とＧ２、そして神経内分泌がん（NEC：neuroendocrine carcinoma）の三つに分類されます。この判断のもとになるのがKi−67指数と核分裂像数などの指標です。Ki−67が高いほど、核分裂像数が多いほど、腫瘍細胞の増殖するスピードが速く、悪性の程度（悪性度）が高いことを意味します。ＮＥＴ Ｇ１、Ｇ２は悪性度が比較的低く、腫瘍の部位にもよりますが、外科手術が根治の期待できる最も有効な治療法とされています。

一方、ＮＥＣは腫瘍の増殖のスピードが速く、非常にまれな疾患であるため臨床試験で有効性を確認できた標準的な治療法は確立していません。

近所の病院で大腸がん検診をしたところ7㎜程度のポリープが見つかり、内視鏡で切除してもらいました。後日調べたところ、カルチノイドという腫瘍であり、取り残しの可能性があるとのこと。そこで、今のがん診療拠点病院を紹介されました。精密検査後に消化器内科の医師から「切除断端（☞P.88参照）はマイナス、細胞の悪性度も問題なし（Ki-67指数が1%）、脈管侵襲（☞P.90参照）はリンパ管侵襲がマイナス、静脈侵襲がプラス。転移の可能性が20%あるため、外科手術がよい。手術をせず、もし再発すれば、全身に転移して致命的になる」と説明がありました。また、消化器外科の医師から「手術後は排便障害が必ず起こる。1日に7~8回と頻繁にトイレに行くことになる。最終的には患者さんが決めることだが、手術をせず再発した場合、手術していたらよかったと後悔するかもしれない」と説明がありました。

しかし「リンパ管侵襲がマイナスでも静脈侵襲がプラスなら手術が必要」という説明をよく理解できませんでした。ネットなどで調べると、カルチノイドは通常のがんよりも進行が遅い、また、カルチノイドはカルチが「がん」、ノイドが「ようなもの」という意味で「がんもどき」とありました。進行が遅く、しかも悪性度が低いのなら、今すぐ手術をしなくてもいいと思えました。まだ手術を受けるべきかどうか迷っています。できれば手術を受けたくありません。そこで、セカンドオピニオンを聞きたいと考えました。

<病理診断結果の抜粋>
切除断端：マイナス
Ki-67：1%
脈管侵襲：リンパ管侵襲マイナス、静脈侵襲プラス

切断面に取り残しはなく、悪性度も低く、リンパ管にも侵襲していないが、静脈への侵襲がある。一般には、リンパ管、静脈どちらかへの脈管侵襲があれば追加手術が推奨されている。

カルチノイドは、通常の大腸がんとは異なります。大腸がんは腸管粘膜の表面にある上皮細胞から発生しますが、カルチノイドは粘膜筋板、あるいは粘膜下層にある神経内分泌細胞から発生します。かつてカルチノイドは、がんよりも予後がいい、おとなしいものと考えられていました。しかし、今はそうではないことがわかっています。２０１０年にＷＨＯによってカルチノイドの名称や分類が整理され、細胞の分裂の速さを示すKi－67などの指標で、グレード１～３に分類されています（下表）。グレード１、２が神経内分泌腫瘍（ＮＥＴ）、グレード３が神経内分泌がん（ＮＥＣ）と呼ばれるものです。ＮＥＣはこれまで考えられてきたカルチノイドとは明らかに異なります。今回に関して言えば、Ki－67が１％であり、グレード１のＮＥＴ Ｇ１にあたります。

大腸に発生する７㎜程度のポリープは、通常は粘膜内、あるいはせいぜい粘膜下層に届くくらいでリンパ節転移の可能性は低いと言われています。ただし、ＮＥＴの場合は、同じサイズでもリンパ節転移の可能性が高いのです。脈管侵襲が認められる場合には、ある一定の割合で転移が起こることがわかっています。

脈管侵襲が「マイナス」ならリンパ節転移の危険性はきわめて低く、おそらく局所の切除のみで問題ありません。しかし、脈管侵襲がプラスだと、必ずしも転移はないとは言い切ることができません。追加の外科手術の要否を検討する必要があります。ここで考えるのは、脈管侵襲のなかでも特にリンパ管侵襲です。粘膜下層にとどまる程度の腫瘍でも、リンパ管侵襲がプラスならリンパ節転移の可能

神経内分泌腫瘍の分類

2010年 WHO分類	分類方法		
	グレード	核分裂像数(/10HPF)※1	Ki-67指数※2 (%)
NET G1	G1	<2	≦2%
NET G2	G2	2～20	3～20%
NEC	G3	>20	>20%

G：グレード, NEC：neuroendocrine carcinoma, NET：neuroendocrine tumor

※1 核分裂像数：核分裂をしている細胞の個数。個数が多いほど増殖スピードが速い。

※2 Ki-67指数：核分裂に関連するタンパク質Ki-67が陽性となる細胞の割合。割合が大きいほど増殖スピードが速い。

（WHO Classification of Tumours of the Digestive System Eds: Bosman FT, et al. 4th Edition, 2010 IRAC Press, Lyons France）

性が20～30％の確率であります。もし筋肉まで届く状態なら40％以上です。

しかし、今回に関して言えば、リンパ管侵襲はマイナス、静脈侵襲がプラスです。リンパ節転移の可能性は低いと考え、経過を見るという選択肢もありえます。一方で、追加の外科手術の必要性を考えるとすれば、腫瘍周辺の腸の外側にあるリンパ節への転移の可能性、静脈を通じた肝臓や肺への転移の可能性です。これらの可能性を完全には否定できないため、予防的な意味を含めてリンパ節も一緒に取る腸管追加切除も選択肢に含まれます。

転移の可能性が20％とは、どう考えればよいのでしょうか？

脈管侵襲プラスの場合の転移の頻度です。しかし、あくまで患者さん「全体」での割合として出したものです。個別の患者さんで転移が起こるかどうかはわかりません。だから、確率として数字でとらえるしかない。ただし、今回は、静脈侵襲がプラスでリンパ管侵襲がマイナスです。リンパ節転移の可能性は20％よりもずっと低いでしょう。

しかし、実際にリンパ管侵襲が「ない」ことを示すことも難しいのです。病理診断では、切除した組織を細かくスライスして標本を作製し、顕微鏡で確認します。たまたま、標本にリンパ管侵襲が含まれなかっただけ、ということもありえます。

静脈侵襲がプラスなら、腫瘍細胞が血流に乗って既に他の臓器（特に肝臓）に転移している危険性もあります。そうだとれば、「手術後の排便障害に加えて転移」ということもあるのでしょうか？

それは絶対にないとは言えません。しかし、現時点では肝臓を調べて転移がないわけです。今後、転移が起こるかどうかは、あくまで可能性であってわかりません。だからこそ、定期的な検査を続けるわけです。

転移の可能性はずっと続くのですか？

細胞はずっと生き続けるわけではないため、ずっとではありません。NETでは正確なデータはありませんが、粘膜下層にとどまる程度の大腸がんでは、遠隔転移の頻度は低いものの、起こるとすれば通常3～5年後くらい。進行がんで肝転移が起こる場合には、もっと早く2年以内。ただし、画像検査で判断できるサイズで発見されるのは、3～5年後くらいでしょうか。

もし再発したら、どういう経過をたどるのでしょうか？

ケースバイケースですね。通常は血液に入っていくことが多いので、肝転移や肺転移、そして骨転移や場合によっては脳転移も考えられます。いちばん多いのが肝転移です。NETの肝転移は大腸がんの肝転移に比べ、多発性に転移することが多く、外科的切除は困難で、薬物療法を行うことになります。NECでは、臨床試験で効果が認められている治療法がまだない状況です。

手術すると排便障害になると言われました。排便障害について教えてください。

直腸カルチノイドは下部直腸にできることが多く、手術をした場合には肛門に近い場所で腸をつなぐことになります。そのため手術後に排便の頻度が増え1日に7～8回くらい排便しま

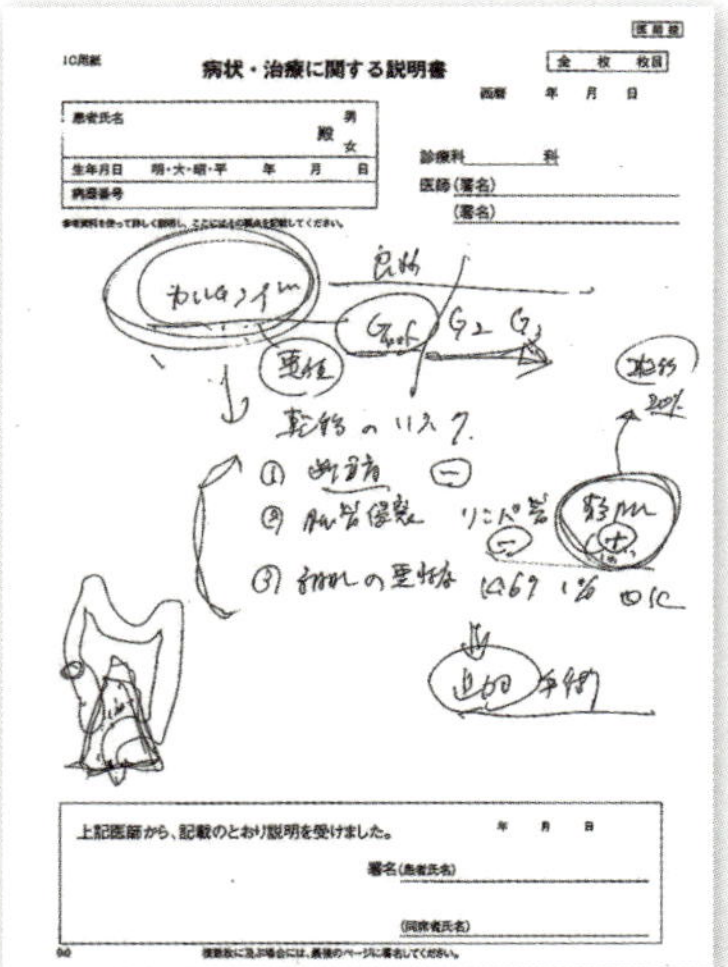
IC用紙

病状・治療に関する説明書

全　枚　枚目

西暦　年　月　日

患者氏名　殿　男 女

生年月日　明・大・昭・平　年　月　日

病歴番号

診療科　科

医師（署名）

（署名）

上記医師から、記載のとおり説明を受けました。　年　月　日

署名（患者氏名）

（同席者氏名）

消化器内科で診察結果を聞いたときの実際の説明書。「追加手術が必要」という判断で、このあと消化器外科に回された。

す。出始めると1時間以上トイレから出られないこともあります。下痢のときに、便が出てはじめて気が付くこともあり、外出時にパッドを当てていないと不安になる患者さんもいます。高齢の方では手術の影響が強く出ることもあるので、直腸の手術は慎重に判断するべきでしょう。

今の病院の消化器内科では、絶対に手術したほうがよいと説明されました。

その判断は、手術後に患者さんの状態を見ないからかもしれません。大きながん診療拠点病院では、大勢の患者さんがいるため、すべての患者さんの経過をフォローするのが難しいのが現状です。本来は、手術後に患者さんの状態がどうなるのかも含めて説明し、「手術に踏み切るか」「経過を見るか」の判断をしなくてはなりません。

もしかしたら、「この危険因子があれば手術」というように、ガイドラインをバイブルのように扱っているのかもしれません。しかし、手術するにしても選択の余地がないかどうかは、よく考える必要があります。5年ほど前までは、当院でも後方アプローチによる局所切除という臀部側から直腸に到達して病巣と周辺のリンパ節を含めて切除する手術をしていました。徹底したリンパ節摘出ができない難点はありますが、術前検査で腸周囲のリンパ節転移がないことを確認できた場合にはこの手術の選択は適切であると考えられ、肛門機能への影響は少なく、1、2年で正常にまで回復することがあります。しかし、手術がやや難しく、残念ながらそのような手術ができる外科医は少なくなりました。

手術する場合は、一時的に人工肛門をつくる必要があると言われました。

肛門ぎりぎりでつなぐ手術の場合は、一時的に人工肛門をつくる必要があります。手術部位がつながっているのを確認してから戻します。しかし、肛門より上の直腸がほとんど残っていない状態であれば、排便機能は悪くなり、完全には元に戻りません。たとえがんが肛門近くでなくても、直腸の手術後に元に戻ることはまれなのです。

人工肛門では、どのように排便するのでしょうか？

自分の意思とは関係なく、知らないうちに排泄されます。だから便を受け止める袋（パウチ）を付ける必要があるのです。パウチに便が溜まってきたらトイレに捨てます。便が出るときに痛みはあまりありません。腹圧をかけていなくても自然に便が出る状態になりますが、便が硬くて出にくい状態となったり、腸が張って痛みを感じたりすることがあります。また、人工肛門の周辺の皮膚が炎症を起こし、ひりひりと痛むことがあります。

悪性度が低い場合は、再発したとしても、進行は遅いのでしょうか？

通常はそうだと思います。ただし、細胞のなかにKi－67の高い部分と低い部分が混在している可能性も考慮するべきでしょう。Ki－67でNET G1、G2かNECかを分類しますが、幅があるのです。そのため、Ki－67だけでなく細胞の顔つき、つまり細胞の核がどういう形状か、核分裂像に目立った配列（リボン状の配列など、典型的に見られる形がある）があるかなども含めて判断する必要があります。判断に迷う難しい例では、施設によって「良性」「悪性」が言葉としては分かれてしまうことがあります。しかし、同じ病巣内に悪性の程度が低い部分と高い部分が混在しているのが一般的で、通常は高い部分で判定しますが、どこの部分を取って判断をするかや、判定する医師の主観により、判断のばらつきは避けられないのです。

手術をしないという選択をしたとき、予防法や生活で気をつけることはありますか？

特にありません。定期検診に尽きるでしょう。

3ヵ月から半年に1度は定期検診を受けてください。時間とともに再発の可能性は減ってきます。NETでの正確なデータではありませんが、大腸がんの肝転移は、一般の進行がんに比べると遅く現れることが多いです。場合によっては、5年以降に転移が現れるケースもありました。

手術以外に「経過観察」という選択肢もあると教えていただき、ほっとしました。今回セカンドオピニオンとしてお話を伺いましたが、こちらの病院に転院をすることは可能でしょうか？

転院を希望してセカンドオピニオンを受ける患者さんは多くいます。しかし、セカンドオピニオンは転院をする手段ではありません。あくまで第三者の意見を聞くことです。転院の手段にすることは本末転倒だと感じます。セカンドオピニオンを聞いた後は、患者さんが主治医の先生と相談して治療方針を決めてほしいと思います。

セカンドオピニオンを実際に受けてみて

追加手術をすすめられたときは、ネットなどで必死に情報を調べました。しかし、一般的な情報は得られても、「私のケースの場合はどうなのか？」に当てはまる例はありません。私は独身なので、再発のリスクも怖いけれど、排便障害を抱えて老いていくリスクも怖く、考えたあげく手術を回避しました。今の時点で再発の兆候はなく、健康で幸せな日々を送っています。

カルチノイドの手術については医師によっても見解が分かれるそうですが（☞p.124参照）、当時はそんなことも知りませんでした。あの時点で今回のように「静脈だけへの侵襲であれば、再発の可能性は低いから経過観察でもよいのではないか」という別の選択肢を聞けていたら、ずいぶん精神的に楽だっただろうと思います。

（本書編集者・弘中）

セカンドオピニオンを考えている患者さんへのメッセージ

高橋慶一（都立駒込病院外科部長）

セカンドオピニオンを聞きに来られる患者さんには、病気や治療についてほとんど理解していない方も多くいます。「○○という手術／○○という治療法をすすめられました。本当にそれでいいのでしょうか？」と不十分な理解のまま質問される方もいます。原因には、主治医の説明不足ということもあるでしょう。しかし、セカンドオピニオンでは患者さんご自身の理解がとても重要です。病気や治療について理解のないまま来られた患者さんには、大腸がんのいちばんはじめの基本的なところから説明しなければなりません。これではきわめて長い時間がかかってしまい、患者さんが本当に知りたい、詳しく的確な情報を届けられないかもしれません。セカンドオピニオンを受ける前に、主治医の説明をある程度理解したうえで、ご自身が何に疑問を感じているかを明確にする必要があります。そうすれば、患者さんの疑問を解決するために、セカンドオピニオンで詳しく説明することができるのです。

あとがき

「がんは二人に一人がなる時代」と言われるように、身近な病気になりました。２０１８年の最新のがん統計を見ても、年間100万人を超える日本人ががんになると予想されています。こうしたなかで大腸がん患者は年間15万人を超え、がんになる人の数では第1位を占めるようになりました。まさにがんの患者の10人に一人は大腸がんであるという、実にポピュラーな病気です。

しかし、ひとたびがんになった場合、病気になったことに対する不安、どのような検査を受けて、どのような治療を受ければよいか、がんとどのように向き合っていけばよいか、がんを取り巻く環境のなかでさまざまな問題が出てきます。

大腸がんの治療もここ10年で大きく進歩し、不治の病から積極的に治療を受けることで、うまく向き合っていける時代になっています。２０１８年7月に『大腸癌取扱い規約第9版』、２０１９年1月には『大腸癌治療ガイドライン医師用２０１９年版』が出されました。大腸がん治療においては、世界中で治療効果の認められた治療方法を積極的に動員し、医療の現場で展開しています。２０１８年には直腸がんの手術においてロボット手術の導入による質の高い手術が低侵襲のもとに行われるようになったことや、２０１９年から免疫チェックポイント阻害剤を使うことができるようになったこと、薬物療法における薬剤の選択肢が増えたことなど、日進月歩で治療方法が変化しています。

しかし病状に合わせて治療を行っても、死亡者ゼロにならない理由は、ある程度病状は安定させることができても、現在の治療ではがんを完全に取り去るには外科的切除以外にないからです。

大腸がんの治療はさまざまな研究が進み、がんの個性に合わせた最適な治療を選択する時代になりました。一つの治療を選択したとき、その治療が効を奏しなかったとき、別の治療を選択できないのか、今の治療を続けていてよいのか、疑問を持つことがあります。そのようなときこそセカンドオピニオンをうまく活用していただければと思います。

ガイドラインで定められた治療が個々には必ずしも最適な医療とは限らない場合もあります。治療上の疑問を感じたとき、主治医と綿密にコミュニケーションをとることは重要ですが、主治医以外の第三者の意見を聞くことは意義のあることであると思います。このような意見を聞くことがセカンドオピニオンということになるのですが、セカンドオピニオンを活用することで最適な治療選択ができることも少なくありません。

本書は、そのような状況も想定して書かれています。大腸がんの診断から治療について、最新の内容も盛り込みました。また、病気に関連した項目にセカンドオピニオンを含めて解説を加えたために、ややボリュームが多くなってしまいました。

これまでがんという病気や治療方法に対する解説本はありましたが、治療方法の疑問に答える本はありませんでした。セカンドオピニオンで取り上げた事例は日常の臨床の現場で遭遇することばかりです。今回は少々厳しい内容もあえて取り上げました。このような治療上のさまざまな疑問に答えることができるのはまさに画期的なことです。

本書を手にとられた読者の皆さんが、本書を活用され、最適の大腸がん治療を受けられることを祈念します。最後に、本書の企画からご尽力いただいたロゼッタストーンの弘中百合子様に深謝します。

２０１９年３月３日

高橋慶一

大腸がん＆神経内分泌腫瘍（カルチノイド）
医師が判断に迷うケースを紹介！
大腸がん　最新標準治療とセカンドオピニオン

2019年4月26日　　第1版第1刷発行
著　　者　　雑賀 智也
監　　修　　高橋 慶一
校正協力　　内田 賀子
発 行 者　　弘中 百合子
発　　行　　株式会社ロゼッタストーン
山口県周南市八代828-7（〒745-0501）
電話　0833-57-5254　FAX　0833-57-4791
E-mail　staff@rosetta.jp
URL　http://www.rosetta.jp
印 刷 所　　株式会社日精ピーアール

万一落丁、乱丁があれば、当方送料負担で、お取り替えいたします。
小社までお送りください。

ISBN978-4-947767-16-5　C0047